잠든 당신의
뇌를 깨워라

황성혁, 이영훈 지음

북앤에듀

추천사

삶을 생로병사고(生老病死苦)라고 한다면, 인간은 시간이 흐르면 죽음을 피할 수 없다는 것은 모두가 잘 아는 사실이다. 60세 이상의 어느 정도 나이가 드신 분들에게 살아가면서 생길 수 있는 여러 질환 중에 가장 두려운 질환이 무엇인지 질문해 보면 놀랍게도 암이나 심장마비를 제치고 부동의 일등을 차지하는 질환이 있다. 바로 치매이다. 치매는 자기 자신을 인지하지 못하고 존재감을 망각한 채 살아가야 하기 때문에 가장 부담스럽고 불안한 질환인 것이다. 퇴행성 뇌질환인 치매는 고령사회가 되면서 유병률은 지속적으로 늘어날 수밖에 없으나 안타깝게도 최근까지 약물로 치매를 성공적으로 치료할 수 있다는 보고는 어느 곳에도 없다. 치매는 예방과 조기치료가 가장 중요한 질환이다.

지난 20세기까지 많은 질병들을 해결하는 데는 공중위생과 예방의학, 항생제를 포함한 많은 약물과 첨단 장비들을 이용한 수술 등이 혁혁한 공을 세웠다. 이로 인하여 수많은 급성 질환들은 감소하였지만 고혈압, 당뇨병, 만성호흡기질환, 파킨슨병, 치매를 포함한 많은 만성 난치병들은 오히려 지속적으로 증가하고 있다. 증가하는 데는 여러 가지 이유가 있겠지만 예방적 차원의 치료를 제외한 증상억제 약물 처방 및 수술에만 보상해 주는 현재의 의료 제도도 한 몫을 했다고 생각한다.

과거에 우리 조상님들은 자고로 사람은 잘 먹고, 잘 자고, 잘 배설하면 건강 장수할 수 있다고 늘 말씀하셨다. 일견 서로 다른 병처럼 보이는 파킨슨병과 치매는 발병되고 어느 정도 시간이 지나면, 파킨슨 환자는 치매 진단을 받게 되고, 치매 환자는 파킨슨 증상이 생기는 것을 많이 보게 된다. 즉, 두 가지 병의 발병 기전은 비슷한데 먼저 손상을 받은 뇌의 구조물에 따라서 증상과 진단명이 달라진 것이다.

진료만으로도 시간 내기 힘든 개원가, 진료의 최전선에서 근무하며 고뇌와 연구를 통하여 만들어 낸 황성혁 신경외과 전문의와 이영훈 원장의 책 『잠든 당신의 뇌를 깨워라』는 뇌 건강에 대하여 신세계로 안내하는 탁월한 지침서라고 생각한다. 치매를 예방하고 치료하는 관점을 일시적 효과나 증상억제 역할밖에 하지 못하는 약물치료를 넘어서 생활습관교정 및 식이방법 등으로 제시하고 있는데, 구체적인 연구 결과를 함께 보여줌으로써 책의 신뢰도를 더욱 높였다고 할 수 있다.

의학의 아버지라고 불리는 그리스 의학자 히포크라테스는 "음식으로 고치지 못하는 병은 약으로도 고칠 수 없다"라고 했다. 이 책은 국소적인 방법이 아닌 전인적인 방법을 통해 몸 전체를 치료하여 치매를 예방하고 치료할 수 있는 구체적인 방법을 제시하고 있다. 향후 이 책이 가족력상 치매 환자가 있거나 미래에 치매가 걱정되는 분들에게 예방에 대한 좋은 지침서가 될 것으로 사료된다. 뿐만 아니라 이 책이 치매 환자를 진료하는 의료인과 의료 정책을 결정하는 정책 입안자들의 관심을 받아 대한민국 미래 의학의 방향을 설정하는 데도 도움이 되는 필독서가 되었으면 하는 바람이다.

대한정주의학회 회장

서울성모신경외과의원 최 세 환 원장 (신경외과 전문의)

시작하면서

필자는 중증 비만이었다. 지금까지 살아오면서 날씬했던 적은 대학교 1학년 때까지뿐이었다. 급기야 체중이 105 kg까지 나가자, 걷기도 힘들고 계단 오르내리기도 힘들어졌다. 고질병인 허리디스크 통증이 주기적으로 엄습해 왔다. 한 번 통증이 시작되면 최소 1달 정도는 걷기도 힘들 정도였다. 아침에 회진할 때 허리가 아파 제대로 걷지도 못하는 모습을 본 환자들은 필자를 보고 어떻게 생각할까? "자기 몸 하나 관리도 못 하는 주제에 의사랍시고 환자를 잘도 보겠네."라고 할 것 같다. 이런 말을 들어도 할 말이 없다. 그리고 나이 탓으로 돌리기에는 기억력 등 인지기능이 점점 떨어져 가는 스스로의 모습에, 내가 정말 신경외과 전문의(뇌·척추질환 전문)가 맞는가 하는 생각까지 들었다. 예전에는 하루에 70-80명을 봐도 진료 차트와 환자 얼굴만 보면 누군지 거의 다 알았고, 차트에 이름만 봐도 누군지 바로 머릿속에 떠오르는 그런 젊은 날도 있었다.

진료하는 것이 예전보다 훨씬 힘들어졌다. 심각했다. 이대로는 안 되겠다고 생각했다. 진료실에서 오래전부터 뇌전증(간질) 환자들에게 케톤식(탄수화물을 배제하고 지방을 주로 섭취하는 식단. 1930년대부터 난치성 뇌전증 환자들의 치료 목적으로 사용됨. 체중 감량 효과도 뛰어남)을 교육하고 치료에 적용하고 있었지만, 필자가 직접 이 식단을 시도해 본

적은 없었다. 1-2주 정도 하다가, 회식도 있고 학회 강의로 외부 출장을 자주 다니다 보니 어느 순간 다시 '고탄수화물 식이'로 바뀌어 있었고, 그러다 보니 인지기능이 좋아질 리 만무했다. 체중은 변함없었다. 결단을 내려야 했다.

진료실에서 '저탄수화물 케톤식'을 교육하는 의사가 자신이 직접 경험해 보지도 않고 설명하는 것은 이치에 맞지 않는다는 생각이 들어 본격적으로 시작하기로 결심했다. 그런데 놀랍게도 시작 후 3개월 만에 무려 10 kg을 감량할 수 있었다. 그 후로는 체중 유지를 하면서 1년에 약 5 kg 정도 서서히 감량하는 것을 목표로 지금도 식단을 유지하고 있다. 우선 기억력이 아주 좋아졌다. 불안감이 줄어들고 야간에 숙면도 취할 수 있게 되었다. 전반적인 인지기능이 좋아지니 진료의 질도 따라서 같이 좋아졌다. 그래서인지, 외래 환자 수도 많이 늘어나서 하루 평균 80-100명 정도 진료하게 되었다. 예전 같으면 이렇게 무리하게 진료했다간 퇴근 무렵에는 분명 파김치가 되었을 것이다. 요즘은 일이 많긴 해도 퇴근할 때 살짝 피곤한 정도로 몸에 전혀 무리가 없다. 그리고 이제는 나이가 들어 기억력이 떨어지면 어쩌나 하는 고민도 완전히 사라졌다.

필자는 지금까지의 임상 경험을 통해 '뇌 리셋 케톤식'을 고안했다. 이 식단을 실천하면서 기존의 치료를 병행하면 뇌 기능 개선에 큰 효과를 볼 수 있었다. 생활습관과 식단을 같이 교정하면서 환자 개개인에 필요한 약물과 영양소를 적시적소에 처방한다면, 치매는 대부분 완치할 수 있다는 확신을 가지게 되었다. 치료의 성패는 단지 이를 실천할 수 있느냐 없느냐에 달려 있다. 물론 너무 진행된 치매 중기 이후는 어렵겠지만 증상을 개선시켜 삶의 질을 향상시키는 것은 가능하다. 많은 임상 경험을 통해 대부분의 치매 환자들이 당뇨나 갑상선 기능저하 등의 내분비 기능이상 상태라는 점을 알게 되었고, 이들을 같이 치료할 때 증상이 극적으로 좋아지는 현상을 목격해 왔다. 이후 이와 같이 치료가 가능한 치매의 다양한 원인을 파악하는 것에 몰두하고 연구해 왔다.

치매는 뇌 자체만 바라보고 치료하면 실패할 수밖에 없다. 장, 부신, 갑상선 등 여러 장기와의 밀접한 유대관계 속에 뇌가 같이 움직이기 때문이다. 이들 중 하나라도 문제가 발생하면 다른 장기에도 같이 영향을 미쳐, 끈끈한 유대관계로 얽힌 장기들이 결국 같이 망가지게 된다. 이 과정에서 팀 리더인 뇌도 예외가 될 수는 없다. 즉, 팀 구성원 전체를 치료해야 치매의 치료가 비로소 가능해지는 것이다. 이런 사실을 많은 사람에게 알리고 싶었다. 현재의 의료 시스템에서는 필자와 같은 방식으로 치매를 진단하고 치료하지 않으며, 팀 구성원 전체를 고치려 노력하지 않는다. 이렇게 해서는 치매는 영원히 불치병으로 남을 것이 분명하다.

의료계는 항상 새로운 도전에 회의적인 시각을 보인다. 필자의 치료 방식을 의료계에서는 매우 회의적으로 바라볼 것이다. 하지만 경험하지 못하면 알 수 없다고 했다. 필자는 무엇보다도 소중한 경험을 가지고 있다. 이미 미국, 일본 등에서는 필자와 비슷한 방법으로 치매를 치료하는 의사들이 늘어나고 있으며, 모두 이구동성으로 기존 의학의 치료법보다 훨씬 효과적이라고 당당하게 말하고 있다. 이들은 다른 의사들에게는 없는 놀라운 경험을 가지고 있기 때문이다.

현재의 의료계에서도 곧 필자의 치료 방식을 채택하여 치매를 치료하게 되는 날이 반드시 올 것이라 확신한다. 이 책은 원래 필자의 환자들에게 '치매 예방과 치료를 위한 안내서'를 제공하기 위함이었다. 하지만 이제는 더 많은 사람들이 이 책을 읽어서, 건강한 사람들은 뇌의 건강도 지키며 치매를 예방하고, 기존의 치매 환자들은 완치를 목표로 하길 바란다. 조금이라도 더 많은 사람에게 필자의 소중한 경험이 전해지길 바라며, 이 책을 읽는 모든 분이 더욱더 건강한 삶을 누리게 되기를 간절히 희망한다. 자, 지금부터 기적과 같이 놀라운 '뇌 리셋 프로그램'의 신세계로 독자 여러분들을 안내하겠다. 당신의 뇌를 리셋하자!

2020년 1월의 어느 날
저자 황 성 혁

"화투를 치면 치매에 안 걸린대", "껌을 씹으면 치매를 예방할 수 있대"

기술과 문화의 발전에 따라 삶의 질과 의료 환경이 개선되면서, 인간의 수명은 불과 50년 전과는 비교도 안 될 만큼 길어졌으며, 과거에 비해 더 오랜 시간 동안 건강한 삶을 누리고 있고 또 그것을 바라면서 살아가고 있다. 하지만 건강을 유지하는 행복한 시간이 길어질수록, 그만큼 병과 죽음에 대한 공포 역시 안고 살아갈 수밖에 없다. 오래 살면서 건강을 유지하며 마지막에는 편안하게 세상을 떠날 수 있는 모습을 누구나 갈망하고 있지만, 이것은 치매라는 무서운 질병에서 벗어날 수 있어야 가능한 일이다. 내가 아닌 '다른 나'로 늙어가며 죽어간다는 것은 그 누구도 바라지 않는 비극적인 결말이기 때문이다.

"벽에 똥칠할 때까지 살아야죠"라고 이야기하지만, 정작 말년에 벽에 똥칠하고 싶은 사람은 아무도 없다. 그러다 보니 치매에 걸리지 않는 방법이라고 하면서 과학적이든 비과학적이든 여러 가지 민간요법 같은 것들이 떠돌아다니고 있지만, 효과적인 방법은 전무하며 치매 환자들은 시간이 갈수록 늘어나고 있다는 것이 냉정한 현실이다. 일반인들에게도 치매란 한 번 걸리면 어쩔 수 없이 서서히 죽어가는 불치병으로 인식된 지 오래다.

그러나 치매를 대사적 관점에서 바라본다면 예방과 치료가 불가능하지 않다. 필자는 안과 의사로서 노인성 황반변성의 예방과 치료에 대한 방법을 대사적 관점에서 찾기 위해 노력해 왔다. 병리학적으로 황반변성은 신경에 최종당화산물이 침착되어 신경대사에 이상이 발생한 상태이며, 과도한 활성 산소와 지방대사의 이상에 연관되어 있다는 것을 알게 되었는데, 황반변성이 치매의 발생기전과 유사하다는 점으로부터 추론할 수 있었다. 그래서 필자는 황반변성에 대해 이야기할 때, '눈에 걸리는 치매'라고 표현하기도 한다. 이를 계기로 황반변성과 치매의 치료 방법에 대해 연구하기 시작했다. 결국 이들 역시 인슐린 저항성과 호르몬 불균형, 장의 문제 등이 서로 밀접하게 얽힌 대사적 이상으로부터 기인한 것이었다. 그렇다면 생활습관을 개선시키면서 몸 전체의 대사 기능을 회복시킨다면 이를 예방할 수도 치료할 수도 있다는 의미가 된다. 이 책은 치매의 진짜 원인은 무엇이며, 생활습관과 식이의 교정으로 어떻게 치매를 예방, 치료할 수 있는지 그 지침을 알려줄 것이다.

'저탄수화물 케톤식'을 환자 치료에 활용하게 된 지도 어느덧 3년 반이 흘렀다. 그러다 보니 안과 의사지만 뇌 대사에 문제가 있는 환자들도 많이 만나게 되었다. 케톤체는 뇌가 에너지를 만들어 내는 데 있어 상당히 파워풀한 에너지원이다. 많은 전문가가 케톤식 후에 뇌의 포도당 부족을 우려하지만, 뇌 대사질환 환자 특히 치매 환자에게 케톤체는 꾸준하고 활발한 뇌 대사를 가능하게 해 주는 청정 에너지원이다. 치매의 발생기전을 이해하면 이 질환이 케톤식을 적용하기에 아주 좋은 병이라는 것을 금방 알 수 있게 될 것이다.

의학이 고도로 발달했다고 하나 우리는 아직 모르는 것이 너무 많다. 진단에 대한 기술의 진보에 비해 예방과 치료의 발전 속도는 너무나 더디기 때문이다. 이것은 병을 몸 전체적으로 바라보는 것이 아닌 국소화된 병변으로만 보기 때문이라고 생각한다. 병을 전인적으로 바라볼 수 있다면 예방과 치료의 성과는 훨씬 더 높아지리라 믿는다. 우리는 이 책에서, 치매를 어떻게 분석하고 어떻게 치료하는지의 과정과 함께, 국소적인 방법이 아닌 전인적인 방법을 통해 몸 전체를 치료해 나가는 노하우를 보여드릴 것이다. 이제 우리의 뇌를 스스로 고칠 수 있다는 기대를 하면서 어서 책 속으로 들어가 보자.

2020년 1월의 어느 날

저자 이 영 훈

CONTENTS

추천사   3
시작하면서   6

1부 치매는 정말 불치병인가?

01. 치매 - 불치병이라는 불안과 공포   18
02. 치매는 얼마나 흔한가?   20
03. 치매 치료의 현실   23
04. 건망증? 치매? | 인지기능저하의 의미   25
05. 나을 수 있는 치매가 있다?   29
06. 치매는 불치병인가, 아닌가?   34

2부 왜 치매에 걸리는가?

01. 치매는 생활습관병?   40
02. 치매 유전자   42
03. 혈당의 치명적인 덫 | 탄수화물이 뇌를 파괴한다!   44

03-01. 우리나라 당뇨 유병률

03-02. 1일 평균 탄수화물 섭취량과 당뇨의 관계 | 당뇨는 왜 생기나?

03-03. 혈당이 높으면 뇌가 쪼그라든다? | 고혈당과 뇌 위축

03-04. 제3형 당뇨 | 뇌 당뇨

03-05. 뇌 노화를 촉진하는 AGE(최종당화산물)

04. 빈혈이 치매를? | 빈혈의 근본적 원인   64

05. 우리 몸의 엔진 기능저하 | 전 인구의 50% 정도가 엔진 이상?   69

05-01. 갑상선 기능저하와 치매 | 제2형 갑상선기능저하증이란?

05-02. 갑상선기능저하증의 핵심 증상 및 신체 징후

05-03. 부신의 문제와 치매 | 부신이 망가지면 뇌도 같이 망가진다

05-04. 미토콘드리아 기능이상과 치매 | 치매 원인 규명과 치료의 열쇠

06. 장이 안 좋아도 치매가 온다고?   95

06-01. 장과 뇌의 관계 | 장은 제2의 뇌

06-02. 밀가루 똥배, 밀가루 두뇌

07. 콜레스테롤과 치매 | 콜레스테롤의 진실   103

08. 아밀로이드 베타 단백 | 치명적인 치매 유발 물질인가?   107

- 왜 만들어지고 축적되는가?

09. 아밀로이드 베타 단백의 제거가 목적인 | 현재 약물 개발이 전부 실패한 이유   113

10. '황제' 약물의 이면 | 약물과 인지기능저하   114

3부 구체적인 치료 방법과 놀라운 효과

01. 미토콘드리아를 리셋reset시켜라! | 미토콘드리아의 부활   124

    01-01. 방위 시스템을 구축하라!

    01-02. 기능을 업그레이드upgrade시켜라!

    01-03. 망가진 것은 분해, 재활용해서 복원시켜라!

02. 혈관력血管力을 높여라! | 혈관과 치매와의 관계   144

    02-01. 호모시스테인과 치매 | 독성 아미노산의 공격

    02-02. 혈관벽의 당화 손상을 막아라!

    02-03. 혈압을 정상화시켜라!

03. 수면력睡眠力을 높여라! | 수면의 질과 치매   158

    03-01. 수면의 질을 높이는 방법

    03-02. 수면을 도와주는 여러 가지 물질들

04. '제2의 뇌'인 '장'을 치료하라!
    | 뇌를 다시 건강하게 하는 것은 장이다   173

05. 우리 몸의 엔진을 고치면 뇌도 살아난다!
    | 부신, 갑상선의 치료   182

06. '뇌 리셋reset 케톤식'으로 잠든 뇌를 깨운다   195

    06-01. 먼저 저탄수화물 식이부터! | 뇌 리셋 케톤식의 핵심

    06-02. 지방과 단백질의 섭취 방법

    06-03. 인지기능을 극적으로 개선시키는 MCT오일 | 왜 좋아지는가?

    06-04. 치매는 물론 당뇨도 완치 가능?

07. 자가포식(세포 내 청소 및 재활용)으로
　　뇌 안의 쓰레기를 청소하라!　　　　　　　　　231

　　07-01. 자가포식을 유도하는 간헐적 단식

　　07-02. DNA를 복구하는 시르투인(장수 유전자)의 활성

08. 비타민은 지용성 비타민을 최우선으로!　　　　247

　　08-01. 비타민A와 치매

　　08-02. 비타민D3와 치매

　　08-03. 비타민K2와 치매

　　08-04. 코엔자임Q10과 치매

　　08-05. 치매의 예방과 치료에 필수적인 물질 | 우선순위 정리

09. S-아릴 시스테인 | S-allyl cysteine
　　- 치료 물질로서의 가능성　　　　　　　　　　257

10. 아이들 키가 큰다고? 집중력과 성적도 같이 오른다　261

11. 뇌 리셋 케톤식 시작하기 | 구체적인 방법 정리　　267

　　11-01. 저탄수화물 케톤식의 실천 방법

　　11-02. MCT오일 사용 방법

　　11-03. 오메가3 사용 방법

마치면서　　　　　　　　　　　　　　　　　　　292

칼 럼

놀라운 케톤식의 성공 스토리　　　　　220
56세 여자 환자의 사례　　　　　　　　224
놀라운 '뇌 리셋 케톤식과 간헐적 단식'의 성공 스토리　241
쌀에 대한 이야기　　　　　　　　　　272
저항성 전분　　　　　　　　　　　　273

1부
치매는 정말 불치병인가?

01. 치매 - 불치병이라는 불안과 공포
02. 치매는 얼마나 흔한가?
03. 치매 치료의 현실
04. 건망증? 치매? | 인지기능저하의 의미
05. 나을 수 있는 치매가 있다?
06. 치매는 불치병인가, 아닌가?

01. 치매 – 불치병이라는 불안과 공포

필자는 단순 건망증 환자부터 중증인지장애를 동반한 치매 환자 및 파킨슨병 환자까지 수많은 뇌질환 환자들을 진료해 왔다. 그들과 그들의 보호자들은,

> "기억력이 예전 같지 않아요"
> "예전엔 뭐든 잘 기억했는데, 요즘은 어제 일도 잘 잊어버려요"
> "어머니께서 요즘 하지 않던 행동도 하시고, 성격도 변하고 대화도 잘 안 돼요"

등 다양한 증상을 호소하면서 내원한다. 그런데 기억력 등의 인지기능이 떨어진다고 호소하는 환자나 보호자들에게는 항상 하나의 공통점을 찾을 수 있었다. 그것은 바로 '불안과 공포'이다. 젊은 사람들이야 별로 걱정하지 않겠지만, 65세 이상의 노인들에게는 가장 두려운 공포가 '치매'나 '중풍'의 발생일 것이다. 중풍은 반신불수 등의 심각한 후유증을 남기기도 하고, 남은 평생을 후유증에 시달리며 고통받을 수 있다. 치매는 또 어떠한가? 아예 완치가 불가능한 '불치병'이 아닌가? 환자와 보호자들이 감내해야 할 고통은 이루 말할 수 없을 것이다.

다음 장에서 자세히 언급하겠지만, 치매 중에는 치료가 가능한 종류도 있다. 여기서는 우선 치매 중에서 가장 흔한 '알츠하이머 치매'에 대해 말하겠다. 알츠하이머는 그야말로 불치병이다. 예방법도 없고 치료법도 없다. 처방할 수 있는 약은 몇 가지밖에 없고, 약을 먹어도 증상이 크게 개선되지도 않으며, 진행을 막아주지도 못한다. 솔직히 쓸 약이 없으니까 이거라도 쓰자는 심정이다. 정말 암울하고 참담하다. 신경외과 전공의, 전문의를 거치는 지난 20년 동안 치매 환자 치료에 대해 느꼈던 무력감, 좌절감은 산과 바다를 이루었다. 충분히 그럴 만한 이유가 있었다. 알츠하이머협회의 발표를 인용하면, "2003년 이후 승인된 새로운 종류의 알츠하이머 약은 전무하며, 이미 승인된 약은 병의 진행을 막거나 늦추는 데 효과가 없는 것으로 확인되었다"라고 한다. 이미 수많은 연구가 실패로 돌아갔다. 그리고 앞으로 수년 내에 새로운 치료약의 개발은 기대하기 어렵다. 하지만 필자의 최근 6-7년간의 임상 경험은 알츠하이머협회의 발표와는 많이 달랐다. 지금의 필자는 치매가 전혀 불치병이라고 생각하지 않는다. 왜 이렇게 생각하는지 지금부터 독자 여러분들에게 조금씩 이야기해보려 한다.

02. 치매는 얼마나 흔한가?

오랜만에 신경외과 교과서의 치매 파트를 펼쳐 보았다. 오해는 마시길. 필자는 원래 공부를 아주 좋아하는 독특한 취미를 갖고 있다. 항상 최신 의학 정보 및 저널 등으로 스스로를 업그레이드하는 것이 의사의 의무라고 생각하기 때문이다. 그런데 이렇게 공부를 좋아하는 필자도 교과서의 치매 파트는 거의 펼쳐 보지 않았다. 사실 이 분야만큼은 업그레이드되는 내용도 별로 없고, 개정판이 나와도 거의 같은 내용이다. 무미건조했다. 하긴 2003년 이후로 FDA(미국식품의약국)에서 승인된 새로운 종류의 약이 하나도 없었으니 말이다. 솔직히 매년 비약적으로 발전하는 내과 분야를 바라보면서, 동료 내과 의사들이 부럽다는 생각만 들었다. 왜 치매 분야만 늘 이 모양인가?

먼저 치매 환자가 전 세계에 얼마나 있는지, 우리나라 사정은 어떤지 궁금할 것이다. 매년 발행되는 '세계 알츠하이머 보고서 2015년(World Alzheimer Report 2015)'을 인용하면, 2015년 한 해 동안 990만 명의 신규 환자가 발생하였으며 이는 3초에 1명씩 발생한 것이라고 한다. 2015년 현재 전 세계 치매 환자 수는 4,680만 명으로 발표되었지만, 일본만 해도 2012년에 이미 462만 명을 돌파했으므로 실제 수는 이보다 훨씬 많을 것으로 추정한다. 우리나라 치매 유병률은 6.3-13% 정도로 65세 이상 노인 인구 중 약 65만 명이 치매 환자이며, 2041년에는 200만

명이 넘을 것으로 추정된다. 85세 이상에서는 2명 중 1명이 치매 환자이다. 갑자기 유병률을 얘기하니까 감이 잘 안 잡힐 것이다. 간단하게 설명해서 어떤 질병의 유병률이 3%라고 한다면, 흔한 병이라고 생각해도 좋다. 만약 5%가 넘어간다면 아주 흔한 병이라고 할 수 있다. 즉, 우리나라에서 치매는 아주 흔한 병이라고 생각해야 한다. 다음 그림은 보건복지부에서 발표한 국내 치매 유병률 그래프이다.

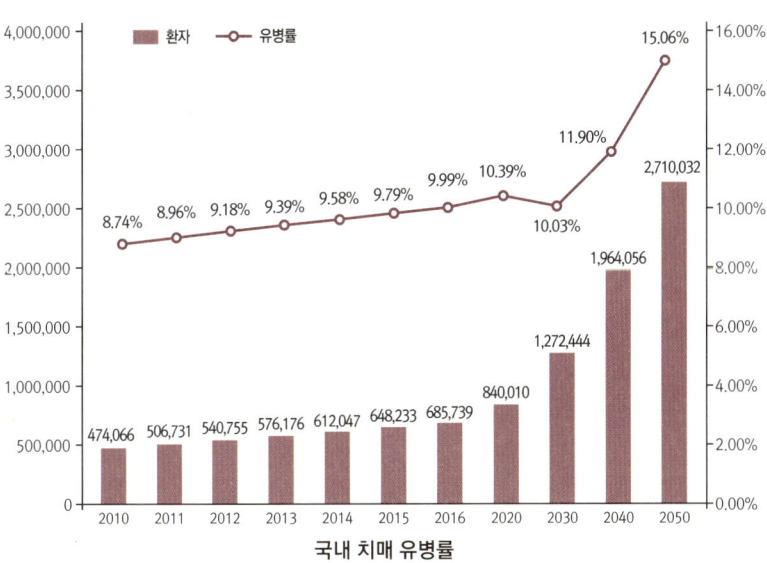

국내 치매 유병률

현재의 유병률은 약 10%이지만, 2050년에는 15%까지 급상승할 것으로 내다보고 있다. 이제 치매 환자는 주위에서 흔히 볼 수 있으나 효과적인 치료제가 전무한 상태로, 10대 질병 안에 들어가 있다.

참으로 안타까운 현실이 아닐 수 없다.

그렇다면 발표된 치매의 유병률이 전부일까? 대답은 "아니다"라는 것이다. 진료 현장에서 심각성을 실감하고 있는 필자는 10년 전의 상황과 지금은 천지 차이라고 단언할 수 있다. 「내 머릿속의 지우개」라는 영화가 개봉되었을 때가 2004년이었다. 당시만 해도 "저렇게 젊은 여자가 어떻게 치매가 올 수 있다는 거야? 참 영화는 영화다"라고 당당하게 주위 사람들에게 말했던 기억이 난다. 조발성 치매(65세 이전에 발생하는 치매)는 물론 드물긴 하지만, 10년 전과는 비교도 할 수 없을 정도로 환자 수가 폭증하고 있다. 필자의 환자 중에도 40-50대 조발성 치매 환자가 많아졌다. 치매 전단계라고 할 수 있는 '경도인지장애'까지 합친다면 정말 심각하게 늘어나고 있다. 대체 이게 어찌 된 일일까? 이제는 '영화는 영화다'가 아닌 '현실'이라는 점을 통감하면서, 치매는 이제 남의 일이 아니며 누구나 젊은 나이에도 발생할 수 있다는 사실을 강조하고 싶다. 필자의 추정으로는, 경도인지장애와 치매 유병률의 합은 진단받지 못한 비진단층까지 포함하면 최소 20% 정도(5명 중 1명)라고 생각하고 있다. 이는 우리나라 현재 당뇨 유병률인 14%를 크게 상회하는 수치다. 이 정도라면 정말 심각한 '유행병'이라고 표현해도 과언이 아닐 것이다. 왜 이렇게 치매가 급증하고 있는지에 대해서는 2부에서 좀 더 자세히 설명하겠다.

03. 치매 치료의 현실

앞서 언급한 것처럼, 현대 의학에서 치매 치료의 원칙은 약물치료이다. 약물 종류는 '아세틸콜린 분해효소 억제제'와 'NMDA 수용체 길항제'라는 2가지 종류에 각각 3개, 1개씩의 약물이 존재하므로 총 4개가 전부다. 알츠하이머협회에서도 발표했듯이 질병의 진행을 막을 수 있는 약제는 없으며, 질병의 진행 경과를 6개월에서 2년 정도 늦춘다는 부분적인 효과만 있을 뿐이다. 처음 치매 약제를 공부했을 때 이게 전부인가라는 의문이 있었지만, 가까운 미래에 좋은 약들이 많이 나오겠지 하는 희망과 확신을 가지고 있었다. 하지만 그 이후 지금까지도 아무 소식이 없다. 2003년 이후 FDA에서 승인된 새로운 종류의 치매 약제는 단 1개도 없다.

가장 많이 사용되는 처방약이 '아세틸콜린 분해효소 억제제'라는 종류이며, '도네페질'로 대표되는 이 약은 워낙 유명하다 보니 일반인들에게도 잘 알려져 있다. '도네페질' 외에도 '리바스티그민', '갈란타민'이 있으며 치매 환자에게 가장 널리 처방되고 있다. 약이 몇 가지 없다 보니 아마도 이들을 생산하는 제약회사들은 지금까지 많은 돈을 벌었을 것이다. '아세틸콜린 분해효소 억제제'는 뇌의 신경전달물질인 '아세틸콜린'이 분해되는 것을 억제해서, 아세틸콜린의 양이 줄어드는 것을 막아준다. 알츠하이머 치매에서는 뇌 내부의 아세틸콜린 양이 줄어들지만, 이 약을 먹으면 아세틸콜린 농도를 어느 정도 유지할 수 있게 된다. 하지만 치매 초기에는 일시적인 효과가 나타나지만, 중기와 후기에서는 효과가 거의 없다. 실제로 효과가 나타나는 기간이 매우 제한적이라는 뜻이다. 그리고 이 기간조차도 극적인 효과를 보여주지 못한다. 약물 부작용도 의외로 자주 나타나는 편이다. 많은 환자에게 식욕부진이나 어지러움, 구역, 설사, 체중 감소, 두통, 불면증 등이 나타나서, 투약 도중 체중 감소가 심하거나 기력이 떨어지는 경우에는 약을 일시적으로 중단해야 한다. 여러 가지 부작용 속에서 초기에나 부분적인 효과를 보이는 이런 약을 처방하는 의사들의 입장도 정말 답답하다. 하물며 환자들과 보호자들의 심정은 어떨까? 낫지도 못하는 불치병에 변변한 약 하나 없다니 안타깝기 그지없을 것이다.

그나마 필자가 더 선호하는 약은 '메만틴'으로 대표되는 'NMDA 수용체 길항제'이다. '메만틴'을 더 선호하는 이유는 '뇌신경세포의 파괴를 부분적이나마 막아 주는 효과가 있다'라는 연구 결과에 따른 것이다. 그리고 치매 중기에서부터 잘 나타나는 BPSD(치매의 정신행동증상 - 섬망, 배회, 불안, 공격성 등을 나타내며 삶의 질을 저하시킴)에 다소 효과가 있고, '도네페질'에 비하면 상대적으로 체중 감소나 기력 저하 등의 부작용이 덜하다는 점이다. 하지만 그래 봐야 거기서 거기다. 그리고 치매의 약제는 이게 전부이다. 이제 더 이상 소개할 수 있는 약제가 없다. 이 두 종류의 약으로 치매를 어떻게 치료하라는 말인가? 그야말로 불가능, 미션 임파서블$^{mission\ impossible}$이다!

이외에 보조적으로 처방하는 은행나무 잎 성분인 타나민이나 뇌기능개선제 등의 약들은 문자 그대로 보조요법일 뿐이므로 여기서 언급할 필요가 없어 생략하겠다. '비약물치료'로는 인지재활훈련, 음악치료, 미술치료, 운동치료 등 다양한 방법이 시도되고는 있으나 효과는 미미하다. 현재로서는 효과 있는 치료법이 전무한 실정이다.

04. 건망증? 치매? | 인지기능저하의 의미

건망증이 심해졌다고 걱정하면서 진료를 받으러 오는 사람들이 제법 있다. 이들 중에는 실제로 심각한 인지기능저하 상태인 경도인지장애(치매 전단계)나 치매에 해당되는 경우도 있지만, 대개는 연령에 따른 건망증이 훨씬 더 많다. 이들을 진료실에서 구분하는 것이 필자와 같은 전문의의 역할이긴 하지만, 어떤 차이점들이 있는지 간단히 이야기해 보겠다. 그러면 먼저 '인지^{認知}기능저하'란 어떤 상태를 말하는 것인지 의미를 알아보자. '인지기능'이란 기억력, 주의력, 언어 능력, 판단력, 수행 능력 등의 종합적인 지적 능력을 말한다. 그리고 인지기능이 떨어지면서 일상생활에까지 지장이 초래된 상태를 '치매'라고 부른다. 예를 들어 아침에 일어나서 세수하고 양치하고 잠옷을 평상복으로 갈아입고 밥 먹고 학교나 회사를 가기 위해 준비해서 집을 나서는 과정을 생각해 보자. 이런 모든 과정에 인지기능이 필요하다. 만약 아침에 일어나서 예정에도 없이 갑자기 급한 일이 있어 나가 봐야 한다고 말하면서 잠옷 바람에 슬리퍼를 신고 집을 나가버린다면? 나가자마자 몇 분도 되지 않아 다시 들어와서 아침을 달라고 말한다면? 왜 잠옷 바람에 나갔다 왔냐고 묻는데, 내가 언제 그랬냐며 화를 내고 왜 나갔다 왔는지도 모른다면? 바깥은 35℃가 넘는 더운 여름에, 여름옷을 입지 않고 두꺼운 겨울옷을 입고 나간다면?

아침에 출근할 때, 외출복이 아니라 잠옷을 입고 나가도 뭔가 잘못된 것인지도 모르는 상황은 분명히 이상한 일이다. 한여름에 두꺼운 한겨울 옷을 입고 외출하는 것도 분명 정상은 아니다. 이런 비정상적인 일은 인지기능이 떨어지면 발생할 수 있다. 그리고 치매 환자는 더위와 추위에 둔감한 경우가 많아서 여름에 난로를 켠다든지, 겨울에 얇은 여름옷을 입고 지낸다든지 하는 일을 종종 볼 수 있다. 인지기능이 떨어지면, 자신이 어떤 목적으로 어디를 가고 있는지, 이 일을 지금 왜 하고 있는지 판단할 수 없다. 그리고 여기가 어딘지, 여기가 병원인지 학교인지, 이쪽이 왼쪽인지 오른쪽인지를 판단하는 능력도 인지기능에 포함된다. 이런 지남력, 시공간 능력의 장애는 치매의 중기나 말기에 주로 나타난다. 이제 인지기능이 무엇인지 충분히 알 수 있을 것이다.

아침에 일어나서 세수하고 밥 먹고 옷 갈아입고 회사에 출근하는 일련의 과정은 정상적인 인지기능을 가지고 있어야 가능하다. 누가 봐도 아주 당연하고 쉬운 일인데도 말이다. 인지기능이 떨어지면 이런 기본적인 일상생활에도 어려움을 느낄 수 있다. 그러면 건망증과 치매는 어떤 차이가 있을까? 나이가 들면 누구나 건망증이 생긴다. 필자도 사실 10년 전과 비교하면 예전 같지가 않다. 건망증이 심하다고 느낀 적도 한두 번이 아니다. 하지만, 건망증은 나이가 들면서 뇌의 기능이 쇠퇴하면서 일어나는 자연적인 현상 중의 하나다. 치매와는 달리 기본적인 일상생활에는 큰 지장이 없다. 그러면 건망증의 예를 몇 가지 들어 보자.

> "지갑 어디 뒀더라?"
>
> "(TV 보다가) 저 양반 이름이 뭐지?"
>
> "세탁기에 빨래 내오는 것을 깜박 잊었어. 어제는 다리미로 옷도 태워 먹었고"

위와 같이 일상생활에서 별로 중요하지 않은 부분을 기억해 내지 못하는 것이 건망증이다. 이런 경험이야 누구든지 있다. 건망증은 본인들이 건망증 자체에 대한 것을 잘 인식하고 있고, 힌트를 주면 맞추는 경우가 많다. 일상생활에 지장이 없고, 이 밖에 다른 신경학적 증세가 없다면 단순 건망증으로 봐야 할 것이다. "다리미로 옷을 태워 먹는 게 일상생활에서 별로 중요하지 않다고요?"라고 따지는 사람이 있을지도 모르겠다. 만약 잘 쓰던 다리미의 사용 방법을 잊어버렸다든지, 세탁기를 어떻게 사용하는지 모르게 되었다든지, 이런 상황이라면 이건 건망증이 아니라 심각한 인지기능저하이다.

그러면 '치매'를 의심해야 하는 기억력 저하는 도대체 어떤 것일까? A씨랑 모레 소주 한잔 마시기로 약속을 했다고 가정하자. 단순 건망증은 이 사실을 잊었지만, 약속한 사실 자체를 잊어버린 것은 아니다. 하지만 '치매'가 있으면, A씨가 화를 내며 "왜 약속 장소에 안 나왔냐?"라고 따져 물어도 본인은 무슨 일인지 영문을 모른다. 약속 자체를 통째로 잊어버린 것이다. 약속한 사실조차 기억을 못 하는 상황이라면, 단순 건망증이 절대 아니다. 이것은 본인뿐만 아니라 주위 사람들도 곤란하게 만들 정도의 심각한 기억력 저하이다. 알고 있어야 할 사실에 대해 힌트를 충분히 줘도 기억을 못 해내는 상태라면 전문의의 진료가 반드시 필요하다.

그리고 가장 흔한 형태인 '알츠하이머 치매'에서는 최근 사건이나 이벤트에 대해 기억을 잘 못하므로 자꾸만 똑같은 질문을 반복하게 된다. 친구나 가족 중에서 똑같은 질문을 계속 반복하는 사람이 있다면 주의해서 지켜봐야 한다. 심한 경우는 식사한 사실 자체를 잊어버려, 식사 후에도 이내 식사 준비를 재촉하는 경우도 있다. 본인으로서는 기억을 못 하는 일이니 반복해서 이야기하고 있다는 자각이 없는 것이다.

알츠하이머 치매는 새로운 기억을 저장하는 기능이 떨어져 있으나, 과거의 기억을 재생하는 것은 어렵지 않게 가능하다. 물론 너무 후기로 진행되면 이조차도 어렵긴 하지만, 중기까지도 유지되는 경우가 많다. 따라서 현재와 과거를 혼동하여, 과거의 일이 마치 지금 일어나고 있는 것처럼 말하는 경우도 흔히 볼 수 있다. 이런 현상은 확실하게 병적 상태이다. 이제 '정상 노화의 건망증'과 '치매'를 독자 여러분도 쉽게 구분할 수 있을 것이다.

05. 나을 수 있는 치매가 있다?

치매는 불치병으로 인식되고 있다. 그런데 치매 중에서도 나을 수 있는 치매가 분명히 존재한다. 경우에 따라 완치도 가능하다. 그러면 치매에는 어떤 종류가 있으며 어떤 경우에 치매가 나을 수 있는지 알아보겠다. 그리고 치매 전단계인 경도인지장애(mild cognitive impairment, MCI)에 대해서도 간단히 설명하겠다.

'치매=알츠하이머'가 아니다. 대부분 알츠하이머와 치매를 동의어라고 생각하고 있을 것이다. '치매'란 기억력 저하 등의 인지기능 저하가 발생하여, 일상생활에 지장이 초래된 상태를 말한다. 어떤 원인으로 발생했건 간에 이러한 상태라면 치매라고 할 수 있다. 그러면 좀 더 알기 쉽게 정리해 보겠다.

치매의 종류 – '치매'(인지기능저하로 인해 일상생활에 지장이 초래된 상태)

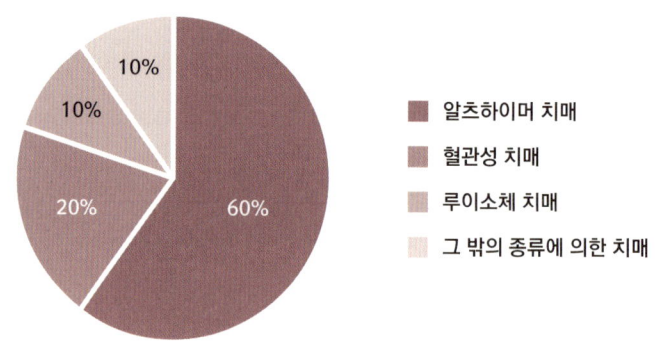

- 알츠하이머 치매 60%
- 혈관성 치매 20%
- 루이소체 치매 10%
- 그 밖의 종류에 의한 치매 10%

'알츠하이머 치매'가 전체 치매 환자의 약 60% 이상 차지하다 보니, '치매=알츠하이머'라고 오해해도 무리는 아니다. 약 10% 정도를 차지하는 '그 밖의 종류에 의한 치매'가 호전될 수 있거나 때에 따라서는 완치도 가능한 종류의 치매다. 알츠하이머, 혈관성, 루이소체 치매는 현대 의학에서 아직 불치병이다. 물론 필자는 불치병이라고 생각하지 않지만(3부에서 필자가 고안한 치료 방법을 자세히 소개할 것이다), 일단 이렇게 이해하고 넘어가자.

대략 전체 치매 환자의 5-10%는 치료가 가능하다. 따라서 환자가 치료 가능한 치매에 해당되는지 정확히 분석해서 찾아내는 것이 치매 전문의의 역할이다. 이를 위해 뇌 MRI도 찍고 혈액검사도 하는 것이다. 돈을 벌기 위해 검사하는 것이 절대 아니다. 치매를 처음 진단할 때, 뇌 MRI 촬영과 혈액검사도 없이 "당신은 치매이니 불치병입니다"라고 말하는 것은 명백한 언어도단이며 의료과오(malpractice)에 해당한다. 이것은 수많은 치매 교과서에 명시된 가장 기초적인 내용이다. 그러면 치매를 처음 진단할 때, 왜 뇌 MRI 촬영과 혈액검사를 반드시 해야 하는지 알아보자.

만성경막하혈종, 수두증, 뇌염, 뇌종양 등에 의해서도 치매가 올 수 있다. 이들은 뇌 MRI 촬영을 통해 쉽게 확인할 수 있다. 영양상태 저하(비타민B군 결핍 등), 갑상선기능저하증 등에 의해서도 치매가 발생할 수 있는데, 이들은 혈액검사로 확인이 가능하다. 우울증이 심해져도 치매 증상이 나타날 수 있기 때문에 초진 시에 놓치지 않도록 '치매 전문의'들은 촉각을 곤두세운다. 우울증에 의한 치매를 '가성치매(가짜치매)'라고 한다. 이들을 놓친다면, 치료가 가능한 치매임에도 불구하고 '알츠하이머 치매나 그 밖의 치료가 불가능한 치매'로 오인하여 환자를 정말 불치병 환자로 만들어 버릴 수 있기 때문이다. 그래서 뇌 MRI 촬영과 혈액검사는 반드시 필요하다.

그리고 치매 전단계인 '경도인지장애(MCI)'라는 진단명은 용어 자체가 자칫 오해를 사기 쉽다. '경도인지장애'에서 '경도'라고 하는 표현이 문제라고 생각한다. '경도'라고 하니까 문자 그대로 '경한(mild) 병'이 아닐까 하고 오해하기 쉽지만 여기서 말하는 '경도'는 치매와 비교해서 경도라는 의미이다. 실제로 '경도인지장애'는 치매 전단계로서 인지기능저하가 이미 상당히 진행된 신경학적 중증 질환이다.

'경도인지장애' 환자들은 '치매' 환자에 준해서 적극적으로 치료하지 않으면 안 된다. 여차하면 '치매'로 넘어가 버리기 때문이다. 최근 도쿄대학을 비롯 36개 연구기관의 공동연구에서, "치매 전단계인 경도인지장애 환자의 60%가 3년 이내에 치매로 진행한다"라는 충격적인 발표도 있었다. '경도'가 아니라 '중등도' 내지 '중증' 인지장애로 명칭을 바꿔야 한다고 생각한다.

그러면 '경도인지장애'의 인지기능은 어느 정도일까? 간단하게 말하면, 건강한 사람과 치매 환자의 중간 정도다. 방치하면 치매로 진행될 가능성이 높아서 조기 발견이 아주 중요하다. 일상생활에 큰 지장을 주는 정도는 아니지만, 나이에 비해 객관적인 기억력 저하, 업무 능력 감소, 대화에서의 어휘력 감소(쉬운 단어로 표현하려고 하는 경향), 인지저하에 대한 불편감이 분명히 있으며 사고나 행동이 느려지거나 굼떠져서 다른 사람이 보았을 때도 약간 이상해 보이는 경우가 많다. 예전에 비해 말하는 속도가 느려졌다고 표현하는 환자도 있는데, 이런 증상을 본인들은 잘 인지하고 있는 경우가 많고, 나이 탓으로 돌리기에는 걱정이 될 정도라고 호소한다. 그리고 본인이 직접 의사에게 호소하는 것보다 주위 가족들이 많은 정보를 제공해 주기도 한다. 다만 일상생활에 지장은 경미하거나 정상에 가까우므로, 치매 진단 기준에는 해당되지 않지만 이미 상당한 수준의 인지기능저하가 진행 중인 상태다.

필자는 1년에 우산을 최소 5개 이상 잃어버리는 것 같다. 그럼 혹시 필자도 경도인지장애? 만약 12시에 수술 일정이 잡혀 있는데, 배고프다고 밖에 밥을 먹으러 갔다면? 퇴근 후에 병원 재계약을 위해 6시에 행정원장님을 만나기로 했는데, 이를 홀라당 까먹고 집에 가서 한가롭게 밥이나 먹고 있다면? 오늘 7시『잠든 당신의 뇌를 깨워라』편집자분을 커피숍에서 만나 출판에 대한 계약서 작성과 향후 계획에 대해 의논하기로 했는데, 집에서 바디프렌드로 마사지나 받고 있다면? 계약서 등의 중요한 서류를 우산 잃어버리듯이 쉽게 잃어버린다면? 뭔가 위화감이 확 느껴지지 않는가? 우산을 잃어버리는 정도는 건망증일 수 있지만, 수술 일정부터의 이야기는 레벨이 다르다. 중요한 일은 더 주의 깊게 기억하도록 뇌가 작동해야 한다. 하지만 이런 일이 여러 번 반복적으로 자주 일어난다면 경도인지장애를 의심해 봐야 한다.

경도인지장애 환자 수는 생각보다 훨씬 많다. 국민건강보험공단에서 2014년 발표한 자료에 따르면, 경도인지장애 환자 수가 최근 5년간 4.3배 증가했으며 치매 환자 수의 25% 정도라고 한다. 필자는 여기서 심한 위화감을 느꼈다. 보통 '질병 전단계'는 '질병'보다 환자 수가 더 많기 때문이다. 예를 들어 국내 당뇨 유병률은 14%, 당뇨 전단계(전당뇨) 유병률은 23%로 '질병 전단계' 환자 수가 훨씬 많다. 치매는 국내 통계보다 일본의 통계가 좀 더 현실을 반영하고 있다.

2012년 일본의 치매 환자는 462만 명, 경도인지장애는 380만 명으로 발표되었다. 하지만 이 수치 역시 현실과는 거리가 있다고 생각한다. 그러면 통계가 잘못된 것일까? 그렇지는 않다.

치매를 진단하는 것보다 경도인지장애를 진단하는 것이 의학적으로 훨씬 어렵고, 치매보다 증상이 경미하다 보니 병원으로 내원하지 않는 경우가 많아서 진단 자체를 받지 못한 경도인지장애 환자가 많기 때문이다. 즉, 비진단층이 매우 두텁다. 필자는 치매의 유병률(6-13%)을 대략 9%로, 경도인지장애의 유병률을 약 11% 정도로 추정하여, 치매·경도인지장애 합산 유병률을 약 20% 정도로 생각하고 있다. 다른 선생님들이 비웃을지도 모르지만 필자는 이 정도가 최소라고 생각한다. 2부에서 이 부분에 대해서도 좀 더 자세히 설명하도록 하겠다.

06. 치매는 불치병인가, 아닌가?

앞서 언급했듯이 치료가 가능한 치매도 분명히 존재한다. 하지만 그 수가 전체 치매 환자의 5-10%에 불과하다는 것이 문제다. 현재의 의료 시스템에서는 뇌종양, 수두증, 뇌염, 만성경막하혈종, 비타민결핍, 갑상선기능저하증 등으로 발생한 치매만 치료 가능하다. 그렇다면 나머지 90-95%의 치매 환자는 불치병이라는 뜻인가?

치매 전문의의 약 99.9%는, 치매는 서서히 악화되는 '만성 진행성' 질환이며 예방과 치료는 불가능하다고 말하고 있다. 교과서에도 실제로 그렇게 나와 있고 알츠하이머협회에서도 공식적으로 그렇게 말해오고 있다. 따라서 그렇게 생각하는 것도 무리는 아니다. 필자는 그들의 심정을 잘 안다. 치매 환자 치료에서의 무력감, 좌절감 등 말이다. 그들은 치매라는 것이 '일방통행' 차선으로만 직진하며, 다시 유턴해서 제자리에 돌아올 수 없다고 말한다. 환자는 죽을 때까지 빠져나올 수 없는 동굴 속에 갇힌 채, 점점 더 깊은 곳으로 들어갈 수밖에 없으며, 여기서 빠져나가는 방법은 없다고 말한다. 그런데 정말 그런가? 아니다. 필자는 아니라고 단언할 수 있다.

치매에 대해서는 이미 많은 연구가 이루어졌으며, 그 가운데는 주옥같은 연구 결과들도 셀 수 없이 많다. 지금까지 치매를 일으킬 수 있는 수많은 원인인자가 밝혀졌으며, 지금도 계속 그 실체가 드러나고 있다. 필자는 새로운 원인을 제시하여 새로운 치료를 제안하는 것이 아니다. 이미 입증되고 알려진 치매의 원인인자들을, 치매 환자를 진찰하면서 하나하나씩 찾아내어 분석하고, 발견된 원인을 근본적으로 제거해 나가는, 의학에서 가장 기본적이고 원칙적인 치료 방법을 고수하고 있을 뿐이다.

치매는 당뇨, 갑상선과 부신 기능이상, 동맥경화, 영양소 결핍, 빈혈, 수면장애, 스트레스 등 수많은 원인인자들이 이미 다 공개되어 있고, 이들 모두 교과서에도 명시되어 있다. 하지만 진료실에서는 왜 이런 원인을 찾아보려 하지도 않고 오직 불치병이라는 선고만 내리고 있는가? **단언컨대, 치매의 예방과 치료는 가능하다.** 자신이 경험하지 못한 세계는 알 방법이 없다. 스스로 경험해야만 알 수 있는 것이다. 경험하지 못한 의사에게는 필자의 책 내용이 우습게만 보일지도 모르겠다. 하지만 필자는 잘 알고 있다. 필자가 경험한 놀라운 세계를. 이 세계를 독자 여러분들에게 꼭 소개하고 싶었다. 지금부터 이 놀라운 경험에 대해 계속 이야기해 나갈 것이다.

원인을 알면 치료할 수 있다. 의학의 대원칙은 원인을 치료하는 것이다. 원인을 치료하지 않고 증상만을 치료하는 것은 어리석다. 물론 원인 불명의 질환은 증상만을 치료하는 경우도 있다. 하지만 치매 환자들은 개인차는 있지만, 다들 각자의 원인인자들을 가지고 있다. 이제 그 원인을 찾아서 치료해 보자. 의사가 아닌 여러분들도 가능하다. 이제 필자와 함께 치매의 원인과 치료 방법에 대해 조금씩 알아가 보자.

치매 자가진단 체크리스트

기억력 평가문항

다음의 문항을 읽으면서 자신의 행동이나 생각 또는 느낌과 일치하는 것에 V 표시를 하십시오.

질 문	예	아니오
1. 당신은 기억력에 문제가 있습니까?	☐	☐
2. 당신의 기억력은 10년 전에 비해 저하되었습니까?	☐	☐
3. 당신은 기억력이 동년의 다른 사람들에 비해 나쁘다고 생각합니까?	☐	☐
4. 당신은 기억력 저하로 일상생활에 불편을 느끼십니까?	☐	☐
5. 당신은 최근에 일어난 일을 기억하는 것이 어렵습니까?	☐	☐
6. 당신은 며칠 전에 나눈 대화 내용을 기억하는 것이 어렵습니까?	☐	☐
7. 당신은 며칠 전에 한 약속을 기억하기 어렵습니까?	☐	☐
8. 당신은 친한 사람의 이름을 기억하기 어렵습니까?	☐	☐
9. 당신은 물건 둔 곳을 기억하기 어렵습니까?	☐	☐
10. 당신은 이전에 비해 물건을 자주 잃어버립니까?	☐	☐
11. 당신은 집 근처에서 길을 잃은 적이 있습니까?	☐	☐
12. 당신은 가게에서 사려고 하는 두세 가지 물건의 이름을 기억하기 어렵습니까?	☐	☐
13. 당신은 가스불이나 전깃불 끄는 것을 기억하기 어렵습니까?	☐	☐
14. 당신은 자주 사용하는 전화번호(자신 혹은 자녀의 집)를 기억하기 어렵습니까?	☐	☐

1-5점
운동과 외부 사회 활동을 유지하고 치매예방 수칙 3·3·3을 잘 실천하셔서 치매를 예방하세요.

6-14점
가까운 보건소나 치매안심센터를 방문하셔서 더 정확한 치매검진을 받아보시기 바랍니다.

(출처 : 중앙치매센터)

2부
왜 치매에 걸리는가?

01. 치매는 생활습관병?
02. 치매 유전자
03. 혈당의 치명적인 덫 | 탄수화물이 뇌를 파괴한다!
04. 빈혈이 치매를? | 빈혈의 근본적 원인
05. 우리 몸의 엔진 기능저하 | 전 인구의 50% 정도가 엔진 이상?
06. 장이 안 좋아도 치매가 온다고?
07. 콜레스테롤과 치매 | 콜레스테롤의 진실
08. 아밀로이드 베타 단백 | 치명적인 치매 유발 물질인가?
    - 왜 만들어지고 축적되는가?
09. 아밀로이드 베타 단백의 제거가 목적인 | 현재 약물 개발이 전부 실패한 이유
10. '황제' 약물의 이면 | 약물과 인지기능저하

01. 치매는 생활습관병?

2부의 내용이 아마도 제일 궁금할 것이다. 왜 치매에 걸릴까? 어떤 사람은 90세가 넘어도 치매에 안 걸리는데, 어떤 사람은 70세도 안 되었는데 치매에 걸리고, 대체 누가 어떻게 치매에 걸리게 되는 것일까? 왜 걸리는지 정확한 이유를 알아야 대비를 할 수 있다. 예방과 치료가 우선이 아니다. 먼저 치매의 원인이 뭔지 알아야 예방도 치료도 가능한 것이다.

최근 많은 의학 서적과 연구 논문을 통해, 치매는 '생활습관병'이라는 견해가 주목받고 있다. '생활습관병'은 과거에 '성인병'이라고 불렀다. 일본 후생노동성(우리나라 보건복지부에 해당)의 '생활습관병'의 정의에 따르면, '생활습관병은 식습관, 운동 습관, 휴식 습관, 흡연, 음주 등의 생활습관이 질병의 발생과 진행에 관여하는 질환'이라고 한다. 제일 흔한 생활습관병에는 고혈압, 당뇨, 대사증후군 등이 있다. 실제로 고혈압, 당뇨 등과 같은 생활습관병이 치매의 위험도를 2-4배 정도 증가시킨다는 연구 결과는 이미 입증되어 교과서에도 실려 있으며, 의과대학생들도 이에 대한 내용을 자세히 배우고 있다.

당뇨 환자의 치매 발생 빈도는 정상인의 약 2-4배에 이른다. 어떤 연구에서는 4배 이상이라고 발표하기도 했다. 당뇨 환자가 혈당 조절에 실패하면 치매가 발생할 가능성이 더욱 높아진다. 단적으로 말하자면, 이것은 어디까지나 필자의 주장이지만, 당뇨 환자는 시간상의 문제일 뿐 결국 거의 100%에서 경도인지장애나 치매가 발생한다고 생각한다. 따라서 이 부분에 대한 해결책을 뒤에서 자세히 제시할 것이다.

고혈압의 경우는 어떤가? 고혈압은 치매의 위험도를 약 2배 정도 높인다고 알려져 있지만, 3-4배 이상 위험하다고 하는 연구들도 찾을 수 있었다. 고혈압은 혈관에 가해지는 압력이 증가하므로, 혈관벽이 서서히 손상되면서 혈관 직경이 좁아지고 딱딱해진다. 즉, 동맥경화가 잘 생긴다. 만약 동맥경화가 뇌혈관에 생기게 되면, 잘 터지거나 잘 막히게 되어 뇌출혈이나 뇌경색을 일으키게 된다. 그리고 지속적인 뇌 혈류 공급 저하 및 뇌경색 등의 뇌 손상의 누적으로 혈관성 치매도 발생할 수 있다. 혈관성 치매는 1부에서 언급했듯이 전체 치매 환자의 20%를 차지하면서 알츠하이머 치매에 이어 2번째로 그 수가 많다. 당뇨, 고혈압이 있으면 알츠하이머 치매뿐만 아니라 혈관성 치매의 발생률도 높아지므로, 치료와 예방이 아주 중요하다.

따라서 치매의 원인이 되는 당뇨, 고혈압 등의 질병을 예방하거나 치료하면서, 생활습관을 바르게 개선해 나가는 것이 매우 중요하다. 즉, 치매를 예방하거나 치료하기 위해서는 생활습관의 교정이 반드시 이루어져야 한다. 올바른 식사, 운동, 휴식, 수면의 질 개선, 금연, 금주 등의 기본적인 생활습관의 교정은 필수적이다. 3부에서 구체적으로 어떻게 개선해 나갈 것인지에 대한 방법을 자세히 설명하겠다. 완치로 나아가는 치료의 핵심이 바로 여기에 있다.

02. 치매 유전자

지금까지 치매의 원인을 찾기 위해 엄청난 돈을 투자하여 수많은 연구를 해왔음에도 불구하고, 아직까지도 명쾌하게 설명할 수 있는 원인을 찾지 못하고 있는 것이 현실이다. 하지만 여러 연구를 통해 알츠하이머 치매의 발생률을 높이는 다양한 유전학적 근거가 제시되었다. 그중 하나가 ApoE4 유전자이다. 진료실에서 치매 검사를 할 때, 필자는 정규적으로 ApoE4 유전자를 검사하고 있다. ApoE4는 알츠하이머 치매를 유발하는 '아밀로이드 베타 단백'의 제거를 방해한다. 따라서 이 유전자가 있으면 뇌에 아밀로이드 베타 단백이 훨씬 많이 축적되게 되고, 결국 치매의 발생 위험도 높아지게 된다.

대부분의 검사 결과는 ApoE3/3으로 나온다. ApoE3/3은 한 쌍의 ApoE3 유전자를 가진다는 뜻이다. 결과가 ApoE3/3으로 나올 때 알츠하이머 치매에 걸릴 확률은 약 10%이다. 그런데 국내 인구의 약 25%는 최소 1개의 ApoE4 유전자를 가지고 있다. 즉, 우리나라에도 최소 1,000만 명 이상이 ApoE4 유전자를 보유하고 있다는 뜻이 된다. 만약 결과가 ApoE3/4로 나온다면 발생률이 30%까지 올라간다.

ApoE4/4로 한 쌍의 ApoE4 유전자가 나오면 발생률은 무려 50%까지 치솟는다. 그러면 대한민국 국민 중 최소 1,000만 명은 ApoE4 유전자로 인해 치매가 발생할 가능성이 30-50%라는 뜻이 된다. 충격적이지 않은가? 그리고 부모가 ApoE4 유전자를 가지고 있으면, 자녀들 역시 알츠하이머 치매에 걸릴 가능성이 높아진다. 가족 중에 치매 환자가 있으면, 치매에 걸릴 확률이 높아지는 이유 중에 하나가 바로 이 ApoE4 유전자 때문이다(물론 치매 유전자는 다른 종류도 여러 가지 있지만, ApoE4 유전자가 가장 대표적이다).

필자는 한번 ApoE 유전자 검사를 하려다가 포기했다. 미리 알아서 뭐하겠는가? 하지만 치매를 처음 진단할 때는 반드시 검사해서, 만약 ApoE4 유전자가 나온다면 직계 가족에게 고지해야 하는 것이 의무라고 생각한다. 발생 가능성이 높다면 미리 대비해야 하기 때문이다. ApoE4 유전자를 가진 사람들은 3부에서 설명할 '뇌 리셋 케톤식'과 앞으로 언급할 치료 방법에 대해 보다 적극적으로 임해야 한다. ApoE4 유전자를 가지고 있다고 해서 예방이나 치료가 불가능한 것이 아니다. 여러분들 모두 ApoE 유전자 검사를 미리 받을 필요는 없다고 생각한다. 다만 직계 가족들 중에 알츠하이머 치매 환자가 있다면 꼭 검사를 받고, 만약 ApoE4 유전자가 하나라도 확인된다면, '반드시' 이 책 3부에서 소개할 치료 방법을 적극적으로 실천해서 치매 발생을 예방해야 한다. 치매 예방은 단언컨대 가능하다!!

03. 혈당의 치명적인 덫 | 탄수화물이 뇌를 파괴한다!

03-01. 우리나라 당뇨 유병률

생활습관병 중에 가장 대표적인 것이 당뇨와 고혈압이다. 문제는 당뇨 환자의 치매 위험도가 정상인의 약 2-4배에 이른다는 점이다. 당뇨 환자가 혈당 조절에 실패하면 치매가 발생할 가능성이 더욱 커진다. 그리고 시간의 문제일 뿐 대부분의 당뇨 환자는 결국 경도인지장애나 치매가 발생한다고 생각한다. 일본의 연구 자료를 보면, 2001-2010년 사망한 당뇨 환자의 평균 연령은 남성 71.4세, 여성 75.1세로 일본인 전체 평균 수명보다 남성이 8.2세, 여성이 11.2세 짧았다고 아이치(愛知)의대 연구팀이 일본 전문지에 보고했다. 즉, 대략 10년 정도의 수명이 단축된다고 보는 것이 타당하다. 당뇨 환자의 치매 위험도가 2-4배 높다고 알려져 있지만 실제 현장에서 느끼는 위험도가 이보다 높은 이유는, 경도인지장애나 치매가 실제로 있지만 진단을 받지 않고 살아가는 경우도 많으며, 당뇨 합병증 등으로 경도인지장애나 치매에 이르기 전에 사망하는 환자도 많기 때문이다. 치매의 위험도에 대해서는 논란이 있으나 전 세계 수많은 의사가 필자와 비슷한 경험을 하고 있으며, 당뇨 환자의 치매 위험성에 대해 적극 경고하고 있다.

1부에서 언급했던 것처럼, 어떤 질병의 유병률이 3%라고 한다면 흔한 병이라 할 수 있다. 3%라면 한국 성인 아토피 환자의 유병률이며, 물론 소아는 10%로 훨씬 높다. 만약 5%라고 한다면 매우 흔한 병이다. 유병률 3% 이상의 질환은 의사들이 정말 열심히 공부한다. 5%라면 척추분리증(척추 관절과 관절 사이에 결손이 생긴 것으로, 채용 검진, 학교 검진 등에서 흔하게 관찰됨), 소아의 하지불안증후군(야간에 다리에 쥐가 나거나 통증 등이 있는 것으로 대부분 성장통으로 오인되기도 함) 등이 있다. 유병률 10% 이상은 너무나도 흔한 병이다. 성인의 하지불안증후군, 우울증, 치매(우리나라는 약 10%, 미국은 약 14%이다), 소아 천식, 당뇨, 고혈압, 고지혈증 등은 유병률 10% 이상의 대표적인 질환이다. 유병률에 대한 대략적인 느낌을 전달하기 위해 간단한 예를 들어보았다.

국내 당뇨 유병률은 2005년 국민건강영양조사에 의하면 9.1%였다. 50세 이후로는 급격히 증가해서 5명 중 1명이 당뇨에 이환되어 있다고 발표했다. 그럼 50세 이후라면 2005년도에 벌써 유병률이 20%라는 뜻이다. 자, 이제 11년의 세월을 점프해 보자. 2016년 '국제 당뇨병·대사질환 학술대회(ICDM2016)'에서 '2016년 한국당뇨실태조사' 결과를 발표하였는데, 당뇨 유병률은 13.7%라고 했다. 그럼 불과 11년 만에 유병률이 4.6%나 증가했단 말인가? 세상에 이런 질병이 어디에 있단 말인가? 그리고 65세 이상은 30% 이상으로 발표되어, 3명 중 1명이 당뇨라는 것이다. 충격적이다!!

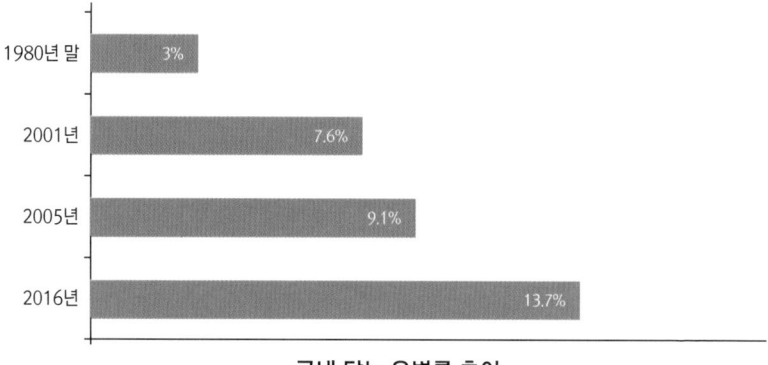

국내 당뇨 유병률 추이

(출처 : 국민건강영양조사 및 한국당뇨실태조사)

그럼 당뇨 전단계인 '전당뇨'는 어떨까? 당뇨에 미치지 못하지만, 인슐린 저항성이 생기면서 혈당을 처리하는 능력이 떨어지고 있는 단계이다. '전당뇨'는 식단 조절 등의 특별한 조치가 없으면 거의 100% 당뇨로 진행하게 된다. '전당뇨'의 유병률은 동일 조사에서 24.8%로 성인 4명 중 1명은 '전당뇨' 상태임이 확인되었다. 자, 그렇다면 여기서 한번 정리해 보자. 당뇨와 전당뇨 환자의 유병률을 합산하면 38.5%가 된다. 그러면 10명 중 약 4명이 '최소 전당뇨'에 해당된다는 뜻이다. 놀랍지 않은가? 그리고 앞서 언급했듯이, 시간의 문제일 뿐 당뇨 환자의 거의 100%에서 경도인지장애나 치매가 발생하게 되므로, 한국인의 약 40%가 '혈당 조절 이상'이라는 문제 하나만으로도 경도인지장애나 치매에 걸릴 수 있다는 충격적인 결론에 이르게 된다.

03-02. 1일 평균 탄수화물 섭취량과 당뇨의 관계

| 당뇨는 왜 생기나?

20세기 초만 해도 당뇨 유병률이 1-2%에도 미치지 못했는데, 불과 100년 만에 지구에 엄청난 대변혁이라도 일어난 것이 아니라면, 당뇨 환자가 몇십 배나 증가하고 있는 이런 불가사의한 현상이 너무나도 이상하지 않은가?

왜 이런 말도 안 되는 일들이 벌어지고 있을까? 답은 너무나 간단하다. 탄수화물 섭취가 지난 100년 동안 너무 가파르게 증가해 왔고, 너무 지나치게 탄수화물을 많이 먹고 있어서 그렇다. 여기서 잠깐 탄수화물이라는 것이 뭔지 간단히 알아보자. 다들 잘 안다고 생각하겠지만, 실제로 진료실에서 물어본 결과 제대로 아는 사람은 소수에 불과했다. 그러면 간단하게 정리해 보자.

> **정리**
> 1. 탄수화물 = 당류 + 식이섬유
> 2. 당류 = 단당류 + 이당류 + 올리고당 + 다당류

이렇게 보니 낯선 단어도 친숙한 단어도 있다. 식이섬유는 탄수화물에 들어가 있지만, 장에서 흡수되지 않아 혈당을 올리지 않으며, 변을 잘 형성하게 하고 장운동을 개선시키는 데 도움을 주는 유익한

아군이다. 아주 친하게 지내야 한다. 충분하게 먹어야 하며, 많이 먹으면 먹을수록 오히려 혈당이 떨어진다. 그렇다면 당류가 문제일 것이다. 이들 대부분은 혈당을 많이 올린다. 올리고당은 단당류가 3-10개 연결되어 있어 분해가 잘 안되어 식이섬유와 비슷한 효과를 나타내지만, 단당류, 이당류, 다당류는 혈당을 쉽게 올린다. 포도당, 과당, 유당 등이 대표적인 당류에 해당한다. 혈당이 잘 올라가는 당류의 대표는 쌀, 밀, 감자, 옥수수, 과일, 설탕 등이다. 특히 밥, 면, 빵 등은 우리나라와 일본의 대표적 주식이다. '주식'이라고 하니 2011년 일본에서 출판된 『주식을 끊으면 건강해진다(저자 에베코지)』라는 책이 생각난다. 북해도에서 근무하시는 내과 선생님께 이 책을 추천받고 감명 깊게 읽은 기억이 난다.

　우리는 하루에 탄수화물을 얼마나 섭취할까? 대략 하루 평균 300-360 g 정도의 탄수화물을 섭취하고 있다고 한다. 일본도 사정은 비슷했다. 보통 밥 한 그릇이 탄수화물 75 g 정도 된다. 하루 3끼 밥 먹고, 설탕 커피 1잔에 간식으로 아이스크림이나 과자, 콜라 한 잔 정도 먹으면 300-400 g은 여유 있게 도달한다. 대부분 "뭐 이 정도야 먹어주는 게 정상 아니겠어?"라고 말할지도 모르겠다. 뭐 무리도 아니다. 다들 이 정도 먹고 있는 것이 현실이다. 조금이라도 폭식한다 싶으면 400-500 g도 무난하다. 즉, 탄수화물 섭취를 의도적으로 제한하지 않으면, 소식하는 사람도 하루 300 g 섭취는 간단히 달성할 수 있다.

인류의 역사는 길게 보면 약 700만 년이라고 한다. 너무 긴가? 그럼 편의상 '오스트랄로피테쿠스'가 출현한 200만 년 전을 인류 역사의 시작이라고 해보자. '오스트랄로피테쿠스'의 출현으로부터 불과 수만 년 전까지, 인간은 수렵 채집 등 고난의 시기를 보냈다. 대부분의 식사는 사냥한 짐승과 물고기였으므로 지방과 단백질만을 섭취했다고 할 수 있다. 탄수화물 섭취는 거의 없었다. 숲에서 우연히 산딸기라도 만나는 운 좋은 날에는, 간만의 탄수화물을 횡재라도 한 듯 아주 조금 맛볼 수 있었다. 아마도 그런 쾌감은 달리 없었을 것이다. 하지만 인간만 이런 식사를 한 것은 아니었다. 지구상의 거의 모든 동물은 과거나 현재에도 이렇게 수렵, 채집 등 사냥에 의한 식사에 의존하고 있다. 물론 인간과 같이 현재를 살고 있는 반려동물은 제외한다.

인간도 동물이다. 육체적으로 동물과 다를 것이 하나도 없다. 듣기 거북하다면 '생각하는 동물'이라고 해 두자. 그래도 동물은 동물이다. 지구상의 모든 동물은 대부분 탄수화물을 포식할 수 없는 환경에 놓여 있다. 이것이 냉정한 현실이다. 인간을 비롯한 지구상의 모든 동물들은 많은 양의 탄수화물을 처리하면서 살 수 있도록 설계되어 있지 않다. 농경 사회가 수만 년 전부터 시작되었지만, 탄수화물을 포식할 수 있는 정도는 아니었다. 1900년 초까지 당뇨 유병률이 1-2%에도 못 미쳤다는 사실만 봐도 지금과는 비교할 수도 없이 적은 양이었다고 생각한다. 즉, 불과 최근 100년 동안 탄수화물 섭취가 폭발적으로 늘어나게 된 것이다. 인류 역사가 200만 년이라고 가정하면 탄수화물의 과도한 섭취가 이루어진 100년의 세월은 2만 분의 1 정도로 매우 짧은 찰나와 같은 시간이다. 인류의 역사를 하루로 환산하면 23시간 59분 55초 동안 '극도의 저탄수화물 식이'를 해 왔는데, 불과 5초 동안 갑자기 '극도의 고탄수화물 식이'로 바꿨다는 말이 된다. 인간이 과연 이렇게 짧은 시간에 급속도로 유전자를 변형시켜, 탄수화물을 효율적으로 처리해 살아갈 수 있는 '슈퍼 돌연변이 외계인'들인가? 100년 만에 '탄수화물 인간'으로 변신하는 것은 불가능하다. 지금부터 5만 년 정도나 흐르면 모르겠지만. 하지만 만약에 인류가 이 상태로 탄수화물을 계속 먹는다면, 5만 년은커녕 1만 년도 안 되어 멸망하고 말 것이다.

그러면 왜 당뇨에 걸리는지 이해되었을 것이다. 날마다 끊임없이 들어오는 탄수화물은 끊임없이 인슐린(췌장에서 분비되는 호르몬으로 혈당을 낮추는 작용을 함. 식사 직후 분비된다) 분비를 자극하여 결국은 췌장이 녹초가 된다. 인슐린이 지속적으로 분비되면, 세포 수준에서 인슐린을 무시하는 상황이 벌어질 수 있다(여러분 집에 외판원이 초인종을 누른다고 가정해 보라. 한두 번이면 나가서 응대해 주지만, 매일 100번을 누른다면 여러분은 초인종 소리가 들릴 때마다 응대할 수 있을까? 호르몬도 적절하게 분비되어야 세포에서 효율적으로 받아들일 수 있는 것이다). 결국 세포들은 인슐린의 작용을 무시하므로, 혈액 내의 당(혈당)이 제대로 처리되지 못해 떠돌아다니게 된다. 이 상태를 '인슐린 저항성'이라고 한다. 전당뇨와 당뇨는 인슐린 저항성에 의해 발생한다. 더 진행되면 갈 곳 없어진 혈당이 소변으로 나오는 지경에까지 이르게 된다. 원래 소변에는 혈당이 검출되면 안 된다. 이런 기전을 통해 당뇨가 발생하게 된다(여기서 제1형 당뇨병은 특수한 경우이므로 설명에서 제외하겠다. 대부분은 제2형이다).

> **정리**
>
> 탄수화물의 지속적인 과다 섭취 ➡ 인슐린 분비의 지속적인 상승 ➡ 인슐린 저항성 상승 ➡ 세포에서의 인슐린 작용 감소(인슐린 무시) ➡ 세포에서의 혈당의 효율적 사용 감소 ➡ 혈당의 상승 ➡ 심해지면 소변에 혈당 검출

이렇게 조곤조곤 설명해도, 진료실에서 또 따지고 붙는 사람들이 있다.

> "아니, 다 똑같이 비슷하게 (탄수화물을) 먹고 있는 것 같은데, 왜 누구는 걸리고 누구는 안 걸리는 겁니까?"

엇. 순간적으로 할 말을 잃었다. 팩트 폭행을 당해서 그런 게 아니라, 너무나 당연한 질문을 받아서였다. 사람은 공장에서 똑같이 찍어 내는 물건 같은 것이 아니다. 어떤 사람은 인슐린 기능이 선천적으로 뛰어난 사람도 있고, 체질적으로 약한 사람도 있을 수 있다. 누구나

다 김연아, 우샤인 볼트가 될 수 없듯이 사람은 다 다르다. 췌장 기능이 다른 사람에 비해 더 강한 사람이 있는 반면, 약한 사람도 있기 마련이다. 게다가 가족력이 있는 경우도 있으며, 유전적인 인자도 조금씩 다르게 작용할 수 있다. 각자 처해 있는 환경적인 상황이나 음식도 비슷한 것 같지만 다 다르다. 더 전문적으로 설명할 수 있지만 너무 지루해지므로 간단하게 이 정도로만 설명하고 넘어가자.

필자가 왜 이렇게 탄수화물 문제를 강조하고 있는지 이제 다들 이해할 것이다. 앞서 '전당뇨와 당뇨'의 합산 유병률이 약 40%라고 했다. 그리고 필자는 당뇨가 있으면 시간의 문제일 뿐 대부분의 당뇨 환자에서 경도인지장애나 치매가 발생할 것이라고 여러 차례 강조했다. 탄수화물의 섭취를 줄이는 것이 뇌의 건강에 얼마나 중요한지 실감하면서 앞으로의 내용을 차근차근 읽어주길 바란다.

03-03. 혈당이 높으면 뇌가 쪼그라든다? | 고혈당과 뇌 위축

필자는 신경외과(뇌·척추질환 전문) 전문의다 보니 뇌 MRI검사가 많다. 그런데 나이에 비해 '뇌 위축(뇌의 용적이 줄어드는 것. 뇌가 쪼그라들었다고 설명함)'이 이미 상당히 진행된 사람들을 흔히 볼 수 있었다. 알츠하이머 치매, 혈관성 치매 등의 치매 환자에서는 대부분 심한 '뇌 위축(brain atrophy)'이 확인된다. 당연한 말이지만 뇌 건강을 위해 자신의 연령에 맞은 뇌 용적을 유지하는 것은 아주 중요하다. 그렇다면 어떤

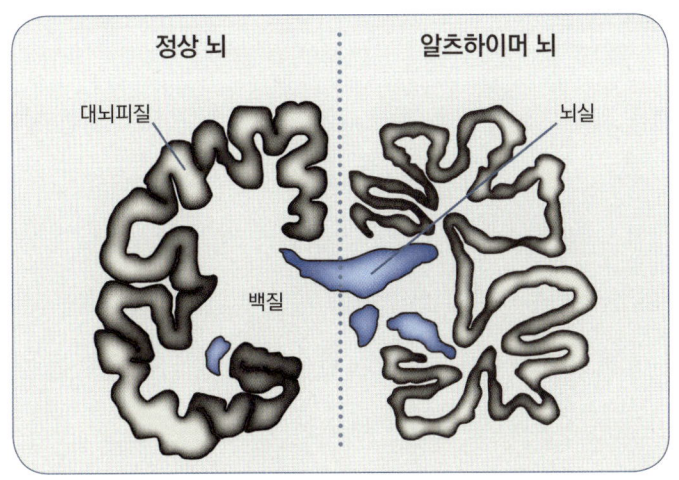

왼쪽의 정상 뇌는 대뇌피질(회색)이 두껍고, 피질과 피질 사이의 대뇌고랑이 얕고 좁다. 오른쪽 알츠하이머 치매 환자의 뇌는 대뇌피질이 매우 얇아져 있고, 대뇌고랑도 깊고 넓게 패여 있다. 뇌실(뇌척수액이 있는 물주머니-파란색)까지 확장되어 있어 대뇌피질뿐만 아니라 백질의 용적도 감소되어, 뇌 전체 용적이 심하게 감소되어 있다. 중증 뇌 위축 소견이다.

경우에 뇌 용적이 줄어들게 될까?

뇌의 용적(volume)이 줄어든다는 것은 그만큼 뇌세포의 수나 크기가 감소되었다는 것이며, 어떤 이유로든 장기적으로 뇌세포의 손상이 누적되어 왔다는 의미이다. 가장 흔한 원인은 '알코올성 뇌 위축'이다. 술을 오랫동안 과도하게 마시면, 알코올의 뇌세포 독성 작용으로 뇌세포가 끊임없이 죽어간다. 주로 전두엽부터 위축이 시작되는데, 기간이 길어지면 대뇌 전체로 뇌 위축이 진행되어 심한 경우 '알코올성 치매'로 발전할 수 있다. 술을 자주 마시면서 치매를 예방하거나 치료해 보겠다고 생각한다면 그냥 처음부터 포기하라! 술은 소량이라도 뇌세포에 독성이 있다.

다음으로 흔한 원인은 '탄수화물의 과도한 섭취로 인한 평균 혈당의 상승'이다. 따라서 당뇨가 있으면 당연히 뇌 위축이 심해진다. 정상인보다 훨씬 빨리 뇌 위축이 진행되기 때문이다. 당뇨가 없는 사람도 평소에 탄수화물을 많이 먹어 '평균 혈당'이 올라가면, 뇌 위축이 좀 더 빨리 진행된다. 왜 이런 현상이 나타나는지 정확한 기전은 밝혀져 있지 않으나, 몇 가지 주된 이론이 있다.

그중 하나는 '뇌세포의 당화 손상'이다. 혈당이 높으면 뇌세포의 단백질에 당이 찐득하게 달라붙어 당화 반응이 일어나는데, 이 경우 뇌세포에 염증이 유발되며 손상이 발생한다. 또 하나의 이론은, 혈당이 지속적으로 올라가 있으면, '인슐린 저항성'이 발생하여(인슐린은 혈당을 세포 내로 유입시키는 작용을 한다. 인슐린 저항성이 발생하면 혈당이 높아도 세포 내로 당이 잘 유입되지 못한다), 혈중에 당(혈당)이 충분히 있어도 실제로 뇌세포는 당을 제대로 사용하지 못하게 된다. 그러면 뇌세포의 관점에서 본다면 기아(굶주림) 상태다. 기아 상태의 뇌세포는 에너지 부족 상태에 빠지게 되고, 세포의 크기도 작아지며, 전체적인 기능도 떨어진다. 따라서 전체적인 뇌의 용적 감소, 즉 뇌 위축이 일어날 수밖에 없다.

호모시스테인(독성 아미노산의 일종)이 높아져도 뇌 위축이 발생할 수 있다. 호모시스테인은 3부 2장에서도(147페이지 참조) 자세히 언급되므로 간단하게 설명하겠다. 호모시스테인은 특히 혈관과 뇌세포에 독성이 강해 혈관과 뇌세포를 직접 손상시킬 수 있다. 뇌에 산소와 영양 등을 공급해 주는 뇌혈관을 손상시켜 동맥경화를 유발하면, 필요한 물질의 공급이 줄어든 뇌세포는 쪼그라들 수밖에 없다. 혈관의 손상을 통하지 않더라도, 호모시스테인은 직접 뇌세포를 공격해 손상시킬 수 있다. 즉, 뇌에 치명적 원투 펀치를 날리는 것이다. 호모시스테인이 동맥경화, 뇌 위축, 치매 등을 유발하는 주요 원인인자라는 사실은 이미 많은 연구를 통해 입증되었다. 호모시스테인은 고탄수화물 식이를 할 때 잘 발생하게 되는데, 과도한 당대사가 일어나는 과정에서 많은 양의 비타민B군이 소진되기 때문이다. 비타민B군이 소진되면 호모시스테인을 독성이 없는 다른 물질로 중화시키지 못하므로 호모시스테인이 증가하게 된다. 정리하면, 고탄수화물 식이는 다음의 3가지 기전을 통해 뇌세포를 손상시켜 뇌 위축을 일으킬 수 있다.

정리

1. 고탄수화물 식이 ➡ 혈당 상승 ➡ 뇌세포의 당화 손상 ➡ 뇌 위축
2. 고탄수화물 식이 ➡ 혈당 상승 ➡ 고인슐린 혈증 ➡ 인슐린 저항성 ➡ 뇌세포의 굶주림 ➡ 뇌 위축
3. 고탄수화물 식이 ➡ 혈당 상승 ➡ 과도한 당대사 ➡ 비타민B군의 소진 ➡ 호모시스테인의 상승 ➡ 뇌세포 손상 ➡ 뇌 위축

'평균 혈당'과 뇌 위축의 상관관계를 밝힌 좋은 연구 자료가 있다. 2005년 저명한 신경학 저널인 『Neurology』에 발표된 논문인데, 당화혈색소(과거 3개월 정도의 평균 혈당을 반영) 수치와 뇌 위축의 정도를 연구하였다. 당화혈색소가 정상인 경우(4.4-5.2%)에는 뇌 위축의 진행이 최소화되었고, 당화혈색소가 5.9% 이상부터는 급격하게 뇌 위축이 진행되었다(아래 그림 참조). 따라서 당뇨 환자(당화혈색소 6.5% 이상을 당뇨로 진단)에서는 뇌 위축이 아주 빠르게 진행될 것이며, 전당뇨(5.6-6.4%)에 해당되더라도 충분히 빠른 속도로 진행될 수 있다는 점에 주목해야 한다. 당화혈색소가 4.4-5.2%인 경우, 평균 혈당으로 환산하면 70-80 정도이므로, 평균 혈당으로서는 75 정도가 뇌 건강에 가장 이상적인 수치임을 알 수 있다.

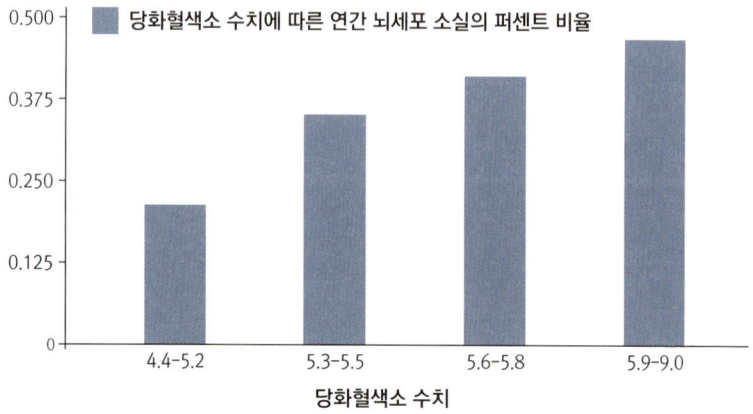

2005년 『Neurology(신경학)』 저널에 발표된 논문에서 발췌. 뇌 위축의 위험인자를 6년간의 추적조사를 통해 발표함. 당화혈색소가 4.4-5.2%일 때 뇌 위축이 가장 최소화되었으며, 평균 혈당으로 환산하면 70-80 정도에 해당된다. 당화혈색소가 5.9% 이상이 되면, 뇌 위축이 급속도로 진행된다는 것을 알 수 있다. 당화혈색소 5.9%는 평균 혈당으로 환산하면 불과 약 123 정도이다.

사람마다 정도는 다 다르지만, 하루 탄수화물 섭취량이 100 g을 초과할 경우에는 평균 혈당을 75 정도로 유지하는 것이 불가능하다. 한국, 일본 1일 평균 탄수화물 섭취량은 최소 300 g 이상이므로, 이렇게 많이 먹어서는 뇌 위축의 진행을 절대 막을 수 없다.

03-04. 제3형 당뇨 | 뇌 당뇨

최근 미국을 중심으로 '제3형 당뇨'라는 용어가 활발하게 사용되고 있다. 이 용어는 2000년 '알츠하이머 연구 메달(알츠하이머 연구에 대한 최고 영예의 상)'을 수여받은 알츠하이머 치매 연구의 거장인 수잔(Suzanne de la Monte) 의학 박사가 2012년 발표한 연구 논문이 계기가 되어 사용되기 시작했다. 수잔 박사는 이 논문을 통해 뇌세포에서 인슐린 저항성을 보이는 새로운 형태의 당뇨 가능성을 확인했으며, '높은 인슐린 저항성과 인슐린양성장인자가 알츠하이머 치매의 발생과 진행에 핵심(key part)이다'라는 연구 결과를 발표하였다. 이를 여러 학자가 '제3형 당뇨'라고 부르기 시작하면서 의학계에 큰 파장이 일어났다. 하지만 아직까지 현대 의학에서 인정되고 있는 당뇨는 제1형 당뇨, 제2형 당뇨, 임신성 당뇨가 대부분이다. '제1형 당뇨'는 주로 소아나 청소년기에 발생하는 자가면역성 질환으로 인슐린 분비세포의 파괴에 의해 발생하는 당뇨이다. 탄수화물의 장기적인 과다 섭취로 '인슐린 저항성'이 발생하면서 나타나는 '제2형 당뇨'와는 별개의 병이다. 물론 저탄수화물 식단의 연구가 매우 활발한 미국과 일본에서는 '제1형 당뇨'도 비슷한 방법으로 치료하면서 실제로 좋은 성과를 거둔 사례들을 다수 보고하고 있지만, '제2형 당뇨'와는 완전히 다른 질환이므로 '제1형 당뇨'에 대한 것은 여기서부터 논외로 하겠다.

'제1형 당뇨' 환자는 전체 당뇨 환자의 약 5-10% 정도이며, 이 외에는 대부분 '제2형 당뇨'라고 여겨져 왔다. 그런데 최근, 바로 이 '제3형 당뇨'가 의학계에 돌풍을 일으키기 시작한 것이다. 치매의 원인을 정확히 파악하기 위해서는 '제3형 당뇨'에 대한 이해가 필수적이므로 좀 더 자세히 설명하겠다.

'제2형 전당뇨나 당뇨'처럼 인슐린 저항성이 발생하면, 세포에서 인슐린에 대한 반응이 떨어져, 혈중의 당(혈당)을 효과적으로 사용하는 것이 어려워진다. 혈당이 아무리 넘쳐 나도 세포에서 이를 제대로 쓸 수 없다는 뜻이다. 그러면 세포는 결국 '에너지 부족 상태'에 빠질 수밖에 없으니, 세포의 기능이 떨어지는 것은 너무나 당연한 일이다. 이처럼 '인슐린 저항성'은 풍요 속에 빈곤, 그야말로 아이러니 그 자체다. 알츠하이머 치매 환자의 뇌세포에서도 이와 같은 현상이 일어나고 있다는 것이 최근 많은 연구를 통해 밝혀지고 있다. 이런 이유로 알츠하이머 치매를 '제3형 당뇨'로 분류해야 한다는 목소리가 전문가들 사이에서 높아지고 있다.

당뇨 없이 알츠하이머 치매에 이환된 상태를 '제3형 당뇨'라고 부르는 것이 일반적이지만, 어떤 학자들은 제2형 당뇨 환자가 알츠하이머 치매에 이환된 상태를 '제3형 당뇨'라고 부르기도 한다. 어느 경우든 기전이 비슷하고 내용에 큰 차이점은 없다. 아직은 기존 의학의 개념으로 채택되고 있진 않지만, 조만간 정식으로 교과서에 실리게 될 것이다. 내용에 문제점이 없고 이미 수많은 연구 결과들이 이 사실을 강력하게 뒷받침해주고 있기 때문이다(드문 병으로 '제3형 c당뇨'가 있는데, '제3형 당뇨'와는 관계없는 별개의 질환이며 너무 전문적인 내용이라 논외로 하겠다).

다시 한번 강조하지만, 알츠하이머 치매 환자의 뇌세포는 당을 효과적으로 사용하는 것이 불가능하다. 어떤 학자들은 알츠하이머 치매를 '뇌 당뇨'라고 부르기도 한다. 너무 간단하게 표현하긴 했지만, '뇌 당뇨'라는 말이 가장 적절하다고 생각한다. 당뇨 환자는 동맥경화가 필연적으로 발생하므로, 뇌혈관이 좁아지고 딱딱해져서 잘 막히거나 잘 터진다고 이미 언급하였다. 따라서 당뇨가 있으면 알츠하이머 치매뿐만 아니라 혈관성 치매도 발생할 가능성이 크며, 알츠하이머 치매와 혈관성 치매가 같이 병발하는 경우도 흔히 볼 수 있다. 게다가 제대로 사용할 수도 없는 혈중의 당이 뇌세포 주위로 많이 돌아다니면서, 염증을 일으키며 뇌세포를 손상시킨다. 물론 뇌세포의 인슐린 저항성 없이도 알츠하이머 치매가 발생하는 경우가 간혹 있지만, 대부분은 인슐린 저항성에 깊이 관련되어 있다. 뇌세포 주위에 아무리 당이 넘쳐나도, 뇌세포 자체에는 당이 부족하다는 현상은 정말 아이러니하다. 치매의 뇌에서는 이와 같은 아이러니가 존재하는 것이다.

03-05. 뇌 노화를 촉진하는 AGE(최종당화산물)

당뇨 검사 중에 '당화혈색소'라는 것이 있다. 세포에 산소를 운반해 주는 혈색소(헤모글로빈이라는 철을 포함하는 단백질)에 당이 달라붙으면 '당화혈색소'가 만들어진다. 혈당이 높아지면 당과 혈색소가 결합할 수 있는 확률이 높아진다. 이렇게 형성된 당화혈색소가 6.5% 이상이면 당뇨라고 하고, 5.6-6.4%는 전당뇨(당뇨 전단계)라고 한다. 물론 당뇨의 진단 기준은 이것보다 더 복잡하지만, 당화혈색소만을 보고 판단할 때는 이렇게 말할 수 있다.

체내에 들어온 당은 우리 몸의 단백질과 끈끈하게 결합하려는 특성이 있다. 문제는 당이 단백질에 결합하면, 단백질이 변성되어 '최종당화산물(advanced glycation end product, AGE)'이라는 강력한 노화유발물질이 만들어진다는 것이다. 위의 '당화혈색소'도 역시 '최종당화산물'의 일종이다. AGE는 그야말로 인간을 age('나이 들게 하다'의 뜻을 가짐)시키며, 공교롭게도 명칭 자체도 노화 물질이라는 느낌을 강력하게 전달해 주는 것 같다. 우리 몸에 필요 이상의 당이 들어오면 어김

없이 이 '최종당화산물'이 만들어진다. 최근 많은 연구에서 학자들은 "최종당화산물(AGE)은 노화를 가속시키며, 여러 가지 병을 유발하는 원흉일 수 있다"라고 말하고 있다.

혈관벽에도 여러 가지 단백질 조직이 존재한다. 탄수화물을 필요 이상으로 섭취해서 혈당이 많이 올라가면, 혈관벽에도 당이 달라붙어 염증을 일으키고 혈관벽을 손상시킨다. 혈관벽이 계속 손상되면 결국 동맥경화증이 발생하게 되는데, 동맥경화증이 심해지면 혈관이 좁아지고 딱딱해져서 잘 막히거나 터지기 쉽다고 앞서 설명하였다. 그러면 심근경색, 뇌경색, 뇌출혈, 혈관성 치매 등이 발생할 가능성이 커지게 된다. 당뇨 환자에서 이런 질환들의 발생 빈도가 정상인에 비해 훨씬 높다는 것은 이미 잘 알려진 사실이다. 이들은 듣기만 해도 무서운 중병들이다.

피부에 있는 단백질이 당화 손상을 받으면, 주름 등의 노화 반응을 일으킨다. 이는 우리 몸에 있는 어떤 장기에도 다 해당되는 것이다. 간, 신장, 대장, 소장 어디든 다 '당화 손상'을 일으킬 수 있으며 장기를 노화시키고 그 기능을 떨어뜨린다. 만약 뇌세포에 당화 손상이 일어나면 어떻게 될까?

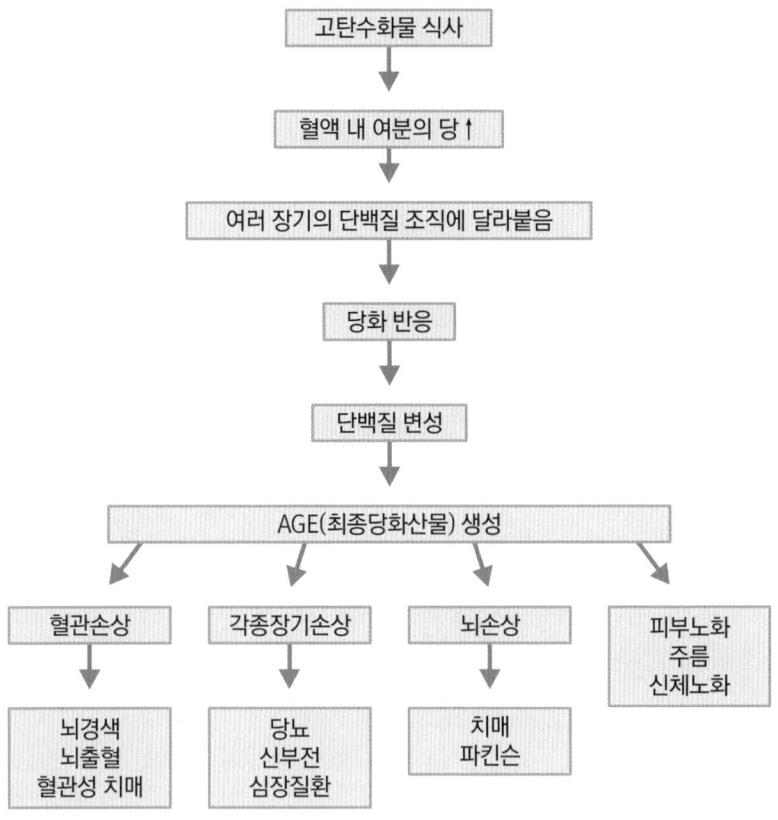

최종당화산물(AGE)이 형성되면 우리 몸의 각종 장기를 공격하여 심각한 손상을 줄 수 있다.

영국 바스대학과 킹스칼리지대학 공동연구팀은 당화 반응을 탐지하는 기술을 이용해 알츠하이머 환자와 정상인의 뇌 조직을 비교했다. 그 결과 알츠하이머 치매 환자의 뇌세포에서는 '대식세포 이동 저해 인자(macrophage migration inhibitory factor, MIF)'라는 면역 반응 조절

인자가 당화 손상을 받게 되며, 경도인지장애 및 초기 알츠하이머 치매 환자의 뇌에서는 '당화 손상을 받은 MIF'가 정상인에 비해 20% 이상 증가되어 있다는 사실을 알아냈다. 후기 알츠하이머 환자의 뇌에서는 '당화 손상된 MIF'가 정상인에 비해 53%나 높았다. 결국 MIF가 당화 손상을 입은 만큼 알츠하이머는 더 많이 진행되었다. 어렵게 들리지만 어려운 내용이 아니다. 과도한 당분 섭취나 혈당 상승은 뇌세포에 당화 손상을 일으켜 알츠하이머 치매를 발생시킬 수 있다고 이해하면 된다. 물론 당화 손상 단독으로 치매가 발생하는 것은 아니지만, 중요한 원인인자임이 틀림없다. 치매를 유발할 수 있는 여러 원인인자가 당화 손상과 함께 복합적으로 작용한다면 치매는 필연적으로 발생할 수밖에 없을 것이다. 연구팀은 '이런 과정을 알게 된 것은 알츠하이머 진행 과정에 대한 연구의 중요한 지평을 넓히는 것이며, 알츠하이머 치료 및 예방법 발견에 도움을 줄 것'이라고 밝혔다.

앞으로도 하루에 300 g이 넘는 탄수화물을 계속 먹으면서 살아갈 것인지, 뇌 건강을 위해 과도한 탄수화물 섭취 습관을 과감히 버리고 건강하게 살아갈 것인지에 대해서는 전적으로 여러분의 선택에 달렸다. 식습관을 조금씩 바꾸려고 노력하는 사람에게는 반드시 뇌 건강의 길이 열린다는 것을 다시 한번 강조하고 싶다.

04. 빈혈이 치매를? | 빈혈의 근본적 원인

필자는 오래전부터 치매의 원인에 대해 관심이 많았고 연구하는 시간도 많았다. 치매는 불치병이니 그냥 돌아가실 때까지 약물치료와 개호상담(치매 환자의 간호, 간병 등에 대한 상담)이나 하면 그만이라는 기존 통념에 납득할 수 없었기 때문이다. '뭔가 교정 가능한 원인이 있을 것이다! 원인을 하나하나 찾아서 해결해 가다 보면 분명 돌파구가 있을 것이다!'라고 생각했다.

치매를 진단할 때 혈액검사를 필수적으로 처방하다 보니, '혈액검사를 통해 실마리를 찾아보면 어떨까?'라고 자주 생각하게 되었다. 많은 증례를 검토하다 보니 몇 가지 공통점을 찾을 수 있었다. 그중 하나가 빈혈이었다. 치매 환자에서는 정상인에 비해 빈혈이 훨씬 많았으며, 평균 혈색소 수치가 확실히 낮다는 점을 확인할 수 있었다.

교과서의 빈혈 진단 기준은 나이, 임신 여부, 성별에 따라 조금씩 다르지만, 일반적으로 헤모글로빈(혈색소) 수치가 남자는 12.5 g/dL 이하, 여자는 11.5 g/dL 이하를 빈혈로 정의한다. 하지만 만약 성인 남자의 혈색소 수치가 12.7이라고 한다면, 몸에 어떤 문제가 있을 가능성이 충분히 있다. 12.5라는 수치는 참고 수치이며 비교적 낮게 설정되어 있다. 이상적인 수치는 건강한 성인에서 여성은 13.5-15.5 g/dL, 남성은 14-16 g/dL로 생각해야 한다. 따라서 앞서 12.7이 나온 남성은 정밀혈액검사(철, 비타민 수치 등 포함) 및 위, 대장 내시경과 같은 검사가 필요할 수 있다. 위장관 출혈이 발생한 경우에도 혈색소가 떨어질 수 있기 때문이다. 드물지만 암의 가능성도 고려해야 한다. 따라서 빈혈이 있으면 먼저 병원에서 검사부터 받아야 한다.

필자의 경험으로는 남성의 경우 치매 등의 만성 질환이 없으면 고령이 되어서도 혈색소 수치가 대부분 잘 유지되어 있다. 문제는 여성의 경우이다. 가임기 여성은 1달에 한 번씩 월경을 통해 실혈하게 되므로, 남성에 비해 빈혈이 생길 위험성이 훨씬 높다. 실제로도 빈혈 환자의 대부분은 여성이다. 필자는 여성의 경우 혈색소 기준 12.5 g/dL 이하는 치료 대상이라고 생각한다. 물론 빈혈이 의심되는 경우, 앞서 언급했듯이 철분 및 비타민 수치 등의 기본적인 혈액검사와 내시경 등의 검사가 필요에 따라 이루어져야 하며, 여성의 경우 자궁근종 등 질 출혈로 인한 실혈은 없는지도 확인해야 한다. 일단 여기서는 다른 문제는 검사를 통해 이상이 없었다는 가정하에 빈혈의 수치에 대해서만 설명하겠다.

필자의 환자 사례이다. 55세 여자 환자로 목 통증 등 전신 통증으로 내원하였다. 신체 진찰에서 빈혈의 징후가 뚜렷했다. 문진해 보니 30년 이상 전부터 빈혈이 있었고, 여러 병원에서 수많은 검사를 받고 치료도 받았지만 혈색소가 8.0 g/dL를 넘은 적이 없다고 했다. 위내시경, 대장내시경, 복부 초음파, 복부 CT, 자궁 검사, 암 검사 등 안 받아본 검사가 없었다. 현재는 철분약만 먹고 있었고, 혈액검사에서 혈색소 수치는 7.2 g/dL이었다. 환자는 결과에 만족해하는 것 같았다. "6점대도 여러 번 찍었거든요!"라고 말하는 모습에서 지난 과거의 아픔과 절망을 느낄 수 있었다. 환자는 빈혈에 대해서는 완전히 포기하고 있어서, 치료를 시작하기가 매우 힘들었다.

"제 치료에 따라오실 수 있으면, 제가 빈혈을 교정해 드리겠습니다!"

라고 확신을 주면서까지 설득해도 무반응이었다. 빈혈이 지속되면 뇌 기능이 빨리 떨어지고 심하면 치매가 올 수 있다고 사실대로 이야기할 수밖에 없었다. 협박성이긴 해도 사실은 사실이다. 드디어 치료에 동의했다. 최소 1-2년간의 치료가 필요함을 설명했다. 혈액검사에서 철분 수치가 낮았으므로 철분 복용은 유지시키면서 다음의 치료를 시작했다.

치료계획

1. 저탄수화물 식이
2. 장세포를 회복시키는 치료
3. 고용량 비타민B군
4. 고용량 멀티미네랄 제제

저탄수화물 식이(케톤식)가 필요한 이유를 자세히 설명해야 했다. 치료 가능성에 대한 기대감이 전혀 없어서 강력한 동기 부여가 필요했다. 고탄수화물 식이를 하면 몸이 당을 대사하는 시스템으로 움직이므로, 당대사 과정에서 상당한 양의 비타민B군과 미네랄이 소진된다고 설명했다. 비타민B군과 미네랄은 철분과 더불어 적혈구 등을 생산하는 데 필수적이므로 부족해지면 문제가 된다. 보통 계란, 생선, 고기 등의 기름진 음식에 비타민B군과 미네랄이 많이 포함되어 있다. 환자는 채식주의자는 아니지만 육류 자체를 평소에 잘 못 먹는다고 말했다. '장세포를 회복시키는 치료'(2부 6장과 3부 4장 참조. 치료 방법까지 자세히 언급되어 있음)를 같이 시작하면서 조금씩 식단에 적응시키기로 하고, 고용량의 비타민B군과 멀티미네랄(아연, 셀레늄, 마그네슘 등의 여러 가지 미네랄이 포함된 제제)을 처방하고 3개월 뒤에 다시 검사했다. 결과는 9.1이었다. 필자는 당연한 결과라고 생각했지만, 환자는 감격해 하는 것 같았다. "이 수치는 평생 처음이에요!"라고 기뻐했다. 필자는 환자의 절대적인 신임을 얻게 되었다. 그 후 1년 뒤의 수치는 13.7로 필자도 놀랄 만한 정도였다. 환자는 믿을 수 없다는 표정과 함께, 과거의 의사들에 대한 원망을 늘어놓기 시작했다. 철분 부족이 원인이라는 생각만으로는 난치성 빈혈에 접근할 수 없다는 점을 그들은 몰랐기 때문에 일어난 일이라고 생각한다.

필자에게는 이 환자와 비슷한 사례는 수도 없이 많았다. 근본적인 원인을 교정하였기 때문에 가능한 일이었다. 위의 1, 2, 3, 4 사박자가 같이 맞아 들어가야 치료가 가능해진다. 이 중 하나라도 빠지면 효율성이 크게 떨어진다. 사람마다 상황에 따라 약간씩 치료가 다르지만 대부분 이렇게 치료해야 가장 결과가 좋다. 이제 다시 본론으로 돌아가서, 빈혈이 장기간 지속되면 뇌에 어떤 영향을 미치는지 알아보자. 피가 부족하면 뇌뿐만 아니라, 심장, 간, 콩팥, 장 등 우리 몸의 모든 장기에 도달하는 혈액량이 부족해진다. 당연한 얘기지만 혈액에서 공급받는 산소 및 각종 영양소 등을 장기적으로 적게 공급받으면, 장기들의 기능이 점점 떨어지고 노화도 빨리 진행된다. 산소와 영양소 등이 부족하면 세포들은 '에너지 부족 상태'에 빠지게 되고, 결국 세포의 수명 단축으로 이어지게 된다. 뇌세포에도 이런 일이 일어나기 때문에 기능저하에 쉽게 빠지며 심한 경우는 치매로 이어질 수 있다. 긴 설명이 필요 없는 당연한 사실이다.

자료를 검색해 보니 이미 많은 연구 결과들이 나와 있었다. '빈혈은 치매의 중요한 위험인자로서 고려해야 하며, 치매의 치료 과정에서 반드시 교정되어야 한다'는 것이 연구의 주된 핵심이었다. 2번의 '장세포를 회복시키는 치료'에 대해서는 뒤에 자세히 언급되므로 여기서 간단하게 설명하자면, 장세포에 염증 등의 손상이 발생하면 영양소의 효과적인 흡수력도 떨어지고, 손상된 장세포를 통해 혈액의 손실도 조금씩 일어난다. 일시적이면 문제가 없으나 장기적으로 지속되는 경우, 가랑비에 옷 젖듯이 서서히 빈혈이 발생할 수 있다. 따라서 장에 문제가 있으면 반드시 장을 같이 치료해야 빈혈을 효과적으로 치료할 수 있다. 필자는 여성은 12.5 g/dL 이하, 남성은 13.5 g/dL 이하는 예방적인 목적으로 교정을 권유하고 있다. 갑상선 기능저하, 경도인지장애, 치매 등의 환자들은 혈색소 수치가 정상보다 떨어져 있는 경우가 흔하므로, 빈혈이 확인되면 반드시 같이 교정해야 한다.

05. 우리 몸의 엔진 기능저하
| 전 인구의 50% 정도가 엔진 이상?

05-01. 갑상선 기능저하와 치매 | 제2형 갑상선기능저하증이란?

지금까지 과도한 탄수화물 섭취가 어떻게 치매를 유발하는지 알아보았다. 하지만 뇌세포의 당화 손상 외에 다른 원인에 의해서도 치매가 발생할 수 있다. 그중 하나가 우리 몸의 엔진 기능저하이다. 우리 몸에는 엔진과 같은 장기가 존재하는데, 그것이 바로 갑상선과 부신이다. 이들은 서로를 견제하며 균형 있게 대사 반응(섭취한 음식을 에너지로 전환시키는 작용 등을 말함)을 조절한다. 이 장기들은 대사 반응, 면역 반응, 스트레스 반응 등 다양한 일을 처리하기 위해 혈중으로 여러 가지 호르몬을 분비한다. 뇌와 함께 상호 작용하며, 뇌와 함께 오케스트라의 지휘자 역할을 수행한다. 이렇게 중요한 역할을 담당하다 보니, 갑상선, 부신이 나빠지면 치매까지 발생할 수 있다. 이런 이유로 치매 환자를 처음 진찰할 때는 반드시 갑상선과 부신의 기능을 평가하게 된다. 여기서 문제를 발견하면 그때부터는 '치료가 가능한 치매'가 될 수 있으므로 절대 놓쳐서는 안 된다.

먼저 갑상선에 대해 알아보자. '갑상선기능저하증' 환자에서 치매와 비슷한 인지기능저하가 나타날 수 있다는 것은, 의사라면 누구나 알고 있는 기초적인 상식이다. 이 경우에는 대부분 치료가 가능하며, 경우에 따라 완치도 가능하다. 따라서 갑상선 기능을 평가하는 것은 대단히 중요하다. 하지만 교과서에 소개되어 있는 '갑상선기능저하증'은 호르몬 대체요법이 필요한 '중증' 저하증만을 언급하고 있다. 호르몬 분비 능력이 떨어져, 호르몬을 직접 투여해야 하는 수준의 '갑상선기능저하증'은 상태가 아주 심각한 것이다. 그래도 갑상선 호르몬을 투여하기 시작하면 인지기능저하가 개선되거나 완치될 수 있다. 하지만 문제는 이처럼 간단하지 않다. '갑상선기능저하증'의 유병률은 약 5%이다. 진단을 받지 못한 비진단층을 포함하면 약 10%로 예상된다. 10% 유병률이면 꽤나 흔한 병이다. 현대 의학에서 '갑상선기능저하증'의 진단은 혈액검사와 초음파검사에 절대적으로 의존하고 있다. 특히 혈액검사에 많이 의존하는데, 갑상선 호르몬인 T3, T4와 갑상선 자극호르몬인 TSH가 검사 항목에 포함되어 있다. T3, T4

의 수치가 떨어져 있으면서 TSH가 올라간 경우(보통의 저하증에서 나타나는 소견이며, 이보다 훨씬 복잡한 경우의 수가 있지만 전문적인 내용이라 자세히 언급하지 않겠다) 갑상선의 기능이 저하되어 있다고 쉽게 진단할 수 있는데, 문제는 혈액검사가 정상임에도 불구하고 심한 갑상선 기능저하 증상을 보이는 환자들이 훨씬 많다는 점이다. 그렇다면 혈액검사에 의존하고 있는 현재의 진단 방법으로는 진단을 놓치는 경우가 대부분일 것이며, 치료 가능한 치매 환자가 불치병으로 간주될 수 있으므로 대단히 주의해야 한다. 더욱더 큰 문제는 이 상황에 대해 정확히 인식하고 있는 의사들이 극소수라는 점이다. 필자는 이 점이 현대 의학의 치매 치료에서 가장 심각한 맹점 중의 하나라고 생각하고 있다.

현대 의학에서 갑상선기능저하증을 진단하는 과정의 가장 큰 문제점을 간단하게 말하면, 갑상선 기능검사의 정확도가 낮고, 의사들이 검사 수치를 맹신한다는 것이다. 환자가 교과서에 나오는 전형적인 '갑상선기능저하증'의 증세를 모두 가지고 내원했는데도, 혈액검사가 정상 범위라면 '갑상선기능저하증'의 진단을 완전히 배제하고 다른 원인을 찾거나 신경정신과 진료를 권유하는 일이 비일비재하다. 현재의 의사들은 '갑상선기능저하증'만큼은, 무슨 이유인지 환자의 증상이나 신체 징후(physical sign)에 집중하지 않고 혈액검사만을 믿으며 혈액검사 결과에 따라 모든 것을 판단해 버린다. '환자'를 보는 것이 아니라 '혈액검사'를 보고 판단하는 상황은 참으로 아이러니하게 느껴진다. 전형적인 갑상선 기능저하의 증상 및 신체 징후가 나타나면, '갑상선기능저하증'이라고 진단해야 하며, 혈액검사는 참고의 대상이지 진단의 '알파와 오메가'가 되어선 안 된다. 모든 증상과 신체 징후가 100% 맞아떨어지는 환자가 있더라도, 혈액검사가 정상 범위로 나오면 진단에서 100% 제외시켜 버리는 현재의 의료 현실이 너무 안타깝다. 이 현상은 1960년대 말 갑상선 기능검사가 시행되면서 나타나기 시작했으며, 1980년대부터 현재까지 시간이 가면 갈수록 점점 심해지고 있다. 갑상선의 뇌에 대한 엄청난 영향을 생각하면 정말 심각한 상황이라 할 수 있다.

그렇다면 갑상선 기능검사(혈액검사로 시행)가 정상임에도 '심한 갑상선기능저하증'의 증상과 징후가 나타나는 이유는 대체 뭘까? 갑상선 호르몬의 분비 기능은 정상이지만, 말초 세포에서 갑상선 호르몬의 저항성이 발생하여 갑상선 호르몬이 세포 수준에서 제대로 작용하지 못하기 때문이다. 이 기전이 '제2형 당뇨'의 '인슐린 호르몬 저항성' 기전과 거의 동일하여, 이를 '제2형 갑상선기능저하증'이라고 학자들이 부르기 시작했다. 이를 처음 명명한 마크 스타(Mark Starr)라는 의학 박사는 대학 시절부터 전형적인 갑상선 기능저하 증상으로 고생하였으나 혈액검사 등에서 이상이 없다는 진단을 받고 좌절하던 중, 손킨(Sonkin)이라는 저명한 내분비 의사를 통해 혈액검사에서 특이점이 없었음에도 불구하고 '갑상선기능저하증'으로 진단받았다. 그 이후 계속 치료를 받아오면서 평생 힘들어했던 증상들은 모두 사라졌고, 본인 스스로의 경험과 지식을 통해 수많은 갑상선 환자를 치료하는 미국 애리조나주의 갑상선 명의가 되었다. 애리조나주의 환자들뿐만 아니라 전국 각 주에서 환자들의 진료 신청이 쇄도하고 있다고 한다. 정확한 진단과 치료로 환자들의 증상을 현저하게 개선시켜 주었기 때문이라고 생각한다. 마크 스타 박사는 2007년 자신의 오랜 진료 경험을 바탕으로 『제2형 갑상선기능저하증』이라는 책을 출판하였고, 폭발적인 반응으로 2013년 개정판을 재출간하였다. 마크 스타 박사를 몰랐다면 오늘의 이 책을 쓰지도 못했을 것이며, '치매는 치료할 수 있다'라는 생각은 아예 하지도 못했을 것이다. 생면부지이지만 이 자리를 빌려 마크 스타 박사에게 감사의 말씀을 드린다.

조금 전에 이 문제가 심각하다고 했다. '제2형 갑상선기능저하증'을 진단할 수 있는 의사들이 거의 없다는 현실적인 문제도 있지만, 더 심각한 것은 유병률이다. 편의상 기존 의학에서 인정받고 있는 '혈액검사에서 갑상선 호르몬 분비 저하가 확인된' 갑상선기능저하증을 '제1형 갑상선기능저하증'이라고 하자(마크 스타 박사가 『제2형 갑상선기능저하증』이라는 자신의 책에서 '제2형'과 구분하기 위해 사용하였다). '제1형 당뇨'(인슐린 분비의 저하나 소실로 발생)와 기전이 동일하므로 이해하기 쉬울 것이다. 앞서 언급했듯이, '제1형 갑상선기능저하증'의 유병률은 비진단층을 포함해서 약 10%로 추정된다. 그런데 '제2형 갑상선기능저하증'의 유병률은 마크 스타 박사를 포함해서 수많은 저명한 의사들이 대략 40%의 유병률이라고 주장한다. 그럼 제1형과 제2형을 합산하면 전 인구의 약 50%가 갑상선기능저하증을 가지고 있다는 말이 아닌가? 충격적이다. 세상의 어떤 병도 50%의 유병률을 가진 병은 없다. 2명 중 1명이 이 문제를 가지고 있다는 뜻인데, 이게 과연 사실일까? 일단 이게 사실이라고 가정하면, 갑상선 문제로 인해 경도인지장애, 치매 등의 뇌 기능저하가 발생할 수 있는 위험집단이 전 인구의 약 50%라는 것이다. 즉, 전 인구의 약 50%가 위험하다는 것이다. 소름끼치지 않은가? 이제 왜 필자가 사태의 심각성을 재차 강조하고 있는지 이해될 것이다. 치매는 이제 남의 일이 아니라, 누구라도 걸릴 수 있다고 생각하고 대비하지 않으면 안 된다!

05-02. 갑상선기능저하증의 핵심 증상 및 신체 징후

앞서 현대 의학에서 '갑상선기능저하증' 진단은 혈액검사에 주로 의존하기 때문에 '제2형 갑상선기능저하증'인 경우 진단을 놓칠 수 있다고 했다(물론 제1형과 제2형의 구분이 잘 안 되거나 2가지 형태가 혼재된 경우도 있으나, 이것은 전문의가 판단할 정도의 수준이므로 자세한 내용은 생략하겠다). 진단을 놓친다는 것은 경도인지장애나 치매가 동반되어 있는 경우, 치료가 가능한 상태임에도 불구하고 불치병으로 간주되어 제대로 된 치료를 받지 못하는 상황이 될 수 있다는 의미다. 따라서 혈액검사에 진단을 의존하고 있는 의사에게 진찰을 받더라도(전 세계적으로 대부분 이런 상황이다)

'제1형 갑상선기능저하증'으로 진단되지 않는 이상 진단을 놓치는 경우가 다반사일 것이므로, 독자 여러분 스스로 핵심 증상과 신체 징후를 자세히 알고 대응해 나갈 수밖에 없다. 의사가 아닌 여러분들도 이 글을 읽고 쉽게 이해하고 해결해 나갈 수 있으니 큰 걱정은 안 해도 된다.

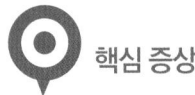 핵심 증상

'갑상선기능저하증'의 증세는 약 100가지 정도라고 하나, 여기서는 가장 중요한 10가지 핵심 증상만을 언급하겠다.

1. 피로감 : 무기력감 등 신체 활동이 크게 없음에도 피로감을 잘 느낌
2. 졸림 : 특별한 이유 없이 자주 졸림
3. 기억력 저하 : 기억력이 떨어지고 멍하다고 잘 표현함
4. 전신통 : 온몸이 아프다고 자주 표현함. 다발 부위 관절통처럼 호소하기도 함
5. 우울, 불안, 초조 : 우울하며, 기분이 늘 처져 있고, 불안감을 호소하기도 함
6. 추위를 잘 탐 : 손, 발이 늘 차고 추위를 잘 못 견딤
7. 쉰 목소리 : 목이 자주 칼칼해지며, 쉰 목소리와 함께 목소리 톤도 낮아짐
8. 체중 증가 : 많이 먹지도 않는데 체중이 자꾸 증가함
9. 변비, 소화불량, 자주 체함 : 위산 분비 저하로 소화를 잘 못 시킴
10. 두통, 어지러움 : 이 증세로 신경외과에 내원하는 경우가 흔히 있음

3번의 기억력 저하, 4번의 전신통(요통, 경추 및 어깨 주위 통증이 주로 나타남), 관절통 그리고 10번의 두통, 어지러움 등의 증상들이 흔하게

나타나므로, 이런 환자들은 내과가 아닌 신경외과에 내원하는 경우가 많다. 뇌·척추질환이 전문인 필자는 3, 4, 10번 증세로 내원한 환자 중에 종종 갑상선기능저하증 환자를 발견하게 된다. 그런데 1-10번까지 뚜렷하게 이건 이거다 하는 특별한 증세가 있기보다 대부분 비특이적인 증세라서 자세히 관찰하지 않으면 증상만을 보고 진단하기 쉽지 않다. 핵심 증상 10가지보다는 핵심 신체 징후(cardinal physical sign)를 통해 좀 더 쉽게 진단할 수 있다. 즉, 전형적인 핵심 신체 징후가 나타나는 환자들에게, 위의 핵심 증상을 하나씩 확인해 간다면 진단을 놓치지 않을 수 있다. 그러면 진단에 중요한 핵심 신체 징후를 정리해 보자(효율적인 진단 순서: 신체 징후 파악 → 증상 파악).

 핵심 신체 징후(cardinal physical sign) : 그림 참조

1. 저체온(수은 체온계로 36.5도 이하) : 가장 중요
2. 눈썹 바깥 1/3 부위의 털의 감소나 소실(Hertoghe's sign이라고 함)
3. 전체적인 안면 부종(puffy face) : 특히 눈 위아래의 부종이 현저함
4. 혀가 커짐(혀가 많이 커져서 혀 바깥쪽으로 이빨 자국이 나타남)
5. 갑상선 비대(갑상선종-약간 커지거나 오히려 작아지는 경우도 있음)
6. 모발이 가늘어지고 윤기가 없어짐, 푸석푸석하고 끝이 잘 갈라짐, 탈모
7. 피부가 건조하고 땀의 분비가 감소
8. 손발톱이 약하고 잘 부서지며, 손톱 바닥의 색깔이 분홍색이 아닌 노랗게 뜬 색으로 나타날 수 있음. 수직으로 능선같이 패인 선이 생김(ridged nail)
9. 느린 행동과 느린 말 속도(slow speech)

물론 이들보다 훨씬 많지만, 가장 핵심적인 것들만 정리해 보았다. 하나씩 그림과 함께 설명하면 쉽게 이해할 수 있을 것이다. 먼저 신체 징후에서 가장 중요한 것은 '저체온'이다. 사실 저체온과 함께 몇 가지 증상이나 징후만 보여도 '갑상선기능저하증'이라고 진단할 수 있을 정도로 '저체온'은 가장 중요한 징후(sign)이다. 체온을 측정할 때는 귀 안에 넣어 측정하는 '디지털 체온계'를 사용해서는 안 되며, 반드시 수은 체온계를 사용해야 정확하다. 아침에 눈뜨면 일어나지 말고 겨드랑이 밑에 수은 체온계를 10분 정도 두고 확인하여 기록하고, 항상 비슷한 시간에 눈뜨자마자 측정하여 여러 차례 기록해 둔다. 여성들은 월경 주기에 따라 체온 변동이 있으므로, 사춘기 이전이나 폐경기 여성들은 남성들과 같은 방법으로 측정하지만, 월경을 하는 여성들은 월경 시작 후 2번째, 3번째 날에 측정하면 정확하게 측정할 수 있다. 평균 체온이 36.5도 이하라면 강력하게 '갑상선기능저하증'을 의심해야 한다! 입으로 체온을 측정하는 것은 권장되지 않는데, 그 이유는 갑상선 기능이 떨어진 사람들은 구강 내 감염이나, 안면 부비동염 등의 염증성 질환이 자주 동반되어 구강 체온이 올라가는 경우가 많아, 체온이 정상이라고 오인될 수 있기 때문이다.

체온을 측정하고 나면 거울을 보자. 먼저 눈썹부터 확인하는데, 다음 페이지 사진처럼 바깥쪽 1/3의 눈썹 털이 많이 감소되거나 소실되어 있는지 확인하자. 이를 헤르토게 징후(Hertoghe's sign)라고 하는데 이를 발견한 내분비내과 의사의 이름을 딴 것이다. 세계 최고의 내분비내과 명의이며 세계 최초로 4대째 내분비내과 의사를 하고 있다. 가문 대대로 한 우물만 파는 대단한 사람들이다. 저체온증과 헤르토게 징후만 확인되어도 거의 100% '갑상선기능저하증'이라고 생각해야 할 정도로 전형적인 신체 징후 중 하나이다. 반드시 거울을 보며 확인해 보자. 병원에서 의사들이 확인해 줄 것이라는 믿음은 접어 두고, 반드시 스스로 확인해 보자.

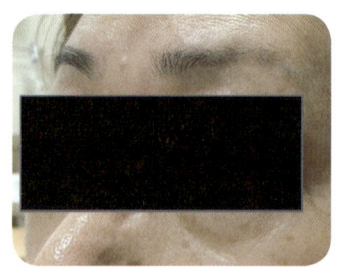

헤르토게 징후(Hertoghe's sign). 눈썹 바깥쪽 1/2-1/3 부분의 털이 심하게 감소되거나 소실되는 특징적인 신체 징후(갑상선기능저하증, 요오드 부족, 아토피 피부염, 한센병 등에서도 관찰 가능)

자, 이제는 눈 주위를 살펴보자. 눈 위아래로 부종이 있으면 의심해야 한다. 다른 원인인 경우도 있지만, 신체 징후 중 몇 가지만 같이 나타나면 진단에 더욱 가까이 다가갈 수 있다. 다음 페이지의 왼쪽 사진에서는 눈 위아래가 특히 부어 있고 얼굴도 전체적인 부종이 관찰되지만, 치료 후의 오른쪽 사진에서는 현저히 개선된 모습을 볼 수 있다.

2부 왜 치매에 걸리는가?

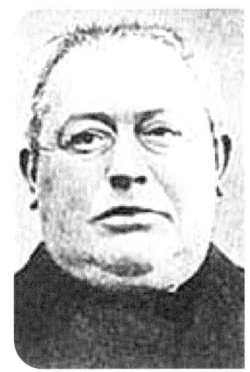 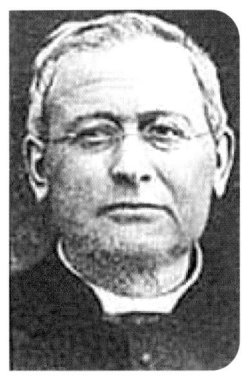

1915년 헤르토게(Hertoghe) 박사가 『The practitioner』라는 저널에 발표한 사진. 치료 전의 왼쪽 사진에서는 눈 위아래와 안면의 현저한 부종이 확인되지만, 치료 후의 오른쪽 사진에서는 부종이 완전히 소실되어 있다. 이 사진은 마크 스타 박사의 『제2형 갑상선기능저하증』이라는 책에서도 소개되었다. 눈 주위가 자세히 보이는 사진은 초상권 문제로 싣지 못하여 위의 사진으로 대신 소개한다.

부종이 생기는 이유는, 갑상선 호르몬이 제대로 작용하지 못하면 피부와 체내에 뮤신(mucin)이라는 물질이 정상에 비해 최대 약 50배까지 침착되기 때문이다. 뮤신은 물을 끌어당기기 때문에 부종이 잘 발생하며, 젤리처럼 끈끈한 점성을 가져서 손가락으로 부종이 있는 부위를 눌러도 눌린 자리가 잘 나타나지 않는 특성이 있다. 뮤신 침착에 의한 부종이 아닌 경우, 예를 들어 물에 의해 부종이 발생할 때는 손가락으로 눌린 자국이 나타나므로 차이를 확인할 수 있다. '갑상선기능저하증'에서 나타나는 손가락 자국이 남지 않는 부종을 'myxedema(점액부종)'라고 한다(뮤신을 그리스어로 'myx', 부종을 영어로 'edema'라고 해서 'myxedema'). 그리고 의학용어로서 '점액부종'을 '갑상선기능저하증'과 같은 의미로 지금도 널리 사용하고 있다. 그만큼 뮤신 침착에 의한 부종은 진단에 매우 중요한 소견이며, 저체온증과 점액

부종(myxedema)이 동시에 확인된다면 바로 '갑상선기능저하증'이라고 진단해도 무방할 정도로 아주 전형적이며 특징적이다.

자, 이제는 거울 앞에서 혀를 쭉 내밀어 보자. 아래의 왼쪽 사진처럼 맑고 깨끗한 핑크빛으로 보인다면 안심해도 좋다. 하지만 오른쪽 사진처럼 밝은 색을 잃고 어둡고 탁해 보이며, 크기가 커져서 입 전체를 다 차지하고 이빨 자국까지 보인다면 문제가 된다. 혀가 저렇게 커지는 이유도, 혀에 뮤신이 다량 침착되어서 그렇다. 실제로 이러한 혀의 소견은 진료실에서 가장 진단에 도움이 되는 징후(sign)이다. 필자는 진료실에 내원하는 환자의 80% 이상에서 이 소견이 있는지 없는지 항상 확인한다(허리를 삐끗하거나 머리를 부딪쳐서 내원한 외상 환자들에게는 이런 진찰을 할 필요가 없으니 약 80%가 되는 것이다. 비외상 환자는 특별한 경우가 아니면 거의 모두 이 징후를 확인하고 있다).

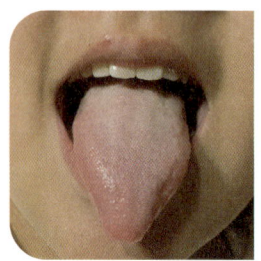 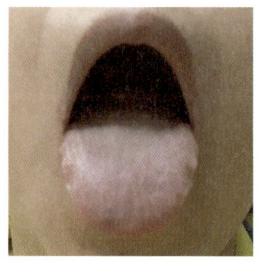 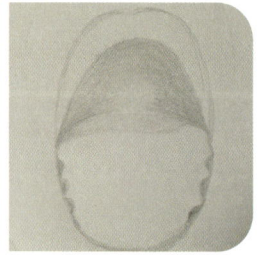

갑상선 질환과 혀의 변화 ・왼쪽 : 깨끗한 분홍색의 정상적인 크기의 혀. 입술과 혀 사이의 좌우 빈 공간이 있다. ・중간 : 밝은 분홍색 빛을 잃고, 탁하고 어둡게 보인다. 혀가 많이 커져서 좌우 빈 공간 없이 꽉 차 있다. 양 측면으로 이빨 자국이 선명하게 보인다. ・오른쪽 : 중간 사진을 이해하기 쉽게 연필로 그린 그림. 혀의 양 측면에 이빨 자국으로 여러 군데 움푹 들어간 모습을 강조해서 그렸다.

저체온에 눈썹 소견, 혀 소견까지 보인다면 달리 생각할 필요도 없다. '갑상선기능저하증'에 대한 검사 및 치료를 즉시 받아야 한다.

자, 이제는 갑상선 자체를 확인해 보자. 보통 '갑상선기능저하증'에서는 갑상선종이나 비대(커지는 것)가 관찰된다. 너무 장기간 지속되면, 오히려 수축되어 육안으로 확인이 안 되는 경우도 있다. 만약 목 앞부분을 위, 아래로 나누었을 때 아래 1/2이 위보다 더 두툼하게 커져 보이면 갑상선 비대가 있다고 생각해야 한다. 갑상선 비대는 저하증뿐만 아니라 항진증 등 다른 갑상선 질환에서도 확인될 수 있으므로 비대가 관찰되면 혈액검사와 초음파검사를 받아봐야 한다. 아래의 왼쪽 사진이 정상이며 오른쪽 사진에서는 '경미한 갑상선 비대'가 관찰된다. 경미해 보여도 갑상선 비대를 일단 의심해야 한다.

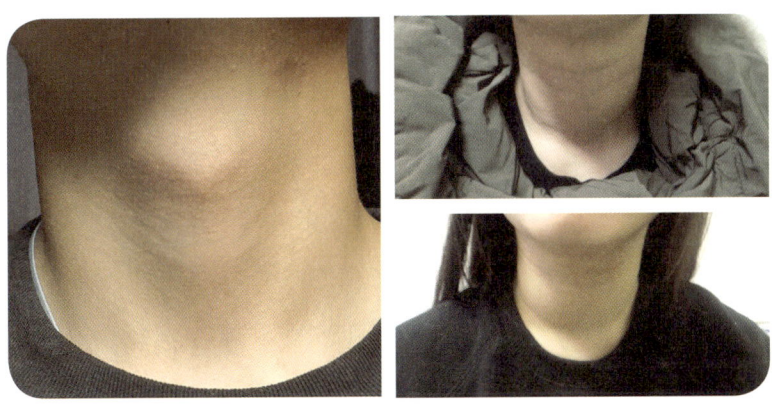

왼쪽 사진은 정상이다. 목의 위아래 부분에 크기 차이가 없다. 오른쪽 사진의 두 사람은 모두 경미한 비대가 관찰된다. 목을 위, 아래 1/2씩 나누어 관찰할 때, 아래 1/2이 위 1/2보다 더 두툼하게 커져 보이면 갑상선 비대를 의심해야 한다. 오른쪽의 두 사람 모두, 아래의 1/2 부분이 더 두툼하게 커져 보인다.

다음은 손톱을 살펴보자. 평소에 손톱이 잘 갈라지고 부서진다면 위험 신호이다. 정상에서는 손톱 바닥의 색깔이 분홍빛을 띤다. 하지만 '갑상선기능저하증' 환자에서는 종종 아래의 사진처럼 손톱 바닥의 색깔이 노랗게 뜨거나, 수직으로 깊게 패인 능선 같은 선들이 관찰되는 경우가 많다.

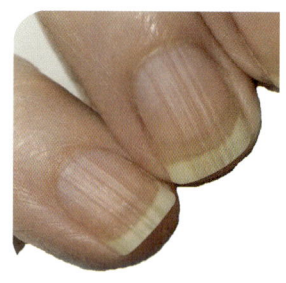
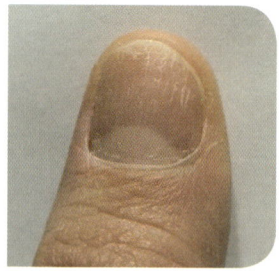

왼쪽 사진을 보면 손톱 아랫부분이 노랗고, 수직으로 뚜렷하게 패인 능선 같은 선들이 다수 관찰된다. 오른쪽 사진은 손톱 자체가 많이 갈라져 있고 자주 부서진 흔적이 보인다. 양쪽 다 비정상적인 소견이다.

자, 이 정도면 여러분들도 충분히 관찰할 수 있다. 필자는 매일 수십 명의 환자에게 위와 같은 신체 징후들이 나타나는지의 여부를 항상 확인한다. 하루에 수십 번씩 진료실에서 일일이 확인하면 시간이 오래 걸릴 것 같지만, 숙달되니까 위의 신체 징후를 전부 다 살펴보더라도 20-30초면 충분하다. 그러다 보니 어느 정도의 빈도로 문제점들이 발견되는지 쉽게 알 수 있었다. 매일 매일 정말 놀라웠다. 마크 스타 박사와 그의 스승인 브로다 반스 박사(평생을 갑상선 환자 진료에 매진한 내분비내과 의사)가 추정한 40-50%라는 수치가 정말 맞았던 것이었다. 너무나도 놀라운 일이었다.

　이렇게까지 자세하게 핵심 증상과 신체 징후를 소개한 이유는, 앞서 말했듯이 전 세계 어느 병원에서도 '갑상선기능저하증'을 이렇게 진단해 나가는 의사를 찾기가 너무 어렵기 때문이다. 위의 사실을 필자처럼 빠짐없이 꼼꼼히 챙겨서 확인하는 의사가 있다고 하더라도, 혈액검사에서 정상으로 나오면 '명백하고도 확실한' 진찰 소견을 바로 무시해 버린다. 그리고 혈액검사에서 이상이 나오는 '갑상선기능저하증'보다, 정상으로 나오는 '갑상선기능저하증'의 빈도가 약 4배 정도 많다. 결국 확실한 신체 징후와 증상이 확인되더라도, 혈액검사를 거치면서 대부분의 '갑상선기능저하증' 환자들은 정상 환자로 둔갑하고 만다. "혈액검사가 틀릴 리가 없어!"라고 외치는 의사들에게 아무리 호소해 봐야 소용없는 일이다. 결국 갑상선에 대해서는 본인 문제는 본인이 챙기고 해결해 나갈 수밖에 없는 것이다. 이 책을 읽고 있는 분 중 위의 핵심 증상과 신체 징후에 해당된다면, 3부에서 치료 방법에 대해 자세히 설명할 것이므로 끝까지 정독해서 읽어주기를 바란다. 여러분의 갑상선과 뇌의 건강을 위해서이다!

05-03. 부신의 문제와 치매 | 부신이 망가지면 뇌도 같이 망가진다

　이제는 우리 몸의 또 다른 엔진 기관인 부신으로 넘어가 보자. 갑상선과 부신은 우리 몸에서 엔진과 같은 장기이며, 이들은 서로를 건제하며 균형 있게 대사 반응을 조절한다. 뇌, 갑상선, 부신은 하나의 팀으로 움직이며, 뇌, 갑상선, 부신 중 어느 하나라도 기능이 떨어지면 팀 전원의 기능이 같이 떨어지는 운명 공동체다. 따라서 갑상선과 부신의 기능을 최적으로 유지하는 것은 뇌의 기능을 정상으로 유지하는 데 필수불가결하다고 해도 과언이 아니다.

부신(adrenal gland)은 신장(콩팥) 위에 작은 꼬깔콘(삼각형 과자)처럼 붙어 있으며, 호르몬을 분비하는 기관이다. 예전에는 신장의 기능을 보조하는 역할을 한다고 생각했었고, 그래서 부신장, 즉 부신이라고 불렀다. 하지만 부신은 신장과는 전혀 다른 장기이다. 하나에 5 g도 채 안 되는 이 꼬마 부신이, 단 하루라도 작동을 중지하면 인간은 반드시 죽는다. 즉, 부신 없이는 단 하루도 살아갈 수 없다. 스트레스 등 여러 자극에 반응하여, 코티솔, 아드레날린, 노르아드레날린, 알도스테론, 테스토스테론 등의 다양한 스테로이드 호르몬을 분비한다. 부신은 외부 환경에 반응하여 체내의 혈당과 혈압을 조절하며, 각종 스트레스에 저항하여 인간이 적응해 살아갈 수 있게 해 주는 엄청나게 고마운 장기다. 인간은 극단적인 스트레스 상황에 놓이면 부신의 스위치가 켜지는데(예를 들면 선사시대 인류의 조상들이 사냥하다가 사자에게 쫓기는 상황에 처해졌을 때), 이때 엄청난 양의 부신 호르몬을 혈중으로 쏟아내면서 위기에 대처한다. 생존 반응 호르몬이라고 할 수 있다. 선사시대 때는 이러한 일이 매일 있지는 않았다. 따라서 가끔 스트레스 상황이 발생할 때 무리하게 힘 좀 쓰다가도 푹 쉴 수 있는 여유로움이 주어졌었다. 이처럼 원래대로라면 생존에 위협을 느낄 때만 주로 켜지는 부신이, 현대 사회에서는 지속적인 정신적·육체적 스트레스 등으로 인해 끊임없이 켜진 상태로 방치되어 있다. 만약 충전도 하지 않고 24시간 동안 쉴 새 없이 휴대폰을 사용한다면 어떻게 되겠나? 당연히 배터리 수명이 다 되어 곧 꺼져 버릴 것이다.

현대인들은 지속적인 스트레스 상황에 놓여 있다. 즉, 부신이 휴식할 틈이 없다. 결국 부신은 서서히 말라비틀어져 버릴 것이고, 호르몬의 분비 능력은 점점 저하될 것이다. 그런데 지속적인 정신적·육체적 스트레스만으로도 언젠가 곧 나가떨어질 부신을 더 빨리 K.O 시킬 수 있는 방법이 있다. 그것은 바로 과도한 탄수화물의 섭취로 가능하다. 탄수화물을 과하게 먹으면 당뇨가 없더라도 식후 혈당은 일시적으로 엄청나게 상승한다. 갑자기 폭발적으로 상승한 혈당을 빨리 떨어뜨리기 위해 췌장에서는 엄청난 양의 인슐린을 분비시킨다. 그러면 곧 혈당이 곤두박질치게 된다. 이것을 '반응성 저혈당'이라고 한다. 어느 한 연구에서 '반응성 저혈당'에 대해 집중적인 조사를 하였는데, 식사 후 불과 몇 시간도 되지 않아 혈당이 200 정도에서 40-50 정도로 급격하게 떨어지는 현상이 확인되었다. 이 현상은 탄수화물 위주의 식사에서 발생하는데, 즉 대부분의 사람에게 나타나는 반응이라고 생각하면 된다. 우리는 대부분 '극단적 고탄수화물 식이'를 하고 있다. 저렇게 혈당이 곤두박질치면, 우리 몸은 갑작스러운 저혈당에 생존 위험을 느껴 즉각적으로 엄청난 양의 부신 호르몬을 방출하게 된다. 혈중의 당 농도를 올리기 위해 급격하게 분비되는 것이다. 이 현상은 고탄수화물 식이에 익숙한 현대인들에게는 하루 평균 3번 정도 나타날 것이다. 안 그래도 할 일이 많은 부신에게 '식후 반응성 저혈당'이라는 짐을 하루에도 최소 3번씩 던져주고 있다. 필자가 부신이라면 벌써 짐 싸고 도망갔을 것이다.

지속적인 정신적·육체적 스트레스, 식후 반응성 저혈당 등 각종 스트레스 상황 덕분에 1년 365일 쉬지 않고 과로한 나머지, 과로사 직전까지 간 상태를 '부신 피로'라고 부른다. '부신 피로'에 대한 수많은 연구 논문 및 임상적 경험과 지식 등을 통해, 그 기전이 어느 정도 확립되었음에도 불구하고 아직 기존 의학에서 채택받지 못하고 있다. 즉 '부신 피로'라는 진단명은 없으며, 기존 의학에서는 부신 기능이 거의 0에 가까운 '부신기능저하증(에디슨병)'만을 다루고 있다. 거의 0(zero)이 되어야 치료 대상이 되며 진단명을 붙일 수 있다. 정말 안타까운 현실이다. 알기 쉽게 설명하면, 부신 기능이 완전히 정상인 상태를 100점이라고 가정해 보자. 그러면 '부신기능저하증(에디슨병)'은 거의 0점에서 5점 정도의 수준이라고 할 수 있다. 그런데 부신 기능이라는 것이 0점과 100점만 존재 가능한가?(이게 기존 의학의 현실이다) 각종 스트레스 등에 지쳐 과로사 직전의 '부신 피로' 상태를 20점이라고 가정해 보자. 부신 기능을 평가하는 기존 의학의 검사는 '에디슨병'이 아니면 부신 기능은 이상이 없다고 진단한다. 5점 이상이면 정상으로 판단한다는 것이다. 그렇다면 부신 피로에 해당하는 20점은 뭔가? 여러분은 어떻게 생각하는가? 이게 정상인가 아님 비정상인가? 이건 3살짜리 아이도 판단할 수 있을 것이다.

의학계에서 아직 인정받지 못하고 있는 '부신 피로'는 정말 다양한 증상으로 나타난다. 가장 흔한 증상으로는 극심한 피로다. 여기서 B(부신)사 P(피로) 과장의 하루를 들여다보자. 늘 어지럽고 무기력하고 힘을 낼 수가 없다. 밤에는 수면장애도 찾아와서 제대로 자지 못하니 더더욱 피곤하고 몸은 망가져 가는 것 같다. 점점 악순환에 빠져들어 간다. 아침 8시까지 출근해야 하는데, 도저히 일어날 수가 없다. 몸이 천근만근이다. 눈도 침침해져 안과 진료를 보러 간다. 하지만 안과 의사는 눈 자체에는 문제가 없다고 한다. 대체 무슨 일일까? (눈은 시각 정보를 동영상처럼 뇌의 시각 영역에 끊임없이 전달해야 하므로, 작은 장기임에도 불구하고 에너지 소모가 많다. 에너지가 부족한 상황에서는 에너지의 대부분을 생존에 필수적인 장기에 초점을 맞추어 공급해야 한다. 생존에 급급한 상황이 되면, 시각 정보 처리에 많은 에너지를 쓸 수가 없다. 그러다 보니 결국 눈이 침침해지는 등의 시력 저하가 발생하게 된다) 점점 집중력이 떨어지고 실수도 많아진다. 체력이 떨어지니 짜증도 많이 나고 더 예민해지는 것 같다. 주위에서 나보고 요즘 성격이 부쩍 예민해졌다고 한다. 너무 피곤하고

기력이 없어 하루에 커피를 5-10잔씩 마셔댄다. 그래도 잠시 반짝 살아났다가 다시 피로가 밀려온다. 기억력도 주체할 수 없을 정도로 떨어진다. 이러다가 내가 누군지도 모르고 죽어버릴 것만 같은 공포감마저 밀려온다. 맡은 일을 시간 내에 처리하지 못할 것 같다. 예전에는 이런 일 정도는 2-3시간이면 끝냈는데, 지금은 2-3일이 걸려도 못할 것 같다. 부장님한테 또 엄청 혼나겠지? 저번에 내과에 가서 피검사도 받아봤는데 아무 이상 없다던데, 이번에는 정신과 진료를 보러 가야 하나? 하아, 오늘도 무사히 넘어가야 할 텐데. 자꾸 달고 짠 음식만 먹고 싶어진다. 커피에 설탕을 2봉지 털어 넣으니 잠시 살아나는 기분이 든다. 조금만 더 버티자. 병원에서도 건강에 문제가 없다니까, 내가 정신력이 약해서 그런 것이겠지? 나중에 서점이나 들러서 『유리 멘탈 극복 방법』 같은 책이나 사러 가야겠다. 정신 차리자.

B(부신)사 P(피로) 과장의 사연을 보니, 여러분은 어떤 생각이 드는가? 이 사람에게 정신적인 문제가 있는 것 같은가? 아니다, 정신적인 문제가 절대 아니다. 그런데 보통 저런 사연을 가지고 병원에 가면 이래저래 검사하다가 특별한 이상이 없으면 정신과를 가보라고 한다. 이런 사연은 비일비재하다. 하루에도 수천 건의 비슷한 사연이 있을 것으로 생각한다. 이것은 현대 의학의 한계에 의한 명백한 오진이다. 단지 5점과 20점 그리고 100점을 구분하지 못해서이다. 갑상선 문제도 부신 문제도 혈액검사의 불완전성에 의해 이런 심각한 상

태의 환자를 정신과 환자로 만들어 버리는 경우가 너무 많다. 갑상선, 부신의 기능저하는 뇌에 직격탄을 날린다. 갑상선, 부신의 기능저하를 해결하지 않고서는 절대 뇌 기능을 되살릴 수 없다. 끊임없이 추락하는 일만 남는 것이다. 왜 현대 의학은 이런 문제들을 전체적으로 보고 판단하지 않을까? 왜 나무만 보고 숲을 보지 못할까? 5점, 20점, 100점도 구별하지 못하는, 완전하지도 않은 혈액검사 등에 왜 의존하고 맹신하는 것일까? 의사는 혈액검사를 보지 말고 환자를 봐야 한다. 혈액검사는 참고 자료로서의 도구이지 맹신의 대상이 되어서는 안 된다.

같은 말을 다시 반복하게 된다. "혈액검사가 틀릴 리가 없어!"라고 소리치는 의사들에게(검사 결과가 정상이라면) 아무리 아프고 고통 받고 있다고 호소해 봐야 소용없는 일이다. "정신과 진료 보세요!"라는 말을 들을 가능성이 높다. 결국 갑상선과 부신의 문제에 기인한 뇌 기능의 저하와 치매 증상에 대해서는, 환자 본인이 해결해 나갈 수밖에 없다. 여러분 중 B사 P 과장과 비슷한 증상이 있다면, 3부에서 대처 방법 및 치료 방향에 대해 자세히 설명할 것이므로 마지막까지 정독해서 읽어주길 바란다. 다 여러분들의 건강, 특히 뇌의 건강을 지키기 위해서이다!

05-04. 미토콘드리아 기능이상과 치매
| 치매 원인 규명과 치료의 열쇠

정도의 차이는 있지만 '갑상선기능저하증'으로(대부분 진단조차 받지 못하는 것이 현실이지만) 고생하고 있는 사람이 전 인구의 약 50%에 달한다고 언급했다. 그렇다면 당뇨, 부신, 갑상선 문제 등 다른 여러 가지 원인에 의해서도 치매가 발생할 수 있으니, 치매 위험도는 50%보다 더 높아지는 것이 아닌가 걱정하는 독자들이 분명 있을 것이다. 하지만 필자가 추정하는 위험군은 약 50%이다. 왜냐하면 이들 하나하나가 단독으로 치매를 발생시키는 것이 아니라, 여러 가지 요인이 복합적으로 작용해야 하기 때문이다. 앞서 여러 차례 언급했듯이 뇌, 갑상선, 부신 등은 하나의 팀이다. 부신의 기능이 저하되면 갑상선 기능 역시 같이 저하될 수 있으며, 뇌 기능도 동반해서 같이 떨어진다. 그리고 부신 및 갑상선 기능이 저하된 사람들은 당뇨도 잘 발생한다. 마치 도미노 현상처럼 우리 몸의 전체적인 균형이 무너지는 것이다.

전당뇨, 당뇨, 갑상선 및 부신 기능저하 등은 별개의 질환이 아니며, 서로가 강력한 끈으로 묶인 공동체 성격을 가진다. 이 공동체에는 아주 특이한 공통점이 있다. 그것은 바로 '미토콘드리아의 기능이상'이다. 만약 '미토콘드리아 기능이상' 문제를 해결할 수 있다면, 위의 여러 가지 문제를 동시에 그리고 효과적으로 치료할 수 있는 획기적인 방법이 될 것이다. 그러면 '미토콘드리아'라는 것은 대체 뭘까?

미토콘드리아는 세포 내에 존재하는 '에너지 발전소'이다. 우리가 매일 먹는 음식을 ATP라고 하는 에너지로 만들어 주는 역할을 담당한다. 전체 에너지의 90% 정도가 미토콘드리아에서 만들어진다. 움직이고, 생각하고, 심장이 뛸 수 있는 것도 미토콘드리아가 에너지를 생산해 주기 때문에 가능한 일이다. 이 '에너지 발전소'는 세포 어디라도 존재하지만, 에너지를 많이 소모하는 장기에 주로 많이 분포한다. 하루에도 몇만 번씩 혈액을 펌프질하는 심장은 엄청난 에너지를 소모한다. 즉, 심장의 세포에는 다른 장기보다 미토콘드리아의 수가 많고 크기도 크고 활동성도 강하다. 그리고 우리 몸에 매일 들어오는 독성물질을 해독해 주는 '간'도 엄청난 에너지가 필요하다. 따라서 간에도 미토콘드리아가 많이 분포한다. 우리 몸의 엔진 역할을 하는 '갑상선과 부신'에도 당연히 많은 수의 미토콘드리아가 존재해야 한다. 그렇다면 뇌는 어떨까? 우리는 매일 뇌를 통해 생각하고 복잡한 사고를 처리하며 각종 신경세포에 우리가 어떻게 움직일지 항상 지령을 내린다. 눈으로 들어온 시각 정보를 동영상처럼 처리하는 과정에도 엄청난 에너지가 필요하다. 따라서 뇌에는 정말 많은 수의 미토콘드리아가 존재해야 한다.

최근 '미토콘드리아 기능이상'이 알츠하이머 치매의 발생에 직접적으로 관련되어 있다는 연구 논문이 계속 발표되고 있다. 알츠하이머 치매뿐만 아니라, 당뇨, 심장병, 갑상선, 파킨슨병 등의 질병에도 관련되어 있다는 연구 결과가 계속 나오고 있는 것도 놀라운 일은 아니다. '미토콘드리아 기능이상'을 교정하고 회복시켜 준다면, 치매 증상 역시 호전될 가능성이 높아진다는 것도 쉽게 예측이 가능하다. 이 책의 '2부 03-04. 제3형 당뇨'에서 2000년 '알츠하이머 연구 메달'을 수여받은 알츠하이머 치매 연구의 거장인 수잔(Suzanne de la Monte) 의학 박사가 2012년 '높은 인슐린 저항성과 인슐린양성장인자가 알츠하이머 치매의 발생과 진행에 핵심(key part)이다'라고 발표한 것을 소개한 적이 있다. 바로 이 수잔 의학 박사가 2000년 12월 네바다주 라스베가스에서 열린 '미국 항노화 아카데미(The American Academy of Anti-Aging Meeting)'에서 '알츠하이머 치매의 6가지 주요 특징'에 대해 다음과 같이 발표했다.

알츠하이머 치매의 6가지 주요 특징

1. '미토콘드리아' 내에서 '에너지 대사'가 떨어져 있다.
2. 알츠하이머 치매 환자의 '미토콘드리아' 내에는 효소 생성의 양이 감소되어 있다.
3. 미토콘드리아의 수가 감소되어 있다.
4. 여자가 남자보다 알츠하이머에 더 많이 이환된다.
5. 조기 사망률이 낮은 선진국에서 발생률이 훨씬 높다.
6. 나이가 들어감에 따라 발생률이 증가한다.

그야말로 엄청난 발표였다. 뇌세포 내의 '에너지 발전소'에서 에너지 대사(음식을 에너지로 전환하는 일련의 과정을 대사라고 함)가 떨어져 '생성되는 에너지' 자체가 부족하며 '에너지 발전소'의 수도 부족하므로, 전체적으로 발생하는 에너지의 양은 정상에 비해 턱없이 부족하다는 뜻이다. 조기 사망률이 높은 개발도상국에서는 치매에 이환되기 훨씬 전에 여러 가지 감염성 질병 등으로 사망하므로 치매의 발생률이 낮을 수밖에 없다. 나이가 들어감에 따라 치매 발생률이 급격히 증가하는데, 만 85세 이상에서는 약 50%가 치매 환자이다. 놀랍게도 위의 6가지 항목 모두 '갑상선기능저하증'에서도 특징적으로 나타나는 공통된 소견이라는 것이다. '갑상선기능저하증'은 대부분 모성유전인데(어머니가 저하증이면 자식이 저하증이 될 수 있다. '갑상선기능저하증'의 유전은 '미토콘드리아 DNA'에 의하는데, 이 DNA의 유전은 모성유전으로 어머니로부터 자식이 물려받는다), 여자가 남자보다 더 많이 이환된다. '갑상선기능저하증'에서는 세포 내의 '미토콘드리아의 수와 활성도'가 매우 떨어져 있으며, 에너지 대사도 같이 떨어져 있다. 그렇다면 갑상선기능저하증과 알츠하이머 치매의 발생기전은 상당 부분 공통점을 가지고 있다는 뜻이 된다. 따라서 미토콘드리아의 기능을 개선시켜 갑상선 기능을 좋아지게 하면, 뇌의 기능도 같이 좋아져서 치매 증상이 호전되거나 경우에 따라서는 완치가 되기도 한다는 것이다. 정말 대단한 발표였다.

미토콘드리아는 몸 전체에 약 1경 개 정도 존재하는데(1경은 1조의 1만 배), 동물 실험에서 갑상선 호르몬을 투여하면, 세포 내 미토콘드리아의 수와 크기, 활성도가 크게 증가하며 미토콘드리아의 수는 조 단위로 크게 늘어난다는 것을 확인했다. 『의학생리학』이라는 교과서에서는

> '갑상선 호르몬의 주된 기능은 단순히 미토콘드리아의 수와 크기, 활성도를 증가시키는 것에 있음이 분명하다.'

라고 하였다. 갑상선기능저하증 1형이건(호르몬 분비 자체의 저하) 2형이건(세포 수준의 호르몬 저항성으로 갑상선 호르몬의 기능이 떨어짐) 결과적으로는 세포에 갑상선 호르몬이 정상적으로 작용하지 못하는 것이므로, 세포 내의 '미토콘드리아의 수와 크기, 활성도'가 감소될 수밖에 없다. 요약하면 갑상선기능저하증이나 알츠하이머 치매에서는, 세포 내의 '에너지 발전소'의 수, 크기, 활성도가 줄어들어 에너지 자체를 충분히 만들어내지 못한다. 이렇게 되면 결과물은 뻔하다. 뇌세포의 심각한 에너지 부족, 즉 뇌세포의 심각한 기능저하로 이어지는 것이다.

'미토콘드리아 기능이상'을 치료하는 것이야말로, 치매의 예방과 치료의 핵심이라고 단언할 수 있다. 구체적인 치료 방법은 3부 1장에서 다시 언급하겠다.

06. 장이 안 좋아도 치매가 온다고?

06-01. 장과 뇌의 관계 | 장은 제2의 뇌

살아가는 데 있어 뇌가 얼마나 중요한지 모르는 사람은 아무도 없다. 두통과 어지러움 등의 증세로 진료실에 내원한 환자들은 주로, "뇌에 무슨 이상이 생긴 건 아닌지 너무 걱정되고 불안해요"라고 호소하거나 "너무 자주 아프고 오래가니까, 선생님, 뇌 MRI검사를 꼭 해주세요. 아무래도 '뇌'다 보니까 너무 걱정돼요"라고 말하며 불안한 심정을 드러낸다. 그렇다. 뇌는 정말 중요하다. 누구라도 뇌의 소중함을 모르는 사람은 없는 것 같다.

그런데 치매라고 하면 누구나 다 '뇌'의 병이라고 생각하는 경향이 있다. 하지만 치매를 예방하거나 치료하기 위해서는 장을 먼저 건강하게 해야 한다는 사실을 아는 사람들은 거의 없을 것이다. 장은 '제2의 뇌(the second brain)'라고 불리는 특수한 장기이다. 음식을 소화·흡수시키는 기능만 있는 단순한 장기가 아닌 것이다. 장은 모두 펼치면 테니스 코트의 두 배, 피부 표면적의 200배에 달한다고 한다. 그리고 '장'은 뇌 다음으로 가장 많은 신경세포가 존재한다는 사실을 아는가? 장에는 수억 개의 신경세포가 그물망처럼 퍼져, 장의 운동, 소화·흡수, 세로토닌(행복호르몬으로 알려진 신경전달물질) 등의 호르몬 생산 등 생각보다 훨씬 다양하고 복잡한 기능을 수행한다. 만들어지는 호르몬의 종류도 20가지에 이른다. 장을 둘러싸는 신경세포는 척수신경세포의 수보다 많다. 장의 상태는 치밀하고 복잡한 장신경세포를 통해 뇌에 직접적인 영향을 주어 기분이나 감정에도 영향을 크게 미친다. 여러분도 많이 경험했을 것이다. 배가 아프고 소화도 안 되고 설사도 하는 날에는 기분이 어떤가? 기분 좋고 행복할 리가 없다. 그런 날은 불쾌지수가 팍팍 올라 괜히 예민해지고 말싸움만 하고 잠도 잘 안 온다. 장은 엄청난 양의 신경 그물망에 돌돌 말려 있기 때문에 이런 현상이 나타나는 것이다.

따라서 육체적·정신적 스트레스를 받으면 장도 같이 불편해진다. 장이 정상적으로 움직이기 위해서는 '부교감신경'(신체나 정신이 안정될 때 활성화되는 자율신경계)이 교감신경보다 우세해야 하는데, 부교감신경이 우세하면 장운동이 활발해지고 장액의 분비도 촉진되어 음식을 소화·흡수시키는 능력이 최적화된다. 반면 스트레스 상황에서는 '교감신경'이 우세해지는데, 교감신경이 활발해지면 장운동이 정지되고 장액의 분비도 줄어들며 음식을 소화·흡수시키는 기본적인 능력마저 마비되어 버린다. 왜 이런 현상이 발생할까? 스트레스 상황을 사자에게 쫓기는 상태라고 가정해 보자. 우리 몸이 어떻게 반응해야 생존 가능성이 조금이라도 올라갈까? 뛰어서 도망가야 하므로 대부분의 혈액을 근육과 심장, 뇌 등의 필수 생존 장기로 돌려야 하며, "지금은 음식을 소화시키고 흡수시킬 여력이 없다"라고 하면서 장으로 보내는 혈류의 양을 최소화시켜버린다. 당장 죽을지 모르는데 한가하게 음식이나 소화시키고 있을 여유는 없지 않은가? 따라서 스트레스를 계속 받으면 장 기능이 계속 떨어지고, 장에 유익한 균들을 유지시키지 못해 유해균들이 번식하며, 이 유해균들이 다시 장세포를 파괴시키고 손상시킨다. 그야말로 악순환의 무한 고리에 빠지는 것이다.

평소 때라면 체내 세로토닌(행복호르몬)의 95%를 생산하는 '장'은 이런 상황에서 한가롭게 호르몬이나 만들 여유가 없다. 호르몬은커녕 먹은 음식을 소화·흡수시키는 것만으로도 버거운 '반 부도(不渡)' 상태다. 소화효소도 충분히 분비되지 못해, 먹은 음식이 충분히 소화되지 못하고 장에서 부패되면서 가스를 만들어 속이 더부룩한 증상을 느끼게 된다. 소화가 제대로 안 된 부패된 음식과 독소 등이 손상된 장세포를 통해 혈중으로 유입되면, 이들은 즉각 이물질로 인식되어 면역 반응을 일으키며 몸을 점점 엉망으로 만들어버린다. '장관 신경계(제2의 뇌)'는 쉬지 않고 '뇌척수 신경계'와 정보를 교환하면서 교류하므로, 뇌가 나빠지면 장이 나빠지고 장이 나빠지면 뇌도 같이 나빠지는, 생사고락을 함께 하는 '운명 공동체'라고 할 수 있다. 반대로 장이 행복해지면, 뇌도 같이 행복해진다(세로토닌이라는 행복호르몬은 장에서 95% 이상 만들어지며, 뇌에 전달되면 행복감, 안심감 등을 느끼게 된다. 쾌감과 쾌락을 느끼게 해 주는 도파민이라는 호르몬은 장에서 약 50%가 만들어진다).

> **정리**
>
> 1. 장세포의 손상 ➡ 염증 발생 증가 ➡ 부신의 과중한 업무 증가 ➡ 부신 기능저하 ➡ 뇌 기능저하
> 2. 장세포의 손상 ➡ 소화가 덜 된 음식, 독소, 세균, 바이러스 등 혈중 유입 증가 ➡ 과도한 면역 반응 발생 ➡ 뇌세포 손상 ➡ 뇌 인지기능저하

장에는 몸 전체 면역세포의 70% 이상이 밀집되어 있다. 이유는 아주 간단하다. 장은 우리 내부에 있는 것 같지만, 사실 외부와 만나는 공간이다. 음식 내의 여러 가지 불순물이나 독소, 세균, 바이러스 등의 혹독한 외부 환경에 끊임없이 노출되어 있으므로, 이를 해결하기 위해 장세포 주위로 많은 면역세포를 주둔시켜야 한다. 만약 만성적인 스트레스 등으로 인해 장세포가 손상되고, 소화효소 및 장액 분비 저하, 장운동 저하 등으로 변비까지 온다면, 소화되지 않은 음식 찌꺼기가 부패되면서 장세포 주변의 면역세포를 계속 자극하게 될 것이다. 이런 과정에서 유해균도 증식하게 되고, 이를 최대한 막기 위해 면역세포들은 과중한 업무에 시달리게 된다. 면역세포가 과도하게 일하면, 장세포에도 과도한 면역 반응이 일어나면서 심한 염증이 발생한다. 이 광란의 현장(과도한 염증 상태)을 정리하고 해결하기

위해서는, 부신에서 엄청난 양의 스테로이드 호르몬을 분비할 수밖에 없다. 이런 일이 매일 일어난다면 부신은 결국 지치게 되어 앞서 언급했던 '부신 피로'에 빠지게 된다. 앞서 뇌, 갑상선, 부신은 하나의 팀으로 움직이며, 갑상선과 부신 중 어느 하나라도 문제가 생기면 뇌 기능도 같이 저하될 수 있다고 설명했다. 요약하면 장세포가 자주 손상되어 지속적인 염증 상태가 되면, 부신에 과부하가 걸려 부신이 결국 쓰러지게 된다. 그러면 갑상선, 뇌 역시 차례차례 도미노처럼 쓰러질 것이다. 장 문제 하나로 팀 전체가 위험해질 수 있다는 사실을 기억해야 한다.

    장이 편안해지고 안정을 찾으면, 세로토닌이나 도파민 등의 뇌 활성 신경전달물질의 분비도 정상을 되찾고, 소화·흡수의 기능도 원래대로 돌아간다. 이런 뇌 활성 물질이 부족해지면 우울증, 기억력 저하 등의 증상이 발생할 수 있으므로, 장기간의 스트레스 등으로 장 기능이 떨어지면 뇌도 같은 운명을 맞이하게 된다. '제2의 뇌'가 망가지면 '제1의 뇌'도 같이 망가진다는 사실을 반드시 기억하자. 3부에서는 망가지고 너덜너덜해진 '제2의 뇌'를 부활시키는 방법을 소개하도록 하겠다.

06-02. 밀가루 똥배, 밀가루 두뇌

2011년 미국 서점 시장을 크게 강타했던 책이 있다. 『뉴욕타임즈』 베스트셀러에 선정되었으며, 획기적인 시각으로 질병의 원인을 기술한 이 책의 이름은 바로 『Wheat Belly(밀가루 똥배)』이다. 국내에서도 2012년 번역 출간되어 베스트셀러에 이름을 올렸다. 다들 한 번쯤은 들어 보았을 것이다. 저자인 윌리엄 데이비스 박사는 우리 몸의 건강을 해치는 것은 '밀가루'이며, 이 밀가루를 끊음으로써 많은 질병을 예방하고 치료할 수 있다고 했다. 필자는 당시에 이 책을 읽고 큰 감명을 받아 한동안 밀가루 음식을 먹지 않았다. 하지만 밀가루의 달콤한 맛에 다시 빠져들면서 이 책은 필자의 기억 속에서 서서히 잊혀져 갔다.

다른 사람들에게도 읽어보라고 적극적으로 권유했을 정도로 인상 깊었던 이 책이 왜 기억 속에서 깡그리 사라졌는지 모르겠다. 아마도 '세상에서 가장 맛있는' 밀가루 음식에 굴복한 것이 아닌가 생각한다. 책의 내용에 크게 공감하면서도, 마음 한편으로 이렇게 맛있는 음식을 포기하면서까지 건강을 꼭 챙겨야 하나? 라는 박약한 의지가 한몫했을 것이다(필자는 지금이야 밀가루 음식을 끊은 지 오래되었지만, 솔직히 지금도 향긋한 빵집을 지나갈 때면 미치고 환장할 정도로 한입 먹고 싶은 생각이 간절하다). 그러다가 또 시간이 흘렀다. 어느 날 서점에서 우연히 한 권의 책이 눈에 들어왔다. 제목은 『그레인 브레인』이었다. 필자가 신경외과 전문의(뇌·척추질환 전문의)다 보니 '브레인(뇌)'이라는 단어에 관심이 갔다. 그레인^{grain}? '그레인'이면 밀가루나 쌀의 낟알이나 곡물 전체를 지칭하는 단어이니 직역하면 '곡물 뇌'라는 뜻이 된다. 더욱 흥미가 생겼다. 이걸 먹으면 뭐 어떻게 된다는 거지? 하고 호기심도 발동해 즉각 사서 읽기 시작했다.

'데이비드 펄머터'라는 이 책의 저자는 미국에서는 매우 유명한 신경과 전문의였다. 신경퇴행성 질환(치매, 파킨슨병 같은 퇴행성 질환을 말함) 연구를 개척한 공을 인정받아 미국영양학회에서 수여하는 '올해의 인도주의상과 라이너스 폴링상'을 포함하여 수많은 상을 받은 대단한 의사였다. 데이비드 박사의 책을 읽고 나서부터는 더 이상 방황하지 않게 되었다. 이 책에서는 비단 밀가루뿐만 아니라 쌀, 통밀, 통곡, 잡곡, 칠곡, 생곡(날곡식), 맷돌로 간 모든 종류의 곡류가 -밀가루만 나쁜 것으로 알았는데- 뇌를 파괴하고 치명적인 손상을 유발한다는 것이었다. 충격이었다. 책 내용이 너무나 설득력이 있었다. 하루만에 전부 다 읽고, 그 뒤로도 몇 번을 반복해서 읽었는지 모르겠다. 제일 처음 다 읽고 난 후의 여운과 흥분은 며칠 동안이나 지속되었다. 지금까지 뇌·척추질환 환자를 전문으로 진료하면서 도대체 뭘 알고 진료를 해 왔던가? 나는 자격이 없는 의사였다. 이 책의 내용을 읽고 나서부터 치매에 대해 많은 자료를 찾고 다시 공부하기 시작했다. 기존 의학에는 한 번도 제대로 언급되지 않는(교과서나 학회에서는 언급되지 않고 무시되는) 귀중한 연구 논문들이 산과 바다를 이루고 있었다. 이렇게 많은 근거 자료가 있음에도 불구하고, 왜 학회나 교과서에서는 다루지 않는 것일까? 지금도 이 점은 이해하기 힘들다. 그러면 밀가루 등의 곡물 섭취의 문제점과 뇌에 대한 악영향에 대해 간단히 설명하겠다.

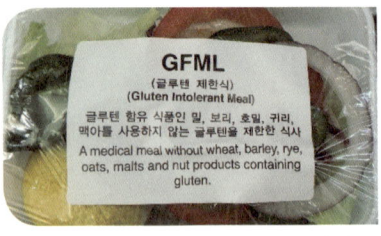 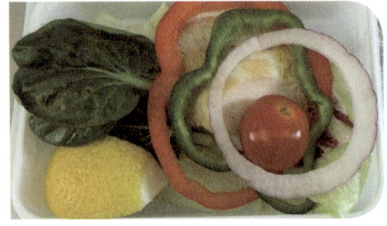

글루텐 제한식을 제공하는 기내식. 기내에서 이런 식단도 제공한다는 사실이 놀라웠다. 글루텐의 부정적인 영향은 최근에 미디어를 통해 많이 알려지게 되었고, 자신이 글루텐에 알레르기나 내성이 있다는 것을 알게 된 사람들이 점점 늘어나고 있다. 필자는 평소에도 가급적 글루텐을 배제한 식사를 하고 있다.

밀가루 등의 곡물에 포함된 '글루텐'은 장에 염증을 잘 일으키는 것으로 알려져 있다. 그리고 여러 가지 이상 면역 반응에 의해 뇌에도 염증을 일으켜 뇌세포들을 손상시킨다고 한다. 앞서 장이 나빠지면 뇌도 같이 나빠질 수 있다고 설명하였다. 필자는 밀가루 등의 곡물 섭취를 제한하는 것만으로도, 갑상선기능저하증, 당뇨, 치매, 파킨슨병, 편두통 등의 증상이 현저히 개선되는 것을 흔히 목격해 왔다. 게다가 밀가루 음식은 혈당을 급격하게 빠른 속도로 올리는 것으로 악명이 높다. 이 과정에서 AGE(최종당화산물)가 많이 생겨나고, 뇌세포, 뇌혈관의 당화 손상이 더 쉽게 일어날 수 있다. 즉, 글루텐의 이상 면역 반응과 고혈당으로 인한 당화 손상의 '더블 펀치$^{double\ punch}$'를 맞는 상황이 발생하는 것이다. 밀가루 똥배보다 더 위험한 것이 '밀가루 두뇌'이다. 뇌가 밀가루 음식의 향긋한 맛에 취해서 자주 '더블 펀치'를 맞다 보면 '밀가루 두뇌'로 변하여, 기억력 등의 인지기능이 떨어지고 점점 정신 활동이 둔감해져서 결국 정상적인 사고가 불가능하게 될지도 모른다.

07. 콜레스테롤과 치매 | 콜레스테롤의 진실

필자는 치매의 발생 원인에 대해 관심이 많아 연구하는 시간이 많았다. 주로 혈액검사를 통해 공통점을 찾아 나가는 방식인데, 다수의 증례를 리뷰해 보니 또 하나의 공통점을 찾을 수 있었다. 그것은 바로 '저콜레스테롤 혈증'(혈액 내의 콜레스테롤 수치가 낮은 상태)이었다. 오래전부터 이 현상을 눈치채고 있었지만, 솔직히 큰 관심이 없었다. '뭐, 높은 것보단 나은 거 아냐?'라고 무심코 생각했을지도 모르겠다. 교과서의 치매 파트에서도 원인인자로서 자세히 언급된 적도 없었고, 오히려 고콜레스테롤 혈증이 원인으로 지목되었다. 고콜레스테롤 혈증은 동맥경화증의 원인이 되므로, 교정하지 않으면 혈관성 치매가 발생할 가능성이 높아진다는 합리적 추론이 가능하다. 그렇다. 합리적인 추론이다. 그리고 완전히 틀린 말도 아니다.

콜레스테롤은 나쁜 것이라는 인식이 지배적이다. 필자도 무의식

중에 이런 인식이 있었으니, 치매 환자에 만연해 있는 '저콜레스테롤 혈증'을 간과했을 것이다. 하지만 치매 환자의 콜레스테롤 저하 현상은 아주 흔하게 관찰되므로 반드시 짚고 넘어가야 할 문제이다. 게다가 치매 전문의들조차 대부분 이 문제에 관심이 없다. 필자도 '저콜레스테롤 혈증'에 대해 문제의식을 느끼기 시작한 것은 불과 2-3년 전부터이다. 그럼 콜레스테롤이 부족해지면 왜 문제가 되는 것일까?

뇌는 수분을 빼면 60-80%가 지방이다. 다른 장기에 비해 지방 비율이 압도적으로 높다. 뇌 무게는 체중의 약 2%에 불과하지만, 체내 총콜레스테롤의 25% 이상이 뇌에 존재한다. 콜레스테롤은 뇌세포막과 미엘린 수초(신경세포를 둘러싸서 보호하며, 전기신호를 빠르게 전달해 주는 구조물)를 구성하는 필수 성분이므로, 뇌는 엄청난 양의 콜레스테롤이 필요한 것이다. 만약 몸에 콜레스테롤이 부족해지면 어떻게 될까? 가장 먼저 치명타를 입을 장기는? 그렇다. 바로 '뇌'이다. 너무나 당연한 말이지만, 벽돌과 시멘트 없이 건물을 세울 수는 없다. 콜레스테롤이 부족해 미엘린 수초를 만들어내지 못하면, 신경세포는 피복이 벗겨진 전선의 모습과 다를 바 없다. 전기신호의 전달 속도가 엄청나게 느려져서 뇌세포 간의 교류가 마비되게 된다. 여차하면 뇌가 부도날지도 모른다. 그런데 왜 콜레스테롤이 부족해지는 걸까? 간단하게 정리해 보자.

> **정리**
>
> **저콜레스테롤 혈증의 원인**
>
> 1. 충분하지 못한 지방 섭취
> 2. 장 기능저하 및 흡수 장애
> 3. 산화 스트레스의 증가(활성 산소 증가)
> 4. 중금속 등 독성물질의 과다 누적
> 5. 간담관계 기능이상
> 6. 갑상선 및 부신의 과활성

　　치매 환자 대부분은 65세 이상의 노인이다. 최근 65세 미만의 조발성 치매 환자가 급증하고 있지만, 그래도 치매 환자 90% 이상은 65세 이상이다. 노인들은 소화가 어려운 이유로 기름기 있는 음식을 피하려고 한다. 게다가 치매 노인들은 그 정도가 훨씬 심하다. 그러다 보니 식사의 대부분이 탄수화물이다. 비율로 따지면 80-90%가 탄수화물이다. 노화로 인해 장 기능이 떨어져도 탄수화물은 장에서 흡수가 잘 되기 때문이다. 빨리 흡수되니 에너지도 빨리 오른다. 물론 금방 떨어지겠지만, 그래도 흡수가 훨씬 느린 단백질, 지방과 비교하면 효과가 빨리 나타나니 탄수화물을 선호할 수밖에 없다. 이처럼 1번의 '충분하지 못한 지방 섭취'는 노인들에게 정말 흔한 일이다. 2번의 장 기능저하 및 흡수 장애도 흔하다. 노화로 장 기능이 떨어지면서 음식을 잘 소화·흡수시키지 못한다. 그리고 우리 몸의 에너지 발전소라고 불리는 미토콘드리아의 기능이 떨어지면, 에너지를 생산할 때 많은 양의 매연과 그을음(활성 산소)이 발생한다고 앞서 설명하였다. 활성 산소에 의한 산화 스트레스의 증가는 전신의 세포를 손상시키며, 이를 수복하는 과정에서 엄청난 양의 콜레스테롤이 소모되게 된다. 세포 외벽 등에 손상이 발생하면 가장 먼저 달려오는 것이 콜레스테롤이다. 그리고 독성물질이나 중금속은 서서히 축적되므로, 나이가 들수록 축적되는 양이 늘어난다. 이들의 양이 늘어나면 저콜레스테롤 혈증이 발생할 수 있다고 알려져 있다. 5, 6번은 특수한 경우이며, 빈도가 비교적 낮아 여기서 다룰 필요는 없으므로 생략하겠다.

이런 여러 가지 이유로 노인들은 저콜레스테롤 혈증이 잘 생긴다. 치매 환자들은 정도가 더 심하다고 생각하면 된다. 또한 저콜레스테롤 혈증은 뇌의 용적 감소, 즉 뇌 위축도 발생시킨다. 왜냐고? 콜레스테롤이 부족한 뇌는, 벽돌과 시멘트 없이 만드는 건물과 같기 때문이다. 벽돌과 시멘트 없이 얼마나 큰 건물을 만들 수 있을까? 콜레스테롤이 부족하면 뇌의 정상적인 크기(용적)를 절대로 유지할 수 없다. 300-400 이상의 고콜레스테롤 혈증도 문제지만, 노인에서 더 심각한 문제는 저콜레스테롤 혈증이다. 치매 환자가 저콜레스테롤 상태임에도 불구하고 이를 개선하지 않는다면, 아무리 좋은 약을 쓴들 무슨 소용이겠는가? 여기서 필수적인 것이 필자가 고안한 '뇌 리셋 케톤식'이다. 3부 6장에서 자세히 설명하겠지만, 이제는 고탄수화물 식이에서 과감히 벗어나야 한다. 기름진 음식에 대한 잘못된 인식 때문에 현대인들은 뇌에 해로운 '저지방식'에 길들여져 있고 중독되어 있다. 이제 식단의 패러다임이 바뀌고 있다. 최근 끊임없이 쏟아져 나오는 연구 결과들이 바로 이 '저지방 고탄수화물 식이'의 폐단을 지적하고 있으며, 건강을 위해서 당장 과도한 탄수화물의 섭취를 중단하라고 호소하고 있다. 이제는 달달한 유혹에서 벗어나자. 그리고 치매 환자들은 혈액검사를 통해 '저콜레스테롤 혈증'의 여부를 반드시 확인하고, 확인되면 반드시 교정해야 한다는 점을 다시 한번 강조하고 싶다. 자세한 방법은 3부에 모두 정리되어 있다.

08. 아밀로이드 베타 단백 | 치명적인 치매 유발 물질인가? – 왜 만들어지고 축적되는가?

알츠하이머 치매는 '인지기능저하'와 '행동장애'가 서서히 진행되는 '신경퇴행성 질환'이다. 현재 알츠하이머 치매의 직접적인 원인으로 알려져 있는 병리 소견은 뇌에 두 가지 '불용성(녹지 않는) 단백질'이 뭉쳐지고 축적되어 뇌 손상을 일으킨다는 것이다. 뇌에는 신경세포와 신경세포 주위를 보호하고 지지하는 '세포외 조직'이 있는데, 신경세포 주위의 '세포외 조직'에서는 '아밀로이드 베타 단백(amyloid beta protein, Aβ)'이 끈끈하게 응집된 플라그^{plaque}가 축적되고, 신경세포 내에서는 '과인산화된 타우 단백'으로 이루어진 '신경섬유농축체(neurofibrillary tangle, NFT)'가 축적된다. 이 변형 단백질들이 신경세포와 주위 조직들을 손상시키면서 알츠하이머 치매가 발생한다는 것이 현재까지 밝혀진 주된 병리 소견이다.

그렇다면 이런 불용성 단백질들이 왜 뇌에 응집되어 축적되는 것일까? 이것만 알 수 있다면 알츠하이머 치매 완치의 길이 열릴 수 있다는 것은 모든 연구자들과 의학자들이 동의할 것이다. 하지만 '아밀로이드 베타 단백'이라는 물질은 필자의 뇌에도 존재하고 독자 여러분들의 뇌에도 존재한다. 놀라지 마시라. 이게 많이 쌓이면 문제된다는 것이지, 다들 가지고 있는 것이다. 우리는 왜 분해도 잘 안 되는 끈적끈적한 '아밀로이드 베타 단백'(길어서 앞으로 Aβ로 부르겠다)을 가지게 된 것일까? Aβ가 생기는 원인은 확실하게 밝혀지지 않았지만 발생을 추정하는 여러 가지 가설은 수많이 연구되고 발표되었다. 관련 자료를 볼 때마다 전문가인 필자도 머리가 아플 정도로 어려운 생화학적 기전에 혼이 빼앗길 정도였다. 그래서 복잡한 '생화학 기전' 등의 어려운 이야기는 생략하고 이해하기 쉽게 설명하겠다. 이 기전을 설명하다가는 여기까지 애써 읽어온 독자 여러분들이 전부 책을 집어던질 것이 분명하기 때문이다. 지금부터가 가장 중요한데 말이다.

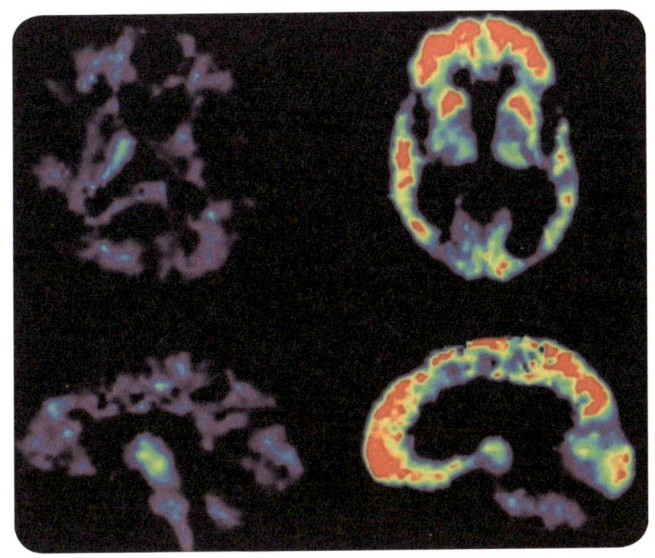

아밀로이드 베타 단백을 시각적으로 보여주는 PiB-PET 스캔. 왼쪽이 인지기능이 정상인 사람의 스캔이며, 오른쪽이 알츠하이머 치매 환자의 스캔 사진이다. 빨갛고 노란 색깔은 아밀로이드 베타 단백이 침착된 부분을 나타낸다. 왼쪽의 사진(정상인)에서는 아밀로이드 베타 단백이 거의 관찰되지 않으나, 알츠하이머 치매 환자(오른쪽 사진)에서는 뇌 전반에 걸쳐 아밀로이드 베타 단백이 과도하게 축적된 것을 알 수 있다.
(출처 : 국립보건원(NIH) 알츠하이머 교육·의뢰 센터(ADEAR center)에서 인용)

나이가 들수록, Aβ가 점점 늘어나고 계속 축적되어 간다. 앞서도 여러 차례 언급했지만, 85세 이상에서의 치매 유병률은 50%로 2명 중 1명은 치매 환자가 된다. 그런데 역설적이지만, 나이가 들어가면서 Aβ가 우리 뇌에서 생성되는 것은 생존을 위한 것이라고 생각한다. 나이가 들면 신경세포와 신경세포 간의 연락 통로인 시냅스 등에 필요한 여러 가지 필수 영양소(호르몬, 신경전달물질, 비타민B군 등 신경 유지에 필수적인 물질)들이 부족해질 수밖에 없다. 그러면 전체적인 뇌 용량을 감당하기 어려우니 결국 '축소 경영' 체제로 변화시켜 생존해 가야 한다. 경영 상태가 좋지 않은 회사가 부도의 위험에 대응하여, 직원들을 정리 해고하면서 축소 경영을 해 나가는 모습과 상당히 흡사하다. 물론 여러 가지 인자들이 작용하겠지만, 85세 이상의 고령자분 중 치매 없이 인지기능이 멀쩡하신 분들도 많지 않은가? 이런 분들은 회사의 운영 상태가 나쁘지 않거나, 축소 경영을 부분적으로 시행하여 큰 피해를 보지 않으면서 회사를 잘 유지하고 있는 상태라고 보면 되겠다. 이러한 뇌의 '축소 경영'은 생존을 위해서 발동되는 것이다. 뇌는 하루에도 엄청난 정보량을 기억하고, 쉼 없이 정보를 처리하는 거대한 에너지 자원의 소비 기관이다. 기억과 정보 처리에 필요한 에너지를 최소화시키는 작업은 생존을 위한 것이다. 치매 환자들의 기억이 어떻게 소실되어 가는지 알면 좀 더 이해하기 쉽다. 치매 환자들은 주로 '최근의 기억'을 잘 저장하지 못한다. 왜냐하면 새로운 기억을 저장시키는 데에는 많은 양의 에너지와 신경 시냅스 간의 교류가 필요하기 때문이다. 그런데 너무 진행되어 후기가 되기 전까지는(초기와 중기까지), '과거의 기억'은 어느 정도 유지되어 있다. 이는 이미 저장된 기억이며 많은 양의 에너지가 필요하지 않기 때문이다.

앞서 부신 기능의 저하에서도, 갑상선 기능의 저하에서도, 눈이 침침해지고(안과 진찰상 특이점이 없음에도) 시력이 떨어지는 증상이 흔히 나타난다고 하였다. 이것도 마찬가지다. 엔진의 기능이 떨어져 에너지를 충분히 못 만들어 내니, 시각 정보를 처리하는 데 필요한 많은 양의 에너지를 '축소'시켜 최소한의 에너지로 시각 기능을 유지시키는 것이다. 부신과 갑상선 기능이 더 저하되면 결국 '기억과 인지'에 대한 에너지 소모도 줄여, 치매 증상으로 나타나게 되는 것이다. 이 모든 것이 하나로 이어져 있다. 의학을 전공하지 않은 '비의료인', 즉 일반인들에게 이런 내용을 설명하면 그다지 저항 없이 잘 이해하고 받아들이는데, 문제는 의료인들이다. 아마도 의사들이 이 내용을 읽으면 필자를 '미친놈'이라고 욕하며 비웃을지도 모르겠다. 하지만 필자는 사실을 얘기하고 있는 중이다. 그것도 아주 진지하게!

하지만 '축소 경영'의 문제로만 Aβ가 생기는 것은 아니다. 또 다른 중요한 이유가 있다. 인간의 뇌에는 여러 가지 독성물질로부터 뇌의 손상을 막기 위한 아주 중요한 보호 장치가 있는데 이것을 '뇌혈관장벽(blood brain barrier, BBB)'이라고 한다. 뇌는 정말 두부처럼 약한 존재이며, 독성물질에 힘없이 무너지는 나약한 존재이다. 이를 철저히 보호해 주는 장치가 바로 이 BBB이다. 이 장벽은 뇌에 필수적인 영양소들을 뇌로 전달해 주며, 여러 가지 독성물질, 세균, 바이러스 등이 뇌세포 내로 직접 침입하는 것을 막아주는 중요한 역할을 수행한다. 이렇게 물샐틈없는 장벽도 살다 보면 조금씩 틈이 생기고, 그 틈은 점점 더 큰 구멍으로 발전하기도 하며, 그 수도 점점 늘어난다. 이 틈이 생기는 중요한 원인 중의 하나가, BBB 장벽의 '당화 손상'이다. 앞서 여러 차례 강조했지만, 당뇨나 전당뇨가 없더라도 지나친 고탄수화물 식이를 하면 혈당이 많이 올라가게 된다. 혈중에 당이 많아지면 혈관벽의 단백성분에 끈적끈적 달라붙어 '당화 손상'을 일으키며 혈관벽을 손상시킨다. 마찬가지 기전으로 BBB 장벽도 손상이 일어나게 된다. 그리고 '당화 손상' 외에도 스트레스, 호모시스테인의 증가 등 다른 원인에 의해서도 BBB 장벽은 틈이 생길 수 있다. 그러면 틈이 생기면 어떤 일이 벌어질까?

뇌세포 내로 직접 여러 가지 독성물질, 세균, 바이러스 등의 침입(invasion)이 가능해지는 것이다. 그럼 뇌세포는 어떻게 자신을 보호해야 할까? 속수무책이다. 뇌는 두부와 같이 연약한 존재이다. 외부의 침입을 손쉽게 물리칠 수 있는 마동석 같은 힘이 없다. 어떻게든 손상을 최소화시켜야 한다. 아, 그렇다. 한 가지 방법이 있었다. 아주 끈적거리면서 자기네들끼리 잘 뭉쳐서 커지는 놈이 있었다. 아밀로이드 베타 단백!!! 침입자로부터 격리시키는 방법으로는 최선이라고 이미 결정을 내린 것 같다. 그런데 아밀로이드 베타 단백을 어느 정도 만들어 더 이상의 침입은 막고 상황을 어느 정도 진정은 시켰는데, 이제는 이 끈적이 놈들이 정상 뇌세포를 손상시키기 시작한다. "그래도 이놈들이 없었으면 더 큰 피해를 볼 수 있었으니, 치명상을 입는 것보다는 낫지 않은가? 이놈들이 적시에 필요할 때가 있군!"이라고 말하면서 스스로를 달랜다. 이제 이 끈적이 덩어리(Aβ 플라그)가 어떤 기전으로 생기는지 잘 이해되었을 것이다. 물론 '축소 경영'과 '침입자 SECOM'의 두 가지 기전만으로 모든 것이 설명되는 것은 아니지만, 이해하기 쉽게 2가지 상황으로 설명해 보았다. 이 부분만 이해해도 3부에서 나오는 치료에 대해서 쉽게 접근할 수 있을 것이다.

09. 아밀로이드 베타 단백의 제거가 목적인
현재 약물 개발이 전부 실패한 이유

'아밀로이드 베타 단백'은 서로 끈적끈적하게 달라붙어 크기가 커지면서 플라그^{plaque}를 형성하게 되는데, 이들이 서로 달라붙지 않게 할 수 있다면 죽적될 일도 없으니 가장 최선의 치료제가 될 것이라는 가설로 지금 현재까지 수많은 연구소와 제약회사들이 치료제 개발에 힘을 기울여 왔다. '아밀로이드 베타 단백 덩어리(Aβ 플라그)'를 분해시켜 녹여버리면 정말 치매가 치료될 것 같은 느낌이 든다. 약물 개발자들의 연구 수준이라는 것은 상상을 초월할 정도로 뛰어났다. 많은 연구자들이 'Aβ 플라그'를 녹여 제거할 수 있는 물질들을 차례차례로 만들어 냈다. 과학자들은 정말 대단한 것 같다. 어떻게 만들어 냈을까? 그런데 이 훌륭한 'Aβ 플라그 제거 물질'로 실제 임상 실험을 해보니, 환자가 좋아지기는커녕 나빠지는 경우가 더 많았다. 아니 이 끈적이 놈들만 없애면 되는 것 아니었나?

'Aβ 플라그'가 단지 나쁜 것이라고 단정했기 때문에 이런 결과가 나온 것이다. 눈부신 과학의 힘으로 '제거 기술'까지 확보했지만, 치료제를 만들어 낼 수 없었다. 앞서 언급했듯이, 생존을 위한 '축소 경영', 독성물질의 침입을 최소화시키기 위한 'SECOM의 역할'을 하는 'Aβ 플라그'를 제거하면 대가를 치를 수밖에 없다. 부도가 날 상황의 회사 사장에게, "너 축소 경영하지 마라. 직원들 정리 해고하면 가만두지 않겠다"라고 말하면 실제로 회사가 부도날 수 있다. 기껏 돈 들여서 'SECOM' 설치해 놨더니, 이런 것을 집안에 두면 침입자가 더 들어올 수 있다고 도로 가져가 버리면 침입자들이 마음 놓고 집안에 들어올 수 있을 것이다. 'Aβ 플라그'가 신경세포를 손상시키는 것은 분명하나, 무조건 나쁜 놈이라고 단정해 버리고 연구를 진행한 것이 패착이었다. 연구 방향을 달리 설정해야 좀 더 효과적인 치료약의 개발이 가능할 것이다.

10. '황제' 약물의 이면 | 약물과 인지기능저하

필자가 학회나 세미나에서 갑상선, 만성피로, 치매 등의 치료에 대해 강의할 때 항상 강조하는 것이 있다. 약을 처방할 때, 특히 장기간 어떤 특정 약물을 처방할 때의 주의점이다. 의사들을 상대로 강의할 때 언급하는 다소 전문적인 내용이므로 여기는 건너뛰고 3부로 바로 넘어가도 무방하다.

의사가 처방하는 약물이 인지기능저하를 유발하는 경우는 흔히 있다. 제일 흔한 예로 감기약을 떠올리면 이해하기 쉽다. 감기약 종류를 먹으면 나른해지고 잠이 쏟아지고 기억력 등 인지기능이 떨어지는 경험은 누구나 한 번쯤 해보았을 것이다. 하지만 이런 종류의 약물(보통 항히스타민계열의 약물)은 대부분 일시적으로 처방하며, 약을 중단하면 이내 이런 부작용은 사라진다. 문제 될 게 없다는 뜻이다. 하지만 수면제나 신경안정제 계통의 약은 일시적으로는 큰 문제가 없어도 장기간 복용하면 인지기능저하를 유발하며, 실제로 치매 발생률이 증가한다는 보고가 있으므로 단기적으로만 사용해야 한다. 그리고 가장 널리 처방되고 있는 항우울제인 SSRI(선택적 세로토닌 흡수 억제제) 역시 장기간 사용하면 인지기능저하를 유발할 가능성이 있으며, 뒤에서 언급하겠지만 SSRI는 비활성형 갑상선 호르몬이 활성형 호르몬으로 전환되는 것을 억제해서 갑상선 기능이 떨어지는 경우도 있으므로 장기적인 사용은 피해야 한다.

하지만 필자가 주의해야 한다고 강조해 온 약물은 위의 약물들이 아니다. 6개월 이상 장기간 사용되는 경우가 그렇게 흔하진 않기 때문이다. 하지만 지금부터 설명할 약들은, 전 세계 의사들이 가장 많이 처방하고 가장 사랑하는 약들이다. 이들은 거의 '신적 존재'처럼 추앙받고 있으며, 만약 누군가 이들에 대해 감히 비판을 하거나 부작용을 언급하면 즉각 '돌팔이'나 '사기꾼'으로 매도될 정도로 의료계에서는 막강한 파워를 자랑하고 있다. 그래서 필자는 이 내용을 쓰다가 몇 번을 지워버렸다. 하지만 지우고 나서부터는 밤에 잠도 오지 않고 마음이 너무 답답해져서, 그냥 전 의료계의 적이 될 각오로 지금 다시 쓰고 있다. 그만큼 지금 언급할 내용이 중요하기 때문이다.

신적 존재의 첫 번째 대상은 '스타틴(statin)' 계열의 고지혈증약이다. 콜레스테롤 수치를 떨어뜨리는 능력이 아주 탁월한 약이다. 약 자체의 효과는 아주 훌륭하다고 필자도 인정하고 있다. 총콜레스테롤 수치가 700이 넘어 고작 51세의 젊은 나이에 중풍이 온 필자의 한 환자는, 바로 이 '스타틴'이 없었더라면 조만간 또다시 중풍이 발생하여 생명을 잃거나 반신불수가 될지도 모른다. 이런 환자들의 생명을 구해주는 귀중한 약이긴 하지만, 콜레스테롤이 너무 지나치게 떨어지게 되면 오히려 여러 가지 심각한 문제를 일으킬 수 있다. 앞서 언급했던 것처럼 콜레스테롤 수치가 많이 떨어지면, 벽돌과 시멘트 없이 건물을 세울 수 없듯이, 뇌를 만드는 재료 자체가 부족해지므로 결국 뇌가 쪼그라들 수밖에 없다. 게다가 '스타틴'은 콜레스테롤 합성만 억제시키는 것이 아니라, 이 과정에서 미토콘드리아의 필수적 성분인 '코엔자임Q10'의 합성도 같이 억제시킨다. 뒤에 3부 1장에서 자세히 설명하겠지만, 코엔자임Q10이 부족해지면 미토콘드리아의 에너지 생산이 마비된다. 뇌에서 에너지 생산이 저하되면, 뇌의 기능도 같이 저하

된다. 여기서 좀 더 심각해지면 치매에 이를 수 있다. 치매는 뇌의 '에너지 부도' 상태로 이해하면 쉽다. '스타틴' 계열의 고지혈증약은 전 세계적으로 엄청나게 처방되고 있는데, 안타깝게도 이를 처방하고 있는 의사들은 이 약이 얼마나 인지기능을 저하시킬 수 있는지 잘 이해하지 못하는 것 같다. 장기간 사용하면 기억력 저하 등의 인지기능이 계속 떨어지는 현상을 흔히 목격할 수 있는데, 이런 얘기를 하면 대부분의 의사들은 '스타틴'과는 전혀 관계가 없다고만 말한다. 안타깝다.

필자에게 스타틴을 처방받고 있는 환자는 전부 다 합쳐도 50명도 안 될 것이다. 스타틴을 불가피하게 처방해야 하는 경우에는 반드시 코엔자임Q10을 같이 처방해야 부작용을 최소화시킬 수 있다. 이 약을 먹고 총콜레스테롤 수치가 120, 100 이하로 떨어지고 있는데도 계속 복용하는 경우도 흔히 볼 수 있었다(180-220 정도가 정상 수치임). 필자의 경험으로는 150 이하부터는 기억력 등의 저하가 발생하기 시작하며, 120 이하부터는 좀 더 복잡한 인지기능저하까지 나타날 수 있다. 코엔자임Q10은 에너지 사용이 많은 근육 등에 많이 존재하는데, 스타틴을 장기간 사용하면 근육 내 코엔자임Q10의 양이 크게 줄어들어 근력이 저하되고 근육량도 줄어든다. 척추나 관절이 좋지 않은 사람에게 장기간 스타틴을 사용하면, 척추·관절을 둘러싸는 근육이 작아지고 약해져서 증상이 갑자기 악화되는 경우를 흔히 볼 수 있다. 필자는 척추질환 환자가 특별한 이유 없이 증상이 악화되는 경우, 최근 스타틴 복용을 시작하지 않았는지 반드시 물어본다. 필자처럼 뇌·척추질환이 전문인 신경외과 의사들은 이러한 부작용을 종종 경험할 수 있지만, 신경계통 외의 다른 과 의사들은 이런 현상이 스타틴의 부작용인지 모르고 지나가는 경우가 많다. 특히 치매 위험군(갑상선기능저하증, 빈혈, 당뇨, 치매 유전자 보유자 등)에서 장기간 스타틴에 노출되면 치매 발생 가능성이 매우 높아질 수 있다는 사실을 기억해야 한다. 세상에 '신적 존재'의 약물은 없다. 무슨 약이든 독성을 가지고 있다는 사실을 기억하고, 부작용을 최소화하면서 효능을 최대한 살릴 수 있는 처방을 해야 한다. 스타틴 사용 후 콜레스테롤이나 코엔자임Q10이 부족해지면 어떤 문제가 생길 수 있는지, 간단하게 다음과 같이 정리해 보았다.

정리

1. 콜레스테롤 저하 ➡ 뇌세포막과 미엘린 수초 등의 생성 저하 ➡ 뇌 기능저하 및 뇌 위축 발생
2. 콜레스테롤 합성 억제 ➡ 코엔자임Q10 저하 ➡ 미토콘드리아의 에너지 생산 감소 ➡ 뇌세포의 에너지 저하(에너지 부도) ➡ 인지기능저하

다음의 신적 추앙 약물은 '위산 분비 억제제'이다. 'PPI (proton pump inhibitor)'라고도 흔히 불린다. 위산 과다에 의한 위염, 위궤양 등 수많은 위 질환을 치료해 혁혁한 공을 세운 약물이다. 누가 이들에게

감히 시비를 걸 수 있단 말인가? 적절한 타이밍에 단기적으로 처방한다면, 문제가 될 소지는 전혀 없을 것이다. 하지만 만약 장기간 사용한다면 어떤 문제가 발생할 수 있을까? 일반적으로 위산은 나쁜 놈이라고 인식되어 왔다. 하지만 위산이 충분하지 않으면, 위에서 음식이 충분히 소화되지 못한 채 장으로 내려가게 된다. 그러면 장에서 쉽게 부패되어 가스를 많이 만들게 되므로, 소화가 잘 안 되고 속이 더 부룩하다는 느낌을 받을 수 있다. 그런데 갑상선기능저하증, 경도인지장애, 치매 등의 환자들은 대부분 위산 분비가 떨어져 있다. 이 상황에서 '위산 분비 억제제'를 장기간 사용하면 어떻게 될까? 안 그래도 부족한데, 아예 못 나오게 막아버리니 위산으로 음식을 소화시키는 과정은 아예 포기해야 한다. 그리고 음식을 통해 유입되는 수많은 독소와 세균, 바이러스, 곰팡이균 등은 일차적으로 위산을 통해 대부분 제거된다. 그리고 위산이 부족하면 비타민B군과 미네랄의 흡수가 저하되고 심하면 빈혈까지 발생할 수 있다. 소화가 덜되어 장에서 심하게 부패된 음식물 찌꺼기들은 장세포를 자극해서 직접 손상시키고, 손상된 장세포를 통해 여러 가지 독성물질 등이 흡수되어 혈중으로 유입되기도 한다. 심각한 출혈성 위궤양 환자 등 처방이 반드시 필요한 경우가 아니라면 '위산 분비 억제제'의 '장기간 사용'은 가급적 삼가야 한다. 장기간 사용하면 인지기능저하까지 발생할 수 있다는 점을 항상 유의해야 한다. 비타민B군과 미네랄의 부족, 빈혈, 단백질 흡수 저하(단백질 흡수가 저하되면 뇌신경세포의 신경전달물질의 생산이 줄어들어 뇌 기능이 저하된다), 장의 손상, 손상된 장을 통한 독성물질, 세균, 바이러스, 곰팡이균 등의 유입 증가, 이로 인한 뇌의 손상, 장 기능저하에 동반된 뇌 기능저하 등의 기전을 통해 서서히 뇌가 망가지게 된다. 따라서 PPI의 사용은 단기간, 적재적소의 타이밍에 이루어져야 한다. 위산 분비를 저해시키지 않으면서 위장 기능을 향상시키고 보호해 주는 다른 종류의 위장약도 많으므로, 장기간 사용이 불가피한 경우에는 이런 종류의 약물을 적극적으로 사용할 필요가 있다. 위산 분비가 저하되면 어떤 기전에 의해 뇌 기능저하나 뇌 손상이 발생하는지, 다시 한번 간단하게 아래와 같이 정리하였다.

정리

1. 위산 분비 저하 ➡ 단백질, 비타민B군, 미네랄 흡수 저하 ➡ 단백질, 비타민B군, 미네랄 결핍 ➡ 뇌세포의 신경전달물질 합성 저하 ➡ 뇌 기능저하

2. 위산 분비 저하 ➡ 세균, 바이러스, 곰팡이균 등의 생존 및 침입 ➡ 장세포를 통해 혈류로 유입 ➡ 손상된 뇌혈관장벽 침입 ➡ 국소 염증 반응 ➡ 아밀로이드 베타 단백 증가 ➡ 뇌세포 손상

3. 위산 분비 저하 ➡ 장내 음식물의 과다 부패 ➡ 가스 및 독성물질 증가 ➡ 장세포 손상 ➡ 염증 반응 증가 ➡ 코티솔 증가 ➡ 뇌세포 손상

4. 위산 분비 저하 ➡ 장세포 손상 ➡ 세균, 바이러스, 곰팡이균 등 혈류로 유입 ➡ 손상된 뇌혈관장벽 침입 ➡ 국소 염증 반응 ➡ 아밀로이드 베타 단백 증가 ➡ 뇌세포 손상

5. 위산 분비 저하 ➡ 비타민B군, 미네랄 결핍 ➡ 호모시스테인 증가 ➡ 뇌혈관장벽 손상 ➡ 국소 염증 반응 ➡ 아밀로이드 베타 단백 증가 ➡ 뇌세포 손상

치매를 치료하기 위해서는, 치매를 유발할 수 있는 원인을 전부 찾아서 해결해야 한다. 치매 전문의는 탐정과 같은 존재가 되어야 한다. 스타틴이나 PPI와 같은 약물이 직접적으로 치매를 유발한다는 뜻이 아니다. 하지만 장기간의 무분별한 사용은 우리 몸에 여러 가지 문제를 발생시킬 수 있고, 그 과정에서 인지기능저하가 발생할 수 있다는 점을 반드시 기억해야 한다. 치매 전문의는 얼핏 보면 정말 사소해 보이는 이런 부분에도 신경을 써야 한다. 아무리 좋은 약도 제대로 사용하지 못하면 오히려 건강에 해가 될 수 있다는 것을 이 2가지 약물을 통해 알 수 있다.

3부
구체적인 치료 방법과 놀라운 효과

01. 미토콘드리아를 리셋^{reset}시켜라! | 미토콘드리아의 부활
02. 혈관력^{血管力}을 높여라! | 혈관과 치매와의 관계
03. 수면력^{睡眠力}을 높여라! | 수면의 질과 치매
04. '제2의 뇌'인 '장'을 치료하라! | 뇌를 다시 건강하게 하는 것은 장이다
05. 우리 몸의 엔진을 고치면 뇌도 살아난다! | 부신, 갑상선의 치료
06. '뇌 리셋^{reset} 케톤식'으로 잠든 뇌를 깨운다
07. 자가포식(세포 내 청소 및 재활용)으로 뇌 안의 쓰레기를 청소하라!
08. 비타민은 지용성 비타민을 최우선으로!
09. S-아릴 시스테인 | S-allyl cysteine - 치료 물질로서의 가능성
10. 아이들 키가 큰다고? 집중력과 성적도 같이 오른다
11. 뇌 리셋 케톤식 시작하기 | 구체적인 방법 정리

01. 미토콘드리아를 리셋^{reset}시켜라!
| 미토콘드리아의 부활

　　미토콘드리아는 에너지를 만들어 내는 '에너지 발전소'이다. 인간은 에너지가 잘 만들어져야 생존해 나갈 수 있다. 즉, 미토콘드리아 기능이상이 발생하면 당연히 여러 가지 문제가 발생할 수밖에 없다. 2부의 05-04에서(90페이지 참조) 미토콘드리아의 기능이상이 어떻게 치매를 유발할 수 있는지에 대해 언급하였다. 현재 '미토콘드리아 기능이상'과 관련된 대표적인 질환으로는 '갑상선기능저하증', '제2형 당뇨', '심부전', '파킨슨병', 그리고 '알츠하이머 치매'가 있다. 이들 질환은 서로 밀접한 관계가 있으며 거의 동일한 기전에 의해서 발생하므로 이들 중 몇 가지 병이 같이 나타나는 경우가 많다. 특히 '알츠하이머 치매'에서의 '미토콘드리아 기능이상'은 최근 많은 연구 논문에서 명백히 밝혀지고 있으며, 조만간 수십 년간 정설로 인정되어 왔던 '아밀로이드 베타 단백'의 축적에 의한 치매 발생 학설을 뛰어넘을 것으로 생각된다. 필자는 '아밀로이드 베타와 타우 단백'의 축적과 '미토콘드리아 기능이상'의 두 가지 기전 모두 치매를 일으키는 주된 원인인자이며, 치매 환자에 따라 어떤 환자는 2가지 기전 중 하나의 기전으로, 어떤 환자는 2가지 기전에 모두 영향을 받아 발생한다고 생각한다. 최근 이들에 대한 연구 논문들도 끊임없이 쏟아져 나오고 있어, 조만간 정설로 자리 잡을 것으로 보인다.

3부 구체적인 치료 방법과 놀라운 효과

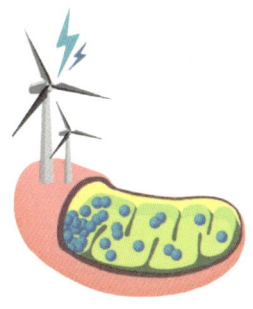

'미토콘드리아 기능이상'이 치매의 가장 중요한 원인이라면, 만약 미토콘드리아의 기능을 개선시킬 수 있다면? 최근 '미토콘드리아 기능이상'에 대한 연구 붐[boom]이 일어나고 있는 가운데, '로잔연방공과대학교'(스위스 로잔에 있는 세계적인 이공계 연구중심대학)의 요한 아우베르크스(Johan Auwerx) 연구실에서, **미토콘드리아 기능을 향상시키면 '자가 손상'**(미토콘드리아는 에너지를 만드는 과정에서 스스로 산화 손상을 받는 특성이 있다. 산화 손상이란 에너지를 만들어 낼 때 불가피하게 생기는 매연, 그을음 같은 것으로 이해하면 된다)**으로부터 스스로를 보호할 뿐만 아니라 '아밀로이드 플라그'의 형성도 감소시킨다는 것을 발견하였다.** 그야말로 일석삼조의 효과다. 미토콘드리아의 기능을 향상시키면 에너지 생산이 많아져 뇌 기능이 활발해지고, 에너지 생산 과정에서 발생하는 그을음과 같은 산화 손상이 적어져 에너지 발전소의 피해를 막아준다. 거기다가 '아밀로이드 플라그' 생성까지 줄여준다니 이보다 더 나은 치료 방법이 있을까? 너무 망가져서 복원이 불가능한 단계에 이르기 전에, 미토콘드리아 기능이상을 집중적으로 조준해서 복원·리셋[reset] 시킨다면 경도인지장애와 치매의 초기, 그리고 초기와 중기 사이까지는 치료가 가능할 것이다. '건강한' 미토콘드리아를 가진 사람은 치매에 걸릴 가능성이 제로^{zero}에 가까울 것이라고 필자는 확신하고 있다. 그렇다면 미토콘드리아는 어떻게 리셋^{reset}시킬 수 있을까?

> **정리**
>
> **미토콘드리아 기능 향상의 효과**
> 1. 에너지 생산이 많아져 뇌 기능이 활발해짐
> 2. 에너지 생산 과정에서 발생하는 산화 손상으로부터 스스로를 보호함
> 3. 아밀로이드 플라그 생성을 감소시킴

나이가 들어가면서 미토콘드리아는 수많은 산화 손상 등으로 형태적, 기능적으로 이상 소견을 나타내게 된다. 많이 쓰다 보니 다치기도 하고, 그러다 보니 원래 모습을 잃어버리기도 한다. 타원형의 우아한 곡선의 미토콘드리아가, 울퉁불퉁해지고 퍼지고 곧 터져버릴 것만 같은 모습을 보이기도 한다. 기능도 예전 같지 못하다. 팔팔한 청년 같은 모습은 온데간데없고, 졸려서 땅바닥에 퍼져 있는 판다를 보는 느낌이다. 일단 3가지로 정리된다. 더 이상 다치지 않게 '방위 시스템'을 구축하고, 퍼져 있는 것은 '기능을 향상'시키고, 너무 손상되어 필요 없는 것들은 '분해, 재활용'하면 된다.

01-01. 방위 시스템을 구축하라!

미토콘드리아는 에너지를 만들어 내는 우리 몸의 '에너지 발전소'이다. **에너지를 만들 때, 다량의 활성 산소**(에너지 생성 과정에서 발생하는 매연, 그을음 같은 것. 산화력이 강해 조직에 산화 손상을 일으키며 노화의 원인으로도 잘 알려짐)**가 부산물(by-product)로 같이 생성된다.** '활성 산소'는 미토콘드리아를 직접 공격할 수 있으므로, 이 부산물을 처리하지 않으면 미토콘드리아가 손상되어 기능이상이 발생할 수 있다. 인간이 살기 위해 에너지를 생산하는 과정에서 미토콘드리아에 이런 독성물질이 만들어지고, 이것이 부메랑처럼 다시 미토콘드리아를 손상시킨다는 점은 아이러니하다. 그리고 '기능이상'이 발생한 미토콘드리아는 에너지를 만들 때, 정상 미토콘드리아에 비해 훨씬 많은 활성 산소를 만들어 낸다. 마치 고장 난 기계를 돌리면 시커먼 연기와 그을음이 더 많이 생기는 것과 같은 이치다.

나이가 들면 건강한 사람도 '세월'이라는 시간의 느린 산화 반응에 의해 미토콘드리아의 기능이 조금씩 떨어진다. 5세 아이들의 미토콘드리아는 손상 비율이 거의 0%이지만, 만 90세 노인들은 손상 비율이 95%에 이른다는 보고도 있다. **치매 환자들은 미토콘드리아의 손상 등에 따른 '미토콘드리아 기능이상'이 훨씬 심하다는 점은 앞서 몇 차례 언급하였다.** 그렇다면 치매 환자의 미토콘드리아는 '기존 노화 반응'에 의한 '기능저하'뿐만 아니라, 여기에 더해 비정상적인 '기능이상'까지 동반되어 있으니, 마치 더블 펀치를 맞은 것처럼 이중으로 상태가 나빠져 있다. 이렇게 나빠진 '미토콘드리아'는 에너지를 생산할 때 엄청난 양의 그을음이나 매연, 즉 '활성 산소'를 같이 만들어 낸다. 다량으로 만들어진 '활성 산소'는 다시 미토콘드리아를 공격하게 되어, 악순환의 무한 고리에 빠지게 된다. 이런 상황이다 보니, 치매에 걸리게 되면 단 한 번도 호전되지 않고 서서히 악화되다가 결국 사망에 이르게 되는 것이다. 악순환의 고리가 이렇게 무섭다. 그래서 고리를 끊어줘야 한다. 반드시!!

이 무서운 악순환의 고리를 끊기 위해서는 '활성 산소'에 대한 방위 시스템(defense system)을 구축해야만 한다. '활성 산소'는 매우 강력한 산화력을 가지고 있다. 철이나 파이프 같은 금속을 공기 중에 오래 두면 녹이 스는 현상을 자주 보았을 것이다. 이것이 '산화'이다. 이건 약간 느린 산화이니 좀 더 빠른 산화를 예를 들면, 상처를 입었을 때 '빨간 약'과 '과산화수소수'로 소독해 본 경험이 다들 있을 것이다. 피가 난 곳에 '과산화수소수'를 몇 방울 떨어뜨리면 엄청난 거품이 올라오면서 열도 발생한다. 상상해 보시라. 우리 몸 안에서 '과산화수소수' 같은 물질이 세포에서 부글부글 거품을 내며 조직을 손상시켜 버리는 장면을. 좀 무섭지 않은가? 이렇게 무서운 반응을 빠른 속도로 일으키는 것은 아니지만, 이와 비슷한 방법으로 세포를 손상시키는 것이 바로 '활성 산소'이다. 무섭긴 하지만, 생활습관을 교정하면서 활성 산소를 다소나마 줄일 수 있는 방법이 있다. 예를 들어 인스턴트 음식 섭취, 가공식품 섭취, 고탄수화물 식이, 과식, 과도한 운동(1시간 넘게 과도한 운동을 하면 활성 산소가 많이 생성됨), 자외선 과다 노출, 술과 담배, 스트레스 등은 활성 산소를 잘 발생시키므로 피할 수 있는 것은 최대한 피하도록 하자.

이제는 활성 산소를 중화시키는 물질에 대해서 알아보자. 이들을 총칭해서 '항산화물질'이라고 한다. 지금부터는 '항산화물질'을 이용한 '방어 시스템'에 대해 소개하겠다. 항산화물질은 '항산화제'라고도 흔히 부른다. 항산화제는 종류가 정말 다양하다. 수퍼옥사이드 디스뮤타제(SOD), 카탈라제(catalase), 글루타치온, 시스테인, 비타민C, E, 베타카로틴, 플라보노이드, 폴리페놀 등등 셀 수 없이 많다. 이 중에는 체내에서 만들어지는 것도 있고, 경구 섭취나 정맥 주사가 가능한 것도 있다. 이런 것을 일일이 다 사서 먹는 것은 불가능한 일이고, '생체이용률'이 모두 다 높은 것이 아니므로(즉, 먹어도 흡수가 잘 안 되는 것도 많다), '생체이용률'이 비교적 높고 항산화 효과가 입증된 것 중에서 우선순위를 정해(많은 종류를 사 먹는 건 경제적으로 불가능하므로) 구입해 먹는 것은 좋은 방법이다. 우선순위는 뒤에서 언급하겠다.

이미 널리 알려진 미토콘드리아에 대한 항산화제는 코엔자임Q10, 시스테인, 글루타치온 등이 유명하며, 필자도 실제로 이런 항산화물질에 대해 설명하고 정기적으로 복용하거나 주사를 맞도록 격려

하고 있다. 하지만 주사라는 것은 항상 맞을 수 있는 것도 아니고, 경구 항산화제는 섭취했을 때 과연 얼마만큼 미토콘드리아까지 효과적으로 도달할 수 있을까에 대한 '생체이용률'이 가장 큰 고민거리이다. 그런데 요즘 주목을 끌고 있는 것이 바로 미토큐(MitoQ)라는 물질이다. 지금까지 '미토큐'에 대해 많은 연구 논문들이 발표되었으며, 강력한 항산화물질이면서 미토콘드리아를 집중적으로 타게팅^{targeting}한다는 점이 인상적이었다. 즉 '생체이용률'이 높으며, 10 mg 정도로 코엔자임Q10 400 mg 정도의 효과가 있다고 한다. 상용화되어 판매하는 곳이 미국에도 아직 몇 군데에 불과하지만, 조만간 수년 내에 국내에서도 쉽게 구입할 수 있을 것으로 예상한다. 국내에 출시될 때까지는 코엔자임Q10을 고용량 요법(하루 300-600 mg)으로 당분간 복용하도록 진료실에서 설명하고 있다. 생활습관의 교정과 함께 아래의 항산화제를 우선순위로 복용하면 증상 호전에 큰 도움이 될 것이다.

'미토콘드리아 방위 시스템'으로서의 항산화제는

1. 미토큐(MitoQ) : 5-10 mg. 아직 국내 제품은 없으나, 곧 출시 가능성 높음
2. 코엔자임Q10 (300-600 mg) : 하루 600 mg까지 복용해도 되며, 국내 제품 있음(코엔자임Q10이나 미토큐 중 하나만 선택하면 됨. 같이 복용할 필요 없음)
3. 시스테인(L-cysteine) 혹은 N-acetyl-cysteine : 500-1,500 mg. 국내 제품 있음
4. 비타민C : 하루 2-6 g. 국내 제품 있음

이들 외에도 여러 가지 많이 있지만, 우선순위를 생각해서 소개하였으며, '글루타치온'은 아직 생체이용률에 대해 논란이 많으므로 일단 제외했다. 향후 생체이용률을 높일 수 있는 방법(예를 들어 지용성 크림 등으로 만듦)을 개발하여 효과가 입증되면, 필자도 글루타치온을 경구 또는 크림 제제 등으로 사용해 볼 계획이다.

01-02. 기능을 업그레이드^{upgrade}시켜라!

지금까지 '미토콘드리아'가 공격받지 않도록 하는 '방위 시스템'에 대해 알아보았다. 여기서는 '미토콘드리아'의 기능 자체를 향상시켜, 에너지를 보다 효율적으로 생산하게 하는 방법에 대해 소개하겠다. 2부 05-04에서(90페이지 참조) 언급했듯이 '갑상선기능저하증'과 '알츠하이머 치매'에서는 공통으로 세포 내 '미토콘드리아의 수와 활성도', 즉 '기능'이 많이 떨어져 있다. 그리고 동물 실험에서 갑상선 호르몬을 투여하면 세포 내 미토콘드리아 수와 크기가 증가하고 활성화되어, 미토콘드리아의 '기능'이 향상되며 그 수가 조 단위로 크게 늘어난다는 것을 확인할 수 있었다. 또한 앞서 언급했듯이 『의학생리학』이라는 교과서에서는,

> '갑상선 호르몬의 주된 기능은 단순히 미토콘드리아의 수와 크기, 활성도를 증가시키는 것에 있음이 분명하다.'

라고 하였다. 따라서 치매가 의심되면 '갑상선 기능'은 반드시 평가해야 하며, 혈액검사를 하기 전에 먼저 핵심 증상과 신체 징후를 반드시 확인해야 한다. 필자는 이 책에서 가장 중요한 부분을 2부에서 (74페이지 참조) 자세히 설명하였다. 경도인지장애나 치매를 진단할 때에는 (파킨슨병, 제2형 당뇨도 해당 - 미토콘드리아 기능이상과 관련된 질병이므로) 반드시 갑상선 기능저하의 증상과 신체 징후를 확인하여, 갑상선 문제라고 판단되면 갑상선 치료를 반드시 병행해야 한다. 어떻게 치료해야 하는지 구체적인 내용은 3부 5장에서(182페이지 참조) 소개하겠다. 치매, 파킨슨병, 제2형 당뇨 등에서 '갑상선 기능저하'가 동반되어 있을 가능성은 매우 높으므로(필자의 추정으로 40% 이상) 이를 같이 해결하면 좋은 성과를 낼 수 있으며 완치도 가능할 것으로 생각한다. 갑상선 기능저하의 치료에 대해서는 나중에 자세히 언급되므로, 여기서는 미토콘드리아 기능을 향상시키는 다른 효과적인 방법을 설명하겠다.

당연하고 진부하지만, 운동은 미토콘드리아의 기능을 개선시킨다. "운동하세요!"라는 말은 누구나 할 수 있는 말이라 지루하기도 해서 내용에서 빼려고 했었다. 하지만 운동이 미토콘드리아 기능을 개선시킨다는 것은 확실한 사실이므로, 여기서는 운동이 어떤 기전으로 기능을 개선시키는지에 대한 설명은 생략하고, 어떤 운동 방법이 가장 효과적인지에 대해서 간단히 언급하겠다.

3부 구체적인 치료 방법과 놀라운 효과

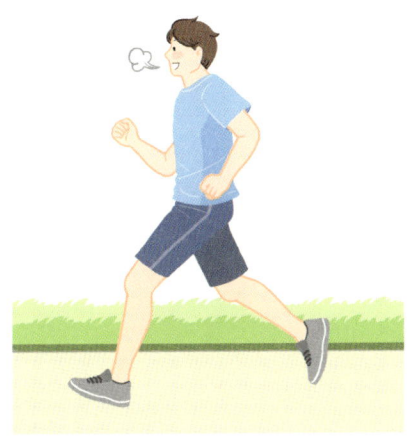

먼저 '지구력 운동'과 같은 유산소 운동의 방법에 대해서 알아보자. 유산소 운동은 글리코겐, 지방을 사용하여 에너지를 생성하므로 미토콘드리아를 단련시키기에 좋다. 가장 대표적으로 '걷기 운동'이 있다. 필자는 척추, 관절에 문제가 있는 환자들에게는 '평지 보행'을 권장하고 있다. 치매 환자들은 대부분 고령인 경우가 많아, '고강도 인터벌 훈련(강한 강도의 운동과 약한 강도의 운동을 교대로 수행)'을 시행하기 어려운 경우도 많고 어르신들을 설득해서 운동시키기가 만만치 않다. 게다가 고령으로 척추, 관절이 좋지 않은 사람들이 많으므로, 무리하게 오르막, 내리막을 걷거나 등산하는 것은 피하고(척추나 관절에 문제가 없으면 등산도 가능하다) 평지 보행을 권유하고 있다. 걷기는 언제든지 가능하고 장소에도 구애받지 않으며 손쉽게 할 수 있는 운동이다. 하지만 지방 연소 등의 미토콘드리아 단련 효과를 거두기 위해서는 약간 빠른 걸음으로 걷고, 옆 사람과 대화할 수 있는 정도의 강도가 바람직하다. 시간대는 비타민D를 가장 많이 합성할 수 있는 오전 10시에서 오후 2시가 바람직하지만, 본인이 가능한 시간을 자유롭게 정해도 좋다. 하루에 약 30분에서 1시간 정도의 걷기 운동이 바람직하며, 1시간 이상의 운동은 시작 단계에서 오히려 역효과가 발생할 수 있다. 최소 3-6개월 이상 매일 꾸준히 운동한 이후(1주일 3-5회 정도도 괜찮다) 1시간 이내의 운동이 너무 적어서 부족함을 느낄 수준에 이르면 1시간 30분 정도까지는 괜찮지만, 가급적 길어도 1시간을 넘지 않도록 권장하고 있다. 옛말에도 '과유불급'이라는 말이 있듯이, 운동은 과해서도 안 된다. '자전거 타기'도 좋은 선택이다. 허리는 괜찮은데, 무릎 관절에 문제가 있는 환자에게는 부담 없이 선택할 수 있는 운동이다. 허리가 아픈 사람들은 운동 시에 허리를 계속 굽혀야 하는 동작 때문에 불편감을 느낄 수 있으므로 심한 허리 통증 환자에게는 권장하지 않는다. 필자는 체력이 허락한다면, 수영을 많이 권유하고 있다. 수영은 척추나 관절에 문제가 있는 고령자들도 충분히 할 수 있는 운동이다. 물속에서 걷는 운동도 좋다. 하지만, 역시 30분에서 1시간 이내로 조절하고, 숙련이 되지 않은 상태에서 1시간 이상의 운동은 피해야 한다는 점을 기억하길 바란다. 어떤 날은 걷기 운동, 어떤 날은 자전거 타기, 어떤 날은 수영하기 등으로 여러 가지 운동을 번갈아 가면서 해도 좋다. 충분히 숙련되어 걷기 정도로 만족하지 못하는 사람들은 천천히 뛰는 정도의 운동은 무리하지 않는 범위 내에서는 충분히 가능하다.

위에서 언급한 '지구력 유산소 운동'은 꾸준히 하는 것이 중요하며, 어쩌다가 생각날 때 하는 것은 의미가 없다. 매일매일 빠지지 않도록, 과하지 않게(1시간 미만) 하는 것이 바람직하다. 척추, 관절이 안 좋은 상태에서 무리하게 등산을 한다든지 허리가 좋지 않은데 자전거 운동을 '통증을 참아가며' 억지로 하는 것은 역효과를 유발한다. '통증을 참아가며' 하는 운동은 매우 위험하며, 본인의 상태에 맞추어 운동 시에 '통증이 유발되지 않는' 운동을 선택해서 꾸준히 실행에 옮겨가는 것이 중요하다. "이 운동 좋더라, 이거 하니까 나았다더라" 같은 말에 현혹되지 말고 '자신에게 맞는 운동 방법'을 찾으면 된다.

운동을 하면서 같이 복용하면 지방산 연소가 증가하고, 혈당 강하 및 혈중 인슐린 수치 저하를 촉진할 수 있는(대사에서 가장 이상적이다. 당뇨 환자의 생리 반응과 정반대 반응으로 이해하면 쉽다. 혈당을 낮추면 당화 손상도 줄어들고, 혈류의 흐름이 원활해지며, 인슐린 농도 저하에 따라 불필요한 체지방 합성이 감소되기 때문이다) 유용한 물질이 있다. 그것은 바로 '녹차 추출물'이다. 폴리페놀 계열이라 항산화 효과도 좋으며, 장기적으로 복용해도 효과가 줄지 않고 오히려 강화된다는 보고도 있다. 몸을 '당대사'에서 '지방대사'로 전환시키는 데 도움을 주며, 운동과 병행했을 때 시너지(상승) 효과를 보이는 것으로 확인되었다. '녹차 추출물'은 캡슐 형태로도 시판되고 있지만, 녹차를 자주 즐기는 것으로도 효과를 충분히 볼 수 있을 것이다.

필자가 가장 좋아하는 미토콘드리아 기능 개선 물질은 '카르니틴(L-carnitine)'이다. '카르니틴'은 신경외과 전문의들이 신경퇴행성 질환(치매, 파킨슨 등)의 보조 치료로서 자주 처방하는 전문 의약품이다. 그런데 이 약이 요즘 피부과, 성형외과 등에서 비만치료제로도 사용되고 있다. 그 이유는 바로 이 물질이 '미토콘드리아 기능'을 개선시키는 작용이 있기 때문이다. 카르니틴은 '카르니틴 셔틀(carnitine shuttle)'이라고 불리는 에너지 운반체의 구성 물질이며, 셔틀버스처럼 세포질에서 미토콘드리아로 다양한 영양소를 운반하여 에너지를 발생시키게 한다. 그중 특히 지방산을 미토콘드리아로 운반하여 에너지를 생산하게 하는 중요한 역할을 담당한다. 이 셔틀버스가 작동하지 못하면 아무리 영양소가 많이 존재해도 효율적으로 에너지화시키지 못한다. '카르니틴 셔틀'이 가장 많이 필요한 곳은 심장과 뇌가 대표적이다. 심장에는 다른 장기에 비해 많은 에너지가 필요하므로 미토콘드리아의 수가 아주 많은데, '카르니틴(L-carnitine)'이라는 셔틀버스 역시 상당한 양이 존재해야 연비 좋은 엔진처럼 작동할 수 있다. 심장의 수축력이 떨어져 있는 환자, 특히 심부전 환자에게는 반드시 필요하며, 미토콘드리아의 에너지 대사가 심각하게 떨어져 있는 치매 환자에게는 없어서는 안 될 필수 불가결한 성분이다.

그리고 미토콘드리아 기능 개선에서 가장 중요한 것은 코엔자임 Q10(Coenzyme Q10)이다. '코큐텐'으로도 잘 알려진 이 성분은 미토콘드리아의 방어 시스템에서도 중요한 역할을 담당한다. 앞서 언급한 미토큐(MitoQ)도 코엔자임Q10과 기능은 같으나, 흡수율과 생체이용률이 훨씬 뛰어나다는 장점으로 주목받고 있는 물질이다. 미토큐가 좀 더 보편화된다면 치매 치료의 획기적인 발전으로 이어질 것이라고 필자는 확신하고 있다. 코엔자임Q10은 미토콘드리아 자체를 구성하는 물질 중의 하나로, 나이가 들수록 혈중 농도가 급격하게 떨어진다. 미토콘드리아가 제대로 기능하기 위해서는 충분한 양의 코엔자임Q10이 확보되어야 한다.

필자는 과거 72세 남자 환자의 '중증 척추관 협착증'(척수신경관이 좁아져 신경을 압박하여 보행이 어려워지고 하지의 신경통 증상이 나타나는 질환)의 수술을 계획하고 있었다. 그런데 심초음파 검사에서 '심박출률(ejection fraction, EF)'이 38% 정도로 전신 마취가 위험한 상태였다(최소 50% 이상은 되어야 전신 마취가 가능). 목숨 걸고 수술할 수는 없지 않은가? 일단 코엔자임Q10 300 mg, 카르니틴(L-carnitine) 2,000 mg, 비타민D 5,000 IU(단위), 고용량 비타민B군을 매일 3개월간 투여하였다. 3개월 뒤에는 심박출률이 55%까지 회복되어 무사히 수술을 마칠 수 있었다. 코엔자임Q10과 카르니틴이 심장 수축력의 회복에 가장 크게 기여했다고 생각한다. 필자는 심부전 환자의 효과적인 치료를 위해서는, 이 두 가지는 반드시 처방해야 한다고 생각한다.

'미토콘드리아 기능 향상 시스템'으로는

1. 갑상선 호르몬 분비의 정상화 : 미토콘드리아의 수와 크기를 동시에 증가시킴
2. 지구력 유산소 운동 : 걷기 운동을 매일 30분-1시간 규칙적으로
3. 카르니틴(L-carnitine) : 하루 2,000 mg(처방약이지만, 보조 식품으로도 시판 중임)
4. 미토큐(MitoQ) : 5-10 mg. 아직 국내 제품은 없으나, 곧 출시 가능성 높음
5. 코엔자임Q10 : 하루 300-600 mg. 600 mg까지 복용해도 되며, 국내 제품 있음(코엔자임Q10이나 미토큐 중 하나만 선택하면 됨. 같이 복용할 필요 없음)

이외에도 알파리포산, 비타민D 등 미토콘드리아 기능 향상에 도움이 되는 물질들은 여러 가지가 있지만 우선순위를 생각해서 적어 보았다. 아무리 좋은 미토콘드리아 기능 개선제를 사용해도, 갑상선 호르몬의 분비가 저하되거나 그 기능이 떨어지면 미토콘드리아의 수와 크기가 절대적으로 줄어들어 아무런 의미가 없을 수 있다. 갑상선 기능에 문제가 있는데도 진단을 받지 못해 적절한 치료를 받지 못하면, 그로 인해 발생하는 심부전이나 치매, 파킨슨병의 치료는 불가능하다. 앞서 언급했듯이 제1형, 제2형 갑상선기능저하증의 유병률은 전 인구의 약 50%에 육박한다. 즉, 치매의 치료에서 갑상선 기능의 정상화는 아무리 강조해도 지나치지 않다.

01-03. 망가진 것은 분해, 재활용해서 복원시켜라!

앞서 언급했듯이 5세 아이들의 미토콘드리아는 손상 비율이 거의 0%이지만, 만 90세 노인들의 손상 비율은 95%까지 이르는 경우도 있다. 제대로 된 미토콘드리아가 없다고 표현해도 무방하다. 게다가 치매, 파킨슨병, 심부전 등이 있는 환자들의 '미토콘드리아의 손상과 기능이상'은 이보다 훨씬 더 심할 것이다. '손상된' 미토콘드리아가 어떻게든 에너지를 만들어 보려고 기를 쓰다 보면, 이 과정에서 엄청난 양의 매연이나 그을음, 즉 활성 산소가 발생한다. 활성 산소는 다시 미토콘드리아를 손상시켜 기능을 더욱더 떨어뜨리고, 결국은 '에너지 부도' 상태에 이르게 할 것이다. 이 상태에 도달한 질병이 이른바 불치병이라 불리는 치매, 파킨슨병, 심부전 등이다.

너무 망가져 못쓰게 된 것은 빨리 버려야 한다. 그래야 살아남을 수 있다. 몇 년 전 『세상에 이런 일이』라는 TV 프로그램에서, 집안에 몇 년 치 쓰레기를 버리지도 않고 쌓아 둔 사람의 사연을 본 적이 있다. 집이 악취가 진동하는 쓰레기장이 되어 일상생활조차도 힘들어진 모습을 보면서, 쓰레기는 버리건 재활용을 하건 반드시 처리해야 한다는 사실을 절실히 느꼈다. 미토콘드리아도 마찬가지다. 에너지를 만들어 내지도 못하면서 괜히 무리하다가 매연이나 뿜어내는 고장 난 엔진은, 역으로 우리 몸을 공격하고 오히려 상황을 악화시키기만 한다. 과감하게 버릴 것은 버려야 한다.

그런데 우리 몸에는 이런 고장 난 엔진을 잘게 분해해서, 사용할 수 있는 원료로 바꾸어 주거나 좀 더 건강한 것으로 만들어 주는 훌륭한 복구 시스템이 있다. 더 정확하게 말하면, 재활용 및 질 관리(quality control) 시스템이다. 이 시스템 중 하나가 '미토파지(mitophagy)와 자가포식(autophagy)'이다. '미토파지'는 이미 손상되었거나 망가진 미토콘드리아를 '세포 내 분해'를 통해 제거하게 된다. 미토파지는 mito(미토콘드리아)와 phagy(포식)를 합친 말로서 손상된 미토콘드리아를 포식하여 분해시켜, 재활용 가능한 상태로 만들어 주는 시스템이다. 자가포식(autophagy)은 미토콘드리아뿐만 아니라 세포 내에 어디건 고장 난 곳이 있으면 포식·분해시켜 재활용 가능한 원료로 바꾸어주는 보다 광범위한 '세포 재활용·복원' 시스템이다. 이러한 재활용 시스템의 기능이상이 치매, 심부전, 파킨슨병, 암 등 다양한 질환에서 보고되면서, '미토파지와 자가포식'의 역할과 치료에의 적용 가능성에 대해 연구자들의 관심이 점점 뜨거워지고 있다.

그중 주목되는 것이 바로 '니코틴아마이드 리보사이드(nicotinamide riboside, NR)'이다. 이 물질은 미토파지 등의 기전을 통해 손상된 미토콘드리아를 제거 또는 복원시키거나, 더욱 건강한 미토콘드리아가 될 수 있게 유도한다. '니코틴아마이드 리보사이드(NR)'는 '니코틴아마이드 아데닌 디뉴클레오타이드(nicotinamide adenine dinucleotide, NAD+)'라는 미토콘드리아의 기능 유지와 에너지 생산에 필수적인 물질의 농도를 높여준다. '니코틴아마이드'는 비타민B3인데, '니코틴아마이드 리보사이드'는 비타민B3 대사 과정에서 형성되는 물질이며, 비타민B3보다 NAD+의 농도를 훨씬 효과적으로 높여줄 수 있다. 미국 콜로라도대학교 볼더캠퍼스 연구진의 연구에 따르면, '니코틴아마이드 리보사이드(NR)'를 매일 복용시키면 칼로리를 제한했을 때 나타나는, 건강에 유익하게 작용하는 주요 화학적 경로가 활성화된다고 한다. 칼로리 제한이 수명을 연장하고, 우리 몸이 '미토파지나 자가포식' 시스템과 같은 여러 복구 시스템을 가동시킨다는 것은 많은 연구를 통해 알려져 있다. 이 연구는 볼더 지역에서 건강한 성인 24명을 대상으로 시행되었으며, 그중 절반은 6주 동안 위약(가짜 약)을 복용한 뒤 1일 2회 '니코틴아마이드 리보사이드(NR)' 500 mg을 복용했으며, 나머지 절반은 먼저 6주간 NR을 복용한 뒤 위약을 복용시켰다. 그 결과 하루 1,000 mg의 NR 복용이 '니코틴아마이드 아데닌 디뉴클레오타이드(NAD+)' 수치를 60% 증가시켰다는 것을 확인할 수 있었다. NAD+는 칼로리 제한의 유익성과 관련이 깊은 장수 유전자의 일종인 '시트루인 유전자'의 활성화를 위해 필요하다. NAD+는 나이가 들어감에 따라 점점 감소하게 되지만 NR을 투여하면, 칼로리 제한을 통해 유익한 효과를 보는 것과 동일한 정도의 NAD+ 보존 효과를 나타내었다. 장수 유전자인 '시트루인 유전자'까지 활성화시키는 효과를 NR 투여로 보여줬다는 것은 획기적이었다. 이 연구 결과는 국제학술지 『네이처 커뮤니케이션스(Nature Communications)』에 게재

되었다. 또 다른 연구에서는 알츠하이머 치매 동물에서 NAD+가 부족하다는 것을 발견했으며, NR이 NAD+의 수치를 증가시킨다는 점에 착안하여 이 동물들에게 NR을 투여하였더니, 신경세포를 손상시키는 아밀로이드 침전물이 감소되고 에너지 생산이 증가되었으며 기억력이 개선되었다는 것도 확인할 수 있었다.

힘든 단식과 칼로리 제한을 통해 가까스로 얻어낼 수 있는 '세포 내 재활용 및 복구 시스템'과 장수 유전자인 '시르투인 활성화'가, 특별한 부작용 없이 NR의 투여로 거의 비슷한 효과를 낼 수 있다는 것은 아주 인상적이었다. 필자는 모든 경도인지장애와 치매 환자에게는 반드시 NR을 적용시켜 '손상된 미토콘드리아'를 최대한 정상에 가깝게 복구시켜야 한다고 생각한다. 치매뿐만이 아니다. 심부전, 파킨슨병 등 미토콘드리아 기능이상으로 발생할 수 있는 모든 병에 NR을 같이 적용해야 한다. NR 대신 고용량의 비타민B3를 복용하면 열감 등의 여러 가지 부작용이 나타날 수 있으므로, 비타민B3보다 부작용 발생이 적고, 더 효율적으로 NAD+를 보존·증가시킬 수 있는 NR(니코틴아마이드 리보사이드)로 투여하는 것이 바람직하다고 생각한다.

'미토콘드리아 재활용과 복구 시스템'으로는

1. 간헐적 단식(차후 자세한 방법을 설명함, 231페이지 참조)
2. 니코틴아마이드 리보사이드(NR) : 하루 250-1,000 mg

> **정리**

미토콘드리아를 리셋^reset 시키는 ABC 방법(우선순위 정리)

A. '미토콘드리아 방위 시스템'으로서의 항산화제

1. 미토큐(MitoQ) : 하루 5-10 mg
2. 코엔자임Q10 : 하루 300-600 mg(코엔자임Q10이나 미토큐 중 하나만 선택하면 됨. 같이 복용할 필요 없음)
3. 시스테인(L-cysteine) 혹은 N-acetyl-cysteine (NAC) : 하루 500-1,500 mg.
4. 비타민C : 하루 2-6 g

B. '미토콘드리아 기능 향상 시스템'

1. 갑상선 호르몬 분비의 정상화 : 미토콘드리아의 수와 크기를 동시에 증가시킴
2. 지구력 유산소 운동 : 걷기 운동을 매일 30분-1시간 규칙적으로
3. 카르니틴(L-carnitine) : 하루 2,000 mg
4. 미토큐(MitoQ) : 하루 5-10 mg
5. 코엔자임Q10 : 하루 300-600 mg (4, 5 둘 중의 하나 선택)

C. '미토콘드리아 재활용과 복구 시스템'

1. 간헐적 단식(231페이지 참조)
2. 니코틴아마이드 리보사이드(NR) : 하루 250-1,000 mg

이었다. 미토큐(MitoQ)와 코엔자임Q10은 기전이 거의 같으므로, 두 가지 중 하나만 선택해도 되겠다.

그러면 종합적으로 필자가 생각하는 우선순위를 정리하면,

> **정리**
>
> 1. 갑상선 호르몬 분비의 정상화(3부 5장에서 자세한 방법 소개)
> 2. 지구력 유산소 운동(걷기 운동을 매일 30분-1시간 규칙적으로)
> 3. 간헐적 단식(3부 7장에서 자세한 방법 소개)
> 4. 미토큐(MitoQ) : 하루 5-10 mg
> 5. 코엔자임Q10 : 하루 300-600 mg (4, 5 둘 중 하나 선택)
> 6. 니코틴아마이드 리보사이드(NR) : 하루 250-1,000 mg
> 7. 카르니틴(L-carnitine) : 하루 1,000-2,000 mg
> 8. 시스테인(L-cysteine) 혹은 N-acetyl-cysteine : 하루 500-1,500 mg

라고 정리할 수 있다. 이 외에도 비타민C, D3, K2, 알파리포익산 등이 있지만 우선순위를 위해 위와 같이 정리하였다.

02. 혈관력血管力을 높여라! | 혈관과 치매와의 관계

혈관의 건강이 우리 몸에 얼마나 중요한지 모르는 사람은 없다. 심신의 건강과 혈관의 건강만 가져도 모든 것을 다 가진 것과 같다. 깨끗한 혈관이 가지는 힘, 즉 '혈관력血管力'은 질병을 예방하고 치료하는 힘이라고도 말할 수 있다. 통계청이 발표한 '2017년 사망원인통계'에 따르면, 한국인의 3대 사망 원인은 암, 심장질환, 뇌혈관질환으로 총 사망자의 46.4%를 차지했다. 심장질환과 뇌혈관질환은 혈관의 문제로 발생하므로, 혈관의 건강을 지키는 것이 얼마나 중요한 것인지 단적으로 보여준다.

1부에서 '혈관성 치매'에 대해 간단히 소개하였다. 치매 중에서 가장 흔한 것은 '알츠하이머 치매'로 전체 치매 환자의 60% 이상을 차지하며, 그다음으로 혈관성 치매가 20%를 차지하고 있다. '혈관성 치매'는 문자 그대로 혈관에 문제가 생기면서 발생하는 치매이다. 아래의 오른쪽 뇌 MRI 사진에서 하얗게 보이는 부분은 만성적으로 피가 적게 공급되면서 뇌가 손상된 부분(만성 허혈성 병변)을 보여준다. 뇌 MRI에서 이렇게 만성 허혈성 병변을 보이는 사람들은 '뇌경색(혈관이 막혀서 생기는 중풍)'이나 '뇌출혈(혈관이 터져서 생기는 중풍)'이 쉽게 발생할 수 있으며, 혈관성 치매에 걸릴 가능성도 아주 커진다.

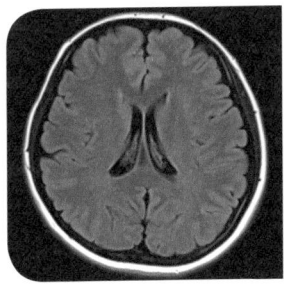 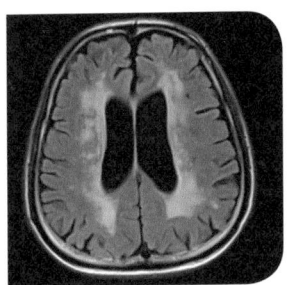

정상 뇌 MRI 사진   허혈성 뇌 손상이 진행되고 있는 MRI 사진

왼쪽의 정상 뇌 MRI 사진에 비해, 오른쪽의 허혈성 뇌 손상이 진행 중인 뇌 MRI 사진에서는 뇌실 주위에 하얗게 퍼진 손상 부위가 나타난다. 하얗게 보이는 부위에는 만성적으로 혈류량이 떨어져 있어 뇌 손상이 계속 진행되고 있으며, 이로 인해 서서히 뇌 기능이 저하되게 된다. 왼쪽의 정상 뇌와는 달리, 뇌 용적이 감소되는 뇌 위축도 관찰된다.

그리고 뇌에는 뇌혈관장벽(blood brain barrier, BBB)이라고 하는 특수 혈관 장치가 있다고 앞서 언급하였다. 만약 BBB가 어떤 원인에 의해 손상된다면 어떻게 될까? BBB는 뇌를 독성물질 등의 유해인자로부터 격리시키고 필수 영양분을 공급받을 수 있도록 설계된 장치다. 즉, 뇌를 보호하는 장벽이다. 이 보호 장벽이 손상된다면, 두부처럼 연약한 뇌는 독성물질이나 세균, 바이러스 등등 각종 유해인자의 공격에 직접 노출되게 될 것이다. 이 과정에서 뇌세포의 손상이 발생할 것이고, 뇌는 손상을 최소화하기 위한 방어 체계를 발동시킬 것이다. 그중 하나가 앞서 여러 차례 언급했던 '아밀로이드 베타 단백'의 생성이다. 치매 발생의 주범으로 알려진 바로 이 '아밀로이드 베타 단백'이 손상 부위를 최소화시키기 위해 만들어지는 것이다. '아밀로이드 베타 단백'은 주위의 뇌를 손상시키지만, 더 이상의 뇌 손상을 억제하는 긍정적인 효과도 있다. 정리하면 뇌혈관장벽이 손상되면 뇌세포의 손상으로 이어지며, 이를 막기 위해 '아밀로이드 베타 단백'이 만들어지고, 장벽의 손상이 수복되지 않으면 끊임없이 뇌는 망가지게 된다. 따라서 '혈관력'을 회복시키는 것은 뇌 건강을 위해 필수적이며, 이 '혈관력'의 회복에 치매의 예방과 치료의 성패가 달려 있다고 해도 과언이 아니다.

02-01. 호모시스테인과 치매 | 독성 아미노산의 공격

치매의 발생 원인 중 가장 많이 연구된 것 중의 하나가 '호모시스테인'이다. 호모시스테인은 혈관을 직접 공격하여 손상시키는 독성 아미노산이다. 혈관의 입장에서는 가장 피하고 싶은 '혈관 맹독'이다. 혈관벽이 손상되면 혈전이 생길 수도 있고, 혈관 손상을 수복하는 과정에서 동맥경화가 발생할 수도 있다. 그리고 치매 환자의 혈중 호모시스테인 수치가 정상인들에 비해 높다는 것은 이미 수많은 연구에서 입증되었다. 즉, '호모시스테인'을 정상으로 유지시키는 것이 치매의 예방 및 치료를 위해 반드시 필요한 과제이다.

호모시스테인이 높아지면 혈관 독성 등의 여러 가지 기전에 의해 뇌 손상이 가파르게 진행된다. 손상된 혈관을 통해 각종 독성물질에 노출되는 것은 물론이고 뇌경색, 뇌출혈의 발생도 급격하게 증가된다. 심근경색의 위험도 역시 매우 높아진다. 그야말로 죽음의 독성물질이다. 호모시스테인 수치는 5-7 μmol/L 정도로 유지해야 하며, 7을 넘어가면 혈관 손상이 시작된다. 미국심장학회에서는 '심장질환이 있는 사람은 10을 넘어서는 안 된다'라고 권고하고 있지만 10이면 수치가 너무 높다. 7을 기준으로 재설정이 필요하다고 생각한다. 그런데 문제는 호모시스테인은 피검사로 쉽게 확인할 수 있지만, 이상하게도 대부분의 의사는 15 이상은 되어야 신경 쓰기 시작한다는 것이다. 만약 11.5라는 수치가 나오면 치료는 물론 설명조차 들을 수 없다. 왜 그럴까? 아마도, 대부분 호모시스테인에 대한 정확한 지식이 없기 때문에 일어나는 일이라고 생각한다. 예를 들어 치매 전단계에 해당되는 '경도인지장애' 환자의 호모시스테인 수치가 14라고 한다면 어떻게 해야 할까? 당연히 적극적으로 수치를 낮춰 주어야 한다. 그것도 7 이하로!! 이걸 교정하지 않고는 다음 치료에 관해 이야기할 수 없다. 원인이 될 수 있는 인자는 최대한 찾아서 교정해야 하는 것이 의학적 치료의 대원칙이기 때문이다. 하지만 치매 치료에서 호모시스테인에 대해 적극적으로 치료하고 있는 의사는 소수에 불과하다. 필자는 이 점에 대해 안타깝게 생각하고 있고, 호모시스테인에 대한 정확한 지식이 치매를 치료하는 의사들에게 널리 퍼졌으면 하는 바람이다.

호모시스테인이 10을 넘어가면, 혈관 손상이 가속화되기 시작한다. 필자는 뇌경색, 뇌출혈, 경도인지장애, 치매, 파킨슨병, 당뇨병 등에 이 검사를 시행하는데, 7 이하로 정상인 경우도 있는 반면 심지어 100이 넘는 경우도 있다. 호모시스테인이 100 이상이라면 혈관 문제로 내일 당장 사망하더라도 이상할 것이 하나도 없다. 필자는 7 이상이면 치료를 시작한다. 개인적인 경험에 따른 기준이기는 하지만, 호모시스테인이 20 이상이면(수치가 너무 높으므로) 호모시스테인 대사에 관계된 유전자 자체에 문제가 있는 것으로 생각한다. 20 이상이면 특수 유전자 검사를 시행하기도 하는데, 치료는 전부 동일하므로 추가 검사 없이 치료부터 바로 시작하는 경우도 많다. 그러면 호모시스테인이 올라가는 원

인과 치료 방법에 대해 알아보자. 먼저 원인부터 정리하면,

> **정리**
>
> **고호모시스테인 혈증의 원인**
>
> 1. 비타민B6, 9, 12 결핍
> 2. 갑상선 기능저하
> 3. 음주, 흡연
> 4. 고탄수화물 식이
> 5. 호모시스테인 대사에 관계된 유전자의 결함

　　이들 원인보다 더 많지만, 본서(本書)는 의학 교과서가 아니므로 이 정도만 하겠다. 5번의 '유전자의 결함'은 현대 의학 수준에서 아직 근본적인 치료는 불가능하므로 일단 넘어가고, 1-4번에 대해 알아보자. 비타민B6, 9, 12가 결핍되면 호모시스테인을 독성이 없는 다른 물질로 중화시킬 수 없으므로 호모시스테인 수치가 많이 올라가게 된다. 음주, 흡연 역시 독성물질이 우리 몸에 들어오는 것이므로 이를 중화, 해독시키는 과정에서 상당한 양의 비타민B군과 미네랄이 소진된다. 비타민B군이 소진되면 1번의 이유가 발생하므로 호모시스테인 수치가 올라간다. 그런데 뜬금없이 '고탄수화물 식이'는 왜 그럴까? 당을 대사하는 과정에서 엄청난 양의 비타민B군과 미네랄이 사용되기 때문이다. 지방과 단백질을 주로 섭취하면, 음식 내에 비타민B군과 미

네랄이 어느 정도 포함되어 있으므로 대사 과정에서 소진되는 경우가 거의 없다. 따라서 호모시스테인 수치를 정상화시키기 위해서는 절제된 탄수화물의 섭취가 요구된다. 그리고 여기서도 갑상선 기능저하가 또 등장한다. 갑상선의 정상적인 기능 없이는 혈관의 건강을 유지할 방법이 없다. 실제로 갑상선기능저하증에서는 적절한 치료가 없으면 동맥경화증이 심각하게 진행하게 된다. 이렇게 갑상선기능저하증, 고호모시스테인 혈증, 치매는 서로 밀접한 관계가 있다.

원인을 알면 치료는 쉽다. 술, 담배 끊고, '고탄수화물 식이'는 피하고, 갑상선 기능저하가 있다면 치료하면 되고(치료에 대해서는 뒤에 자세히 소개함), 비타민B군은 듬뿍 먹어 주면 된다. 하나가 남았다고? 유전자 결함? 비타민B군을 더 고용량으로 공급해 주면 유전자 결함이 있어도 호모시스테인은 중화되어 수치가 떨어진다. 대신 유전자 결함이 있는 사람은 평생 고용량의 비타민B군을 매일 빠짐없이 복용해야 한다. 만약 복용을 중단하면 호모시스테인 수치는 즉시 올라간다. 그럼 다시 정리해 보자.

> **정리**
>
> **고호모시스테인 혈증의 치료**
>
> 1. 비타민B군(vitamin B complex)의 공급(B6, 9, 12가 포함된 것. B군은 B6, 9, 12를 포함하여 총 8가지이다)
> 2. 갑상선 기능저하의 치료
> 3. 술, 담배 끊기
> 4. 고탄수화물 식이 중단 ➡ 저탄수화물 식이(케톤식)로의 전환
> 5. 유전자의 결함은 '고용량 비타민B군' 공급으로 해결

호모시스테인은 당뇨, 고혈압, 갑상선기능저하증, 경도인지장애, 치매, 파킨슨병, 뇌경색, 뇌출혈 등의 환자들은 반드시 검사해야 하는 항목이며, 이상이 있으면 반드시 교정해야 한다. 교정 방법이 쉽고 간단하므로, 위의 질환이 있다면 반드시 혈액검사를 받아 수치를 확인해 보도록 하자.

02-02. 혈관벽의 당화 손상을 막아라!

2부 「03-05. 뇌 노화를 촉진하는 AGE(최종당화산물)」에서 '당화 손상'에 대해 언급하였다. 탄수화물의 과도한 섭취로 체내에 당이 많이 들어오면, 당은 여러 조직의 단백질에 끈끈하게 붙으려고 한다. 마치 설탕물이나 콜라가 찐득찐득하게 달라붙듯이 말이다. 혈관벽에도 수많은 단백질 조직이 있다. 혈당이 올라가면 혈관벽의 단백질 구조에

도 당이 끈끈하게 달라붙어 염증을 일으키고 혈관벽을 손상시킨다.

혈당이 높아지면 인슐린 분비가 촉진된다. 그런데 고탄수화물 식이가 일상화되어 있다면(한국, 일본인의 99%가 고탄수화물 식이를 하고 있다), 지속적으로 인슐린이 분비되게 된다. 그러면 인슐린의 기능이 점점 떨어져 '인슐린 저항성'이 나타나게 되고, 결국 '전당뇨'나 '당뇨'로 진행될 수 있다. 혈중의 인슐린 농도가 높아지면, 인슐린 자체로도 혈관벽을 두껍게 만들어 동맥경화를 일으킬 수 있다. 이른바 '더블 펀치'다.

1. 고탄수화물 식이 ➡ 혈당 상승 ➡ 혈관벽의 당화 손상 ➡ 동맥경화
2. 고탄수화물 식이 ➡ 혈당 상승 ➡ 인슐린 저항성, 고인슐린 혈증 ➡ 동맥경화

결국 혈당 상승을 억제해야 이 '더블 펀치'를 막을 수 있다. 혈당이 올라가면 혈관에 어떤 영향을 미치는지 쉽게 알 수 있는 연구 자료가 있어 사진과 함께 소개하겠다. 2006년 『내과학 저널(Journal of Internal Medicine)』에 발표된 연구인데, 혈관벽에 존재하면서 혈관을 보호하는 다당외피(glycocalyx)가 혈당 농도에 따라 어떻게 변하는지를 관찰하였다. 즉, 혈당이 올라가면 왜 동맥경화가 유발되는지를 연구한 논문인데 필자는 처음 이 결과를 보고 한참 동안이나 충격에 빠졌었다. 다음 페이지 사진은 식사 전의 혈관벽 다당외피와 식사 2, 4, 6시간

후의 다당외피의 부피 변화를 전자 현미경으로 관찰한 것이다.

사진에서 보듯이 고탄수화물 식이는 혈관벽의 1차 방어선인 다당외피(glycocalyx)를 무참히 무너뜨린다. 다당외피가 벗겨진 혈관벽은 그야말로 무방비 상태다. 그리고 앞서 고탄수화물 식이를 하면 혈관의 맹독인 호모시스테인이 증가한다고 했다. 고탄수화물 식이와 함께, 혈관들은 매일 이렇게 더블, 트리플 펀치를 맞고 있다. 이제 경도인지장애, 치매, 파킨슨병 환자들을 치료할 때 식단의 대원칙이 무엇이 되어야 할지는 충분히 이해하였을 것이다. 바로 '저탄수화물 식이(케톤식)'이다. 케톤식을 기본 대원칙으로 해야, 비로소 치매 예방과 치료의 스타트 라인에 설 수 있다.

고탄수화물 식사의 영향

| 식사 전 | 식후 2시간 | 식후 4시간 | 식후 6시간 |

혈관벽의 1차 방어선인 다당외피(glycocalyx)의 모습. 다당외피는 당단백질의 하나로 세포나 혈관벽에 존재하며 외부와 직접 닿아 교류하는 안테나 같은 조직이다. 사진에서 혈관벽에 머리털처럼 보이는 것이 다당외피이다. 다당외피가 소실되면 혈관벽이 무방비 상태로 노출되어 손상되기 쉽다. 식사하기 전의 혈관벽 다당외피는 수북하게 나와 있으나, 고탄수화물 식이를 하고 2시간, 4시간, 6시간 후에는 점점 사라지면서 혈관벽을 그대로 노출시킨다.

02-03. 혈압을 정상화시켜라!

여러 가지 기전에 의해(당화 손상, 다당외피 소실, 고인슐린 혈증, 고호모시스테인 혈증 등) 혈관이 손상되면 이를 수복하는 과정에서 동맥경화가 발생한다. 혈관벽이 두꺼워지고 혈관 안쪽에 지방, 칼슘 등이 침착되어 딱딱해지면서 오히려 약해지기도 한다. 혈관이 좁아지면, 정상적인 혈류량을 유지하기 위해 심장은 더 강하게 펌프질을 해야 한다. 결국 시간이 흐르면서 혈압은 점점 올라가게 된다. 게다가 올라간 혈압은 다시 혈관벽을 추가로 손상시켜(혈관 압력에 의해 찢어지듯이 손상됨) 동맥경화가 더욱 악화되는 악순환에 빠진다.

동맥경화증이 잘 발생하는 대표적인 질환에는 '당뇨와 갑상선기능저하증' 등이 있다. 당뇨 환자는 정상인에 비해 동맥경화증이 3-5배가량 더 많이 발생한다고 한다. 그런데 당뇨만큼이나 동맥경화를 잘 유발시킬 수 있는 병이 바로 갑상선기능저하증이다. 1888년 윌리엄 박사에 의해 처음으로 갑상선기능저하증과 혈관 손상과의 연관성이 부검 연구를 통해 학회에 보고되었으며, 그 이후 수많은 연구에 의해 사실이 입증되었다. 동물 실험에서도 갑상선을 제거했더니 엄청난 속도로 동맥경화증이 진행된다는 사실을 알게 되었다. 이 상태에서 갑상선 호르몬을 공급했더니 동맥경화의 진행이 멈췄다는 사실도 드러났다. 시카고 대학의 반스 박사는 새끼 토끼들의 갑상선을 제거하였더니 수명이 절반으로 줄었고, 부검을 통해 심각한 동맥경화증을 확인할 수 있었다. 반스 박사는 심장마비의 발생은 갑상선기능저하증과 깊이 연관되어 있으며, 갑상선기능저하증을 치료받고 있는 반스 박사의 환자들에게는 심장마비가 거의 발생하지 않았다는 점에 주목하였다. 갑상선기능저하증에서는 전신의 혈관에 손상이 일어나지만, 특히 신장(콩팥)으로 가는 동맥에 동맥경화가 발생하여 혈관이 좁아지면 RAS라는 특수한 기전에 의해 고혈압이 발생하게 된다. 그러면 다음과 같이 정리해 볼 수 있다.

정리

1. 갑상선기능저하증 ➡ 동맥경화증 발생 ➡ 혈관이 좁아짐 ➡ 장기로 가는 혈류 감소 ➡ 심장의 부담 증가 ➡ 혈압 상승
2. 갑상선기능저하증 ➡ 동맥경화증 발생 ➡ 신장 동맥의 협착(좁아짐) ➡ 레닌 안지오텐신계(renin-angiotensin system, RAS) 활성 ➡ 혈압 상승

주로 위와 같은 2가지 기전으로, 갑상선기능저하증에서는 심한 동맥경화증 및 고혈압이 발생할 수 있다. 1번을 살펴보면 동맥경화증으로 인해 혈관이 좁아지면 장기에 공급되는 혈류량이 줄어든다. 그러면 좀 더 많은 피를 장기에 보내려고 심장이 더 기를 쓰고 펌프질을 하게 되는데, 이 과정에서 혈관의 압력이 높아질 수밖에 없다. 2번에서는 신장 동맥이 좁아지면서 RAS라는 특수한 시스템이 활성화되어 고혈압이 발생하는 과정을 보여준다. RAS는 혈압을 올려주는

우리 몸의 대표적인 시스템으로, 현재 고혈압약의 1차 선택약이 바로 이 RAS를 차단시키거나 억제해줌으로써 효과를 나타낸다. 필자가 가장 선호하는 혈압약도 이 계통의 약물이며, 현재 전 세계에서 가장 많이 처방되고 있다. 고혈압이 동반된 갑상선기능저하증 환자에서는, 갑상선만 치료해도 혈압이 교정되어 가는 현상을 자주 목격할 수 있다. 물론 초기에는 혈압약을 처방하지만, 갑상선 기능이 서서히 교정되면서 혈압이 정상화되면 혈압약을 끊을 수 있다는 뜻이다. 따라서 갑상선기능저하증의 정확한 진단과 치료는 '혈관력 회복'에 필수 불가결한 과정이라고 강조하고 싶다.

다시 돌아와서, 만약 탄수화물의 섭취를 크게 제한하는 '저탄수화물 식이'를 하면 어떻게 될까? 혈관벽의 당화 손상, 다당외피 소실 등이 발생할 일이 없고, 인슐린 농도도 낮게 유지되어 혈관은 예전의 탄력 넘치는 말랑말랑 모드로 돌아갈 것이다. 당연히 혈압은 조금씩 정상화될 것이다. 그리고 인슐린은 체내에 물과 나트륨(소금 이온)을 보유하려고 하는 성질이 있는데, 저탄수화물 식이로 인해 인슐린 분비가 줄어들면 불필요한 물과 소금이 체외로 빠져나가게 된다. 여분의 당이 근육 등에 일시적으로 저장된 형태의 '글리코겐'도 수분을 많이 끌어들여 물을 많이 머금고 있다. 저탄수화물 식이를 하면 글리코겐 역시 줄어들게 되므로, 그만큼의 수분이 더 빠져나가서 체액량이 감소하게 된다. 따라서 평소에 몸이 잘 붓는다고 말하는 사람도, 저탄수화물 식이를 하고나서부터는 부기가 잘 빠지고 잘 붓지 않게 되었다고 많이들 이야기한다. 쓸데없는 물과 소금이 빠져나가면, 조금씩 혈압이 정상화된다. 고혈압이 심한 환자들을 저탄수화물 식이로 전환시킨 경우 약물을 감량해야 할 정도로 혈압이 정상화되어 가는 현상을 필자는 수도 없이 경험했다. 결국 혈압약을 끊을 수 있었던 환자도 상당히 많았다. 저탄수화물 식이로 동맥경화의 예방 및 치료가 가능하며, 혈압도 정상화시킬 수 있다는 점은 혈관계 질환의 치료에 있어 시사해 주는 바가 크다. 고혈당과 고혈압이 동맥경화의 가장 큰 유발 인자이다. 다시 한번 강조하지만, 고혈당은 당뇨 환자에게만 국한된 것이 아니라, 당뇨가 없더라도 고탄수화물 식이를 하고 있는 모든 사람이 가지고 있는 심각한 문제라는 사실을 기억해야 한다.

　동맥경화증에서는 혈관 내부에 지방, 칼슘 등이 붙어 침착된다고 했다. 칼슘이 침착된 조직은 뼈처럼 딱딱해지는데, 이를 '석회화 반응(calcification)'이라고 한다. 그런데 이런 석회화 반응을 역전시킬 수 있는 물질이 있다. 바로 비타민K2이다. 비타민K2는 연골, 혈관벽 등 여러 부위의 석회화 방지에 관여하며, 뼈 이외의 조직에서 칼슘이 침착되지 않도록 칼슘을 조직에서 뼈로 운반해 주는 기능을 가지고 있다. 이미 석회화된 '혈관 플라그'를 6주 이상 치료하였을 때, 플라그 내의 칼슘 농도가 50% 이상 감소되었다는 연구 결과는 대단히 충격적이었다. 그 이후 비타민K2의 혈관력 회복에 관련된 많은 논문과 연구 자료를 분석하였고, 그 결과에 확신을 가지게 되었다. 필자는 확신을 가지게 된 이후, 단 하루도 비타민K2의 복용을 잊은 적이 없다.

03. 수면력睡眠力을 높여라! | 수면의 질과 치매

수면은 몸의 해독, 정화, 복구의 시간이다. 그날 하루 축적된 뇌의 쓰레기를 청소하는 귀중한 시간이다. 잠을 제대로 자지 못하면, 그 다음날 기억력과 집중력이 많이 떨어진다. 뇌가 활발하게 움직일 수 없다는 뜻이다. 어쩌다가 한두 번이면 몰라도, 불면증 등 수면장애에 자주 시달린다면 하루하루 뇌의 쓰레기가 점점 축적되어, 뇌뿐만 아니라 몸 전체가 망가지면서 심각한 병에 걸릴지도 모른다. 수면 중에는 치매의 주범이라고 알려진 '아밀로이드 베타 단백'이 줄어든다고 알려져 있다. 실제로 불면증 환자에서 치매 발생률이 증가한다는 연구 논문은 셀 수도 없이 많다. 그중 하나를 소개하면, '장기 불면증 환자 집단'에서는 정상 집단에 비해 치매 발생 위험도가 2배나 높았다고 한다. 물론 '장기 불면증 환자 집단'에서는 보통 수면제 등의 약물을 복용하므로 불면증 자체만으로 치매 발생 위험이 2배 이상 증가한다는 결론은 성급하지만(약물에 의한 영향이 있을 수 있으므로), 치매 발생률에 명백한 차이를 보였다는 점은 주목해야 한다. 관련 연구 논문들을 종합해 보면, 대략 1.5-3배 정도 위험성이 증가한다고 정리할 수 있다.

만약 독자 여러분이나 가족 중에 최근 몇 년 사이에 기억력이 점점 떨어지고 있다거나, 경도인지장애 또는 치매 진단을 받은 사람이 있다면 평소에 수면장애가 있는 건 아닌지 반드시 확인해야 한다.

"잠은 제대로 잘 자고 있는가?"

"예"라고 대답할 수 있도록 충분히 시간을 투자할 필요가 있다. 필자도 진료실에서 항상 '수면력睡眠力 회복'에 대한 상담과 치료에 많은 시간을 할애하고 있다. 그러면 어떻게 해야 질 좋은 수면을 취할 수 있는지 지금부터 조금씩 알아가 보자.

03-01. 수면의 질을 높이는 방법

그러나 문제는 호르몬이다. 호르몬 문제가 걸리면 좀처럼 해결하기 힘들고, 의지력 하나로 풀어낼 수 없다. 먼저 '수면 호르몬'에 대해 간단히 설명하겠다. 우리 몸에는 잠을 깨우는 호르몬인 '코티솔'과 수면 호르몬인 '멜라토닌'이 존재한다. 나이가 들어감에 따라 '코티솔'의 혈중 농도는 서서히 증가하지만, '멜라토닌'의 농도는 빠르게 감소된다. 뇌 중앙부에 위치한 '송과체'라는 곳에서 멜라토닌을 분비하는데, 45세 이상부터는 송과체가 석회화(조직에 칼슘이 침착되는 것)되어 분비 기능이 많이 떨어지게 된다. 노인들에게 수면장애가 흔한 이유도 '멜라토닌'이라는 수면 호르몬이 부족하기 때문이다. 따라서 나이가 들어감에 따라 수면의 양과 질이 점점 떨어지게 된다.

치매 환자들은 대부분 수면장애를 가지고 있다. 잘 자는 환자들을 본 적이 별로 없다. 물론 치매 후기에 이르면 뇌의 기능이 너무 떨어져 하루 종일 식물인간처럼 눈만 깜빡거리고 있다거나 잠만 잔다거나 하는 현상이 나타날 수 있다. 하지만 치매 중기까지는 대부분 불면증에 시달린다. 밤에 제대로 못 자고 몇 번씩 깨면서 수면의 양과 질이 떨어지다 보니 낮에 꾸벅꾸벅 조는 일이 많아지고, 그러다 보니 정상적인 수면 주기가 깨져 야간에 잠들기 힘들어지는 악순환이 반복된다. 이런 상황이면 수면 본연의 기능인 해독, 정화, 복구는 물 건너가고, 점점 몸 상태가 악화되고 인지기능이 저하될 뿐이다.

이러한 악순환은 반드시 끊어 줘야 한다. 상황이 이렇다면 완벽한 수면 습관을 몸에 익히는 것이 중요하다. 호르몬 문제를 극복해야 하므로 65세 미만의 조발성 치매 환자는 약 4주, 65세 이상의 치매 환자는 8주 정도의 적응기, 즉 습관을 들이는 시간이 필요하다. 보통 이 시기만 넘기면 무난히 계속할 수 있지만, 많은 환자가 이 시기에 탈락해서 떨어져 나간다. 그러면 그만큼 치매의 치료와 완치로 향한 길에서 멀어지게 되는 것이다. 4-8주만 넘기면 된다. 그렇게 어렵지도 않다. 그렇다고 금방 되는 일은 아니므로 초조해할 필요가 전혀 없다. 빠르면 1-2주 만에 적응하는 사람들도 꽤 있지만, 천천히 습관을 들여서 일상이 될 수 있도록 서서히 적응해 나가는 것도 좋다. 그러면 이제 하나씩 시도해 보자.

    먼저 수면 시작 시간이다. 가장 최적의 시간은 밤 10시에 이불 속으로 들어가는 것이다. 늦어도 11시까지는 잠을 청하도록 노력하자. 65세 이상의 노인들은 수면 시작 시간을 지키는 데에는 큰 무리가 없지만, 조발성 경도인지장애나 치매 환자들은 밤늦게까지 깨어 있는 사람들이 많다. 나이가 많건 적건 간에, 수면 시작 시간을 지키는 것은 매우 중요하다. 10시에 수면을 시작하는 사람은, 12시-2시 사이에 수면을 시작한 사람보다 성장 호르몬의 분비가 5배나 높았다. 성장 호르몬은 청소년기에는 키 성장 등을 유도하지만, 성인에서는 노화 방지, 세포 수복 등의 중요한 역할을 담당한다. 그래서 필자는 수면 시작 시간을 밤 10시, 늦어도 밤 11시로 하도록 권유하고 있다. 경도인지장애나 초기 치매 환자 중에는 사회생활을 열심히 하는 사람들이 의외로 많다. 그들에게는 "차라리 새벽에 일어나서 하실 일 있으면 하세요!"라고 강조해서 설득하고 있다. 그리고 수면 시작 후 90분이 제일 중요한데, 초기 90분 동안 가장 깊은 잠을 잘 수 있기 때문이다. 이때 성장 호르몬이 가장 많이 분비되고 대부분의 수면 욕구가 해소된다. 시작 90분이 가장 중요하다. 시작 90분에 질 좋은 잠을 자고 나면, 10시에 잠들어 새벽 4시에 깼다고 해도 개운하게 일어날 수 있다. 그리고 수면 시간은 최소 6-7시간 이상을 유지하는 것이 바람직하다. 10시에 잔다면 최소 4-5시까지는 숙면을 취하도록 하자.

　수면 시작 시간을 10-11시로 하는 것은 솔직히 그렇게 어렵지 않다. 하지만 이것만으로도 수면의 질이 정말 좋아졌다고 말하는 환자들이 상당수 있었다. 그런데 문제는 누워도 잠이 잘 안 온다는 것이고, 잠이 들었을 때 첫 90분에 깊은 잠을 취할 수 있느냐가 관건이다. 이 부분은 약간의 노력이 필요하다. 65세 미만의 환자들은 수면 위생에 대해 좀 더 신경을 써야 한다. 그 이유는 컴퓨터와 스마트폰이다. 사실 인간은 저녁 시간에 이렇게 밝은 빛을 보도록 만들어지지 않았다. 에디슨 시대 이전에는 저녁 6시면 그냥 깜깜한 밤중이다. 요즘이야 12시까지 먹고 마시고 놀고 TV 보고 컴퓨터 하고 스마트폰으로 SNS 하는 것이 다반사이지만 말이다. 저녁 6시 이후에는 TV나 스마트폰 같은 강력한 빛의 자극이 없어야 수면 호르몬이 무난히 분비되기 시작한다. 강력한 빛의 자극이 있으면, 뇌는 아직 잘 때가 아니라고 인식하고 수면 호르몬을 분비시키지 않는다. 저녁 6시는 좀 너무하기도 해서, 필자는 저녁 8시부터는 TV와 스마트폰, 인터넷 사용을 피하도록 교육하고 있다. 뭐? 장난이 심한 것 아니냐고? 못할 것 같은가? 인간은 적응의 동물이다. 이 정도는 3주 정도면 가뿐하게 습관으로 만들 수 있다. 절대 어려운 일이 아니다. '저녁 8시부터는 아무것도 하면 안 되나?'가 아니라 약한 빛 아래에서(형광등보다 은은한 백열등이 좋다) 책을 읽는 것은 괜찮다. TV나 인터넷, 유튜브 등 꼭 보고 싶은 것이 있으면 새벽에 일찍 일어나서 보면 된다.

수면 시작 시간과 밝은 빛의 노출을 줄이는 정도의 노력은 솔직히 그다지 어려운 일은 아니다. 하지만 이 두 가지만으로 엄청난 효과를 경험한 사람들이 많다는 점은 수면 습관, 수면 위생이 수면에 얼마나 큰 영향을 미치는지 알 수 있다. 자, 이제는 낮잠에 대해서 알아보자. 의사마다 의견이 너무 많이 갈려 있어 뭐가 정답인지 도무지 알 수가 없다. 의사들도 사실 잘 모른다. 너무 논란이 많아서 딱 이거다 하는 정답이 없기 때문이다. 필자는 치매 환자의 수면장애를 오랫동안 치료해 오면서 나름대로 임상적 경험이 풍부하다고 자부한다. 왜냐하면 필자는 치매, 파킨슨병 등의 신경퇴행성 질환과 수면장애를 전문 분야라고 생각하며 진료를 해 왔기 때문이다. 전문 수면 클리닉처럼 화려한 수면 진단 기구나 시설은 없지만, 그동안 임상적 경험은 많이 쌓아 왔다. 따라서 낮잠에 대한 문제도 필자 나름대로 확신을 가지고 말할 수 있다.

한마디로 딱 잘라 말하면, 낮잠을 자는 것은 결코 바람직하지 않다. 인간은 원래 낮에 활동하고 밤에 자는 동물이다. 낮에 자야 하는 이유가 전혀 없다. 잠시 5-10분 정도라면 큰 지장은 없지만, 10분 이상이라면 수면 사이클에 지장을 준다고 필자는 믿고 있다. 수면학에서는 '수면 압력'이라는 용어를 자주 사용한다. '수면 압력'은 낮에 잠을 자지 않고 육체적, 정신적 활동량이 많으면 포인트가 적립되듯이 계속 올라간다. 예를 들면, 어린 초등학생 아이들을 해외여행에 데리고 돌아다니면 하루 종일 걷는 일도 많고 일정에 쫓겨 낮잠을 못 자는 경우가 많다. 이런 경우 보통 저녁 먹고 밤 9시 정도만 되어도 퍼져서 잔다. 평소 같으면 12시까지 딴짓을 하며 놀 텐데 이런 날은 확실히 다르다. 잠도 숙면을 취하는 것 같다. 옆에서 아무리 시끄럽게 해도 미동도 없다. 이런 현상은 '수면 압력'이 쌓이고 쌓여서 넘치게 되면 수면 폭발이 일어나기 때문이다. 반대로 아침에 일어나서 일도 열심히 하고 몸도 많이 움직이면서 점점 '수면 압력'을 쌓아 올리고 있는데, 점심 먹고 딱 30분 넘게 자버리면 '수면 압력'의 많은 부분이 해소되어 버린다. 그럼 처음부터 다시 '수면 압력' 포인트를 적립해야 한다. 포인트가 적으면 밤에 잠이 잘 올 리가 없다. 이제는 어떻게 해야 할지 정리가 되었을 것이다. 아침에 일찍 일어나서 방에 누워만 있을 것이 아니라, 시간 되면 아침 산책도 다녀오고, 저녁 먹고도 산책하고, 낮잠 안 자고 잘 깨어 있으면서, 정신 활동(책 읽기)에도 시간을 투자한다면 그날의 '수면 압력' 포인트는 충분히 적립할 수 있을 것이다.

알고 보니 별것도 아니지 않는가? 수면 시작 시간 10-11시 사이, 야간에 밝은 빛의 노출을 피함, 수면 압력 포인트 적립. 그렇게 어려운 일은 아니다. 치매 중기부터는 완치가 힘들어지는 이유 중의 하나가, 이런 교육을 통해 환자가 직접 습관을 들여 실천하기가 매우 어렵기 때문이다. 따라서 경도인지장애, 치매 초기 환자들에게는 적극적으로 수면 교육을 하고 있다. 중기 이후부터는 보호자들을 교육시

3부 구체적인 치료 방법과 놀라운 효과

켜 최대한 따라오게 할 수밖에 없다. 중기 이후라도 보호자의 적극성만 있다면 치매의 치료가 가능하다. 하지만 후기의 경우는 여러 가지 현실적인 이유로 완치가 어렵다. 그러면 이번에는 질 좋은 수면을 위해 운동은 언제 해야 좋은지 알아보자.

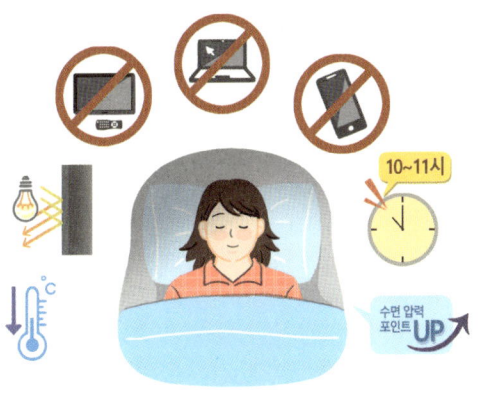

운동의 시기와 시간, 강도는 수면의 질 관리에 아주 중요하다. **만약 10시에 잠을 청한다면, 운동은 저녁 8시 30분을 넘기지 않도록 하자.** 운동을 하면 체온이 상승하는데, 상승된 체온이 내려가야 수면을 취할 수 있기 때문이다. 10시에 자는데 9시 30분까지 운동을 한다면? 당연히 잠이 잘 안 온다. 피곤하니까 더 잠이 잘 온다고? 그건 기분 탓이다. 그런 생각은 의학적으로 틀렸기 때문에 확실히 말하겠다. **잠을 청하기 최소 1시간 30분 전까지는 운동을 마쳐야 한다.** 그럼 어느 정도 해야 하는가? 앞서 언급했듯이, **하루 30분에서 1시간 정도의 시간 투자가 제일 좋다.** 매일 꾸준히 하는 것이 좋고, 하루 30분을 계속해 보다가 체력도 좋아지고 좀 더 할 수 있는 여력이 되면 1시간까지는 괜찮지만 (아침, 저녁 30분씩 해도 좋다) 가급적 1시간을 넘기지 않도록 하자. 과유불급이라는 말이 있듯이, 과하면 바람직하지 못한 결과가 나올 수 있기 때문이다. 운동의 강도에 대해서는 앞부분을 다시 참고하면 되겠다.

다음으로 많이 묻는 것이 목욕이다. 대부분이 언제 목욕을 해야 하는지 궁금해한다. 만약 10시에 잠을 청하겠다면 목욕은 9시까지는 마쳐야 한다. 이유는 운동을 8시 30분까지 마치도록 하는 이유와 같다. 반신욕을 한다고 가정하면, 의외로 심부 체온까지 올라가는 경우가 많아서, 수면에 필요한 체온까지 떨어지려면 1시간 정도 걸리는 경우가 많다. 따라서 1시간 전까지는 마쳐야 한다. 자기 직전에 목욕을 해야 잠이 잘 온다고? 확실히 말하겠다. 그건 기분 탓이다. 잠을 청하기 1시간 전까지는 목욕을 마쳐 주길 바란다. 수면이 정상적으로 이루어지기 위해서는 앞서 언급한 '수면 압력'의 포인트가 충분히 적립되어 있어야 하고, 체온이 떨어져야 비로소 수면에 돌입할 수 있다. 이 두 가지가 동시에 충족되어야 한다. 따라서 춥다고 보일러를 떼어 실내 온도를 너무 높이거나, 전기장판을 깔고 자는 것은 오히려 역효과가 날 수 있다. 살짝 춥거나, 약간 서늘한 느낌이 드는 정도가 좋다. 너무 추우면 오히려 잠이 안 올 수 있으니, 크게 신경 안 쓰일 정도로 약간 춥게 자는 것이 좋다. 나는 보일러 빵빵하게 켜고 전기장판 온도를 따스하게 올려야 잠이 잘 온다고? 다시 확실히 말하겠다. 그건 기분 탓이다. 약간 춥게 자고, 전기장판은 치워라. 만약 몸을 덥게 해서 잠이 잘 온다고 치더라도, 수면의 질이 매우 떨어지므로 깊은 잠을 잘 수가 없다. 결국 아침에 일어나면 전혀 개운하지 않을 것이다.

이 정도만 해낼 수 있어도 4-8주 정도면 환자들의 60-80%에서 수면의 질이 개선된다. 하지만 아직 끝난 것이 아니다. 여러분들은 호르몬을 이겨내야 하므로 완벽해질 필요가 있다. 이번에는 식사 문제이다. 10시에 잔다면, 저녁 7시까지는 식사를 마쳐 두는 것이 좋다. 저녁 8시에 먹는다면 문제가 발생한다. 여기서도 체온이 문제가 되는데, 음식을 소화하는 과정에서 많은 에너지가 소모되어 체온이 상승하기 때문이다. 즉, 수면 돌입의 필수 조건 2가지 중 하나가 깨질 수 있다. 저녁 7시까지는 식사를 마쳐 두고 그 이후로는 간식을 먹지 않도록 하자. 경도인지장애, 알츠하이머 치매는 앞서 언급했듯이 '제3형 당뇨' 혹은 '뇌 당뇨'라고도 부른다. 뇌세포가 혈중의 당을 제대로 사용하지 못하는 상태이며, 당 흡수 능력이 떨어지니 뇌세포 수준에서는 저혈당과 마찬가지의 상황이 된다. 그러면 코티솔과 같은 호르몬을 작동시켜 혈당을 좀 더 올려서, 조금이라도 더 많은 당을 뇌세포로 전달하려 한다. 그런데 코티솔이 뭔가? 잠을 깨우는 호르몬이 아닌가? 결국 치매 환자는 정상인보다 수면 시작 시점이나 수면 중에도 '잠을 깨우는 호르몬인 코티솔'의 혈중 농도가 높아서, 수면 시작도 어렵고 잠이 들더라도 깊게 못 자고 잘 깨게 된다. 그러면 자기

전에 당분을 좀 먹어서 혈당을 좀 올려주면 코티솔 분비가 억제될 테니, '뭘 좀 먹고 자면 되겠네'라고 생각할 수 있다. 합리적인 추론이다. 하지만 완전히 틀렸다.

결론적으로 간식을 먹고 자면 안 된다. 음식량이 적어도 이를 소화시키기 위해 체온이 올라가게 되어 우리 몸이 수면에 집중할 수 없게 된다. 게다가 혈당이 오르면 뇌세포로 당이 잘 들어가 줘야 하는데, 그렇지 못한 상태에서 인슐린 분비가 되어 상대적인 '반응성 저혈당'이 발생한다. 그럼 또 코티솔이 분비된다. 그럼 잠이 들어도 또 금방 깨어날 수 있다. 이러면 안 된다는 것이다. 즉, 혈당을 일정하게 유지시켜야 수면의 질을 높일 수 있고, 중간에 깨는 일도 줄어들 수 있다. 혈당을 일정하게 유지시키기 위해서는 오히려 저녁때 '저탄수화물 식이'를 해야 한다. 그러면 단백질과 지방에서 조금씩 당이 만들어지는 '당신생'을 통해 혈당을 일정하게 유지시킬 수 있다. 하지만 혈당을 일정하게 유지시키는 몸으로 바뀌기 위해서는 역시 시간이 필요하다. 이것도 약 4-8주 정도 소요된다. '저탄수화물 식이'를 하면 처음에는 당에 적응되어 있는 몸에 당이 적게 들어오므로 코티솔이 분비되어 오히려 수면장애가 올 수 있다. 하지만 당이 적게 들어오는 몸으로 서서히 바뀌게 되면, 혈당이 거의 일정하게 유지되므로 수면의 질이 최적화된다. 수면 치료에서는 '저탄수화물 식이'의 실천이 제일 힘든 부분인 것 같다. 하지만 이것만 극복하면 사실 수면장애는 대부분 해결된다. 식사와 간식에 대해서도 책마다 그리고 의사마다 너무 많은 의견이 갈려 있지만, 필자의 임상 경험을 믿고 따라와 주길 바란다.

자, 이제 하나 남았다. 마지막은 아주 쉬운 것이라 1주일이면 습관이 들 것이다. 아침에 일어나자마자 창문과 커튼을 활짝 열고 아침 햇살을 쬐어라. 이건 수많은 연구에서 입증된 것이라 이견이 없다. 이렇게 아침 햇살을 쬐면, 야간에 멜라토닌 분비가 촉진된다고 하니 반드시 습관을 들이길 바란다. 위의 내용을 습관을 들여 일상이 되면, 치매의 치료와 완치에 몇 발짝 더 다가서는 것이다. 질 좋은 수면을 취하는 능력인 '수면력'은 치매 치료에서 가장 중요한 항목 중 하나이다. 필자는 많은 시간을 들여 수면 교육을 해 왔다. 그런데 전달할 내용이 많다 보니 목도 아프고, 듣는 환자들의 입장에서도 많은 내용을 기억하고 실천하기 힘들다. 이 책을 집필하게 된 이유는 필자의 환자들에게 하나의 가이드북을 제시하기 위함이었다. 하지만 이 책이 필자의 진료실을 벗어나 좀 더 많은 환자와 그들의 가족들에게 전달되어, 치매 치료와 완치에 대한 희망을 품고 싸워 나갈 수 있는 힘이 되기를 간절히 바라고 있다.

03-02. 수면을 도와주는 여러 가지 물질들

원고를 정리하다 보니, 수면의 질을 높이는 방법 중에 중요한 방법 하나를 빠뜨렸다. 간단히 설명하고 이어가겠다. 필자는 자기 전 30분

전에 약 10-15분 정도 '손욕'이나 '족욕'을 권유하고 있다. '족욕'이 부위가 넓어서 '손욕'보다 더 효과적이지만, '손욕'과 '족욕'을 동시에 하면 좀 더 좋은 효과를 볼 수 있다. 반신욕처럼 몸을 전부 담그는 것이 아니므로 심부 체온을 올리지 않고 손과 발의 말초 체온만 일시적으로 올리게 된다. 그래서 자기 전 30분 전에 해도 무방하다. 오히려 30분 전에 해야 가장 큰 효과를 볼 수 있다. 자기 전에 외부와 접촉하는, 모세혈관이 가장 풍부한 손과 발에서 열을 발산하면서 체온을 떨어뜨려 수면에 이를 수 있게 한다. 아주 효과적인 방법이니 03-01에서 소개된 방법과 같이 적용해 본다면 양질의 수면을 취할 수 있게 될 것이다.

이 정도만 해도 사실 충분하긴 하다. 하지만 수면의 질을 향상시키는 물질을 같이 복용하면 효과가 더 좋은 건 사실이기 때문에 간단히 소개하고자 한다. 수면 호르몬인 '멜라토닌'은 미국 등 구미에서는 시중에서 쉽게 살 수 있지만, 국내에는 아직 수입 금지로 되어 있다. 안타깝다. 0.3 mg에서 5 mg까지 다양한 용량이 있으며, 자기 전 1-2시간 전에 복용하면 효과가 좋다고 말하는 사람들이 많다. 주로 노인층에서 효과가 좋은 편인데, 노인들은 멜라토닌의 분비가 많이 떨어져 있기 때문이다. 물론 앞서 언급한 수면의 습관들을 잘 지키고 있을 때 가능한 일이다. '멜라토닌'은 수입이 안 되지만, 처방약으로 '서카딘(Circadin)'이라는 멜라토닌 서방형 제제(천천히 흡수되어 긴 효과를 나타내도록 제작된 약제)가 존재한다. 처방약이라 시중에 나온 것보다 효과는 뛰어나지만, 약가가 약간 비싸다는 단점이 있다. 미국처럼 '멜라토닌'을 어디서나 살 수 있는 날이 오기를 간절히 희망하고 있다.

멜라토닌 다음으로는 마그네슘을 많이 권유하고 있다. 마그네슘은 우리 몸에 필수적인 미네랄 중 하나인데, 이것이 부족해지면 피로, 불안, 떨림 등의 증세가 발생할 수 있다. 마그네슘의 중요한 기능 중의 하나가 '안정'이다. 전기 자극이 과활성화된 세포에 마그네슘을 투여하면 곧바로 진정된다. 경련 발작이 발생했을 때, 필자는 항경련제와 마그네슘 주사를 항상 같이 사용한다. 경련 발작을 '안정'시키는 것이다. 마그네슘은 비흡수성과 흡수성을 구분해서 처방하는데, 비흡수성(체내로 흡수되지 않고 장에서만 작용)은 변비의 치료 목적으로 사용하고, 흡수성(혈액으로 흡수되어 작용)은 수면장애, 불안, 신경과민, 떨림 등의 보조 요법으로 사용되고 있다. 변비 치료 목적으로는 '마그네슘 옥사이드'를 주로 사용한다. 흡수율이 4%에 불과하므로, '안정'을 목적으로 사용할 수 없다. '안정'이 목적일 때는 '마그네슘 사이트레이트(구연산 마그네슘)'를 사용한다. 구연산 마그네슘은 흡수율이 좋으므로 수면장애, 불안, 신경과민, 떨림 등의 치료에 사용할 수 있다. 마그네슘에 효과가 좋은 사람들이 많은 이유는, 대부분의 사람이 식사를 통해 섭취하는 마그네슘의 양이 필요량에 훨씬 미치지 못하기 때문이다. 거의 모든 사람이 마그네슘 결핍이라 생각해도 무방하다.

구연산 마그네슘은 성장기에는 150-300 mg 정도 필요하며, 저녁 8시 이후에 복용해야 효과적인 흡수가 가능하다. 수면장애가 있는 성인은, 체중이나 증상에 따라 용량을 조절해야 하지만, 보통 300-600 mg 정도를 자기 1-2시간 전에 복용하면 된다. 만약 설사하거나 너무 처지거나 하는 경우는 용량을 조절하면 된다. 앞서 혈관의 맹독인 호모시스테인(독성 아미노산의 일종)을 중화시키는 것에 많은 양의 비타민B군이 필요하다는 것을 설명했었다. 이때 미네랄도 다량 필요한데, 가장 많이 사용되는 것이 바로 마그네슘이다. 호모시스테인을 줄이는 효과도 있으므로 일석이조다. 필자는 수면장애가 있는 대부분의 환자(수면 습관을 따를 수 있다는 전제하에서)에게 마그네슘을 처방하고 있다. 수면제만 처방해 달라고 하는 사람들에게 수면 습관에 대한 상담을 여러 차례 시도해 보았지만, "그냥 바로 잘 수 있는 수면제만 처방해 주시오!"라고 말하는 사람들에게는 소귀에 경 읽기다. 하지만 의욕적으로 시작하려고 하는 사람들에게는 반드시 처방하고 있다.

사실 이외에도 수면을 돕는 물질은 정말 많다. 5-HTP, 락티움, 테아닌, 발레리안 루트 등 많이 존재한다. 하지만 역시 우선순위가 있다. 돈만 많으면 멜라토닌, 마그네슘, 락티움, 테아닌, 발레리안 루트 등을 다 같이 복용해도 된다. 하지만 수면장애를 치료하려고 이렇게 돈을 많이 써버리면, 치매 치료에 먼저 필요한 다른 물질들을 먹지 못하게 된다. 그래서 가장 중요한 것들만 소개하였다.

필자는 앞서 설명한 수면 습관의 개선 및 MM요법(멜라토닌, 마그네슘)이 가장 효과적인 우선순위라고 생각한다. 하지만 임상적 경험을 통해서, MM요법 등의 보조 약물은 '수면 습관의 개선'이 없으면 큰 효과가 없다는 사실을 알게 되었다. 철저하게 위에서 언급한 대로 '수면 습관의 개선'을 실천하게 되면 보조 약물 없이도 엄청난 효과를 거둘 수 있다. 습관을 들이는 것이 관건이다. 습관만 들일 수 있다면, 거기다가 MM요법까지 가세한다면 정말 '꿀잠'을 기대해도 좋다. 충분하고 질 좋은 수면은 뇌의 쓰레기와 불순물을 제거해 주므로 치매의 예방과 치료에 매우 중요하다는 점을 다시 한번 강조하고 싶다.

04. '제2의 뇌'인 '장'을 치료하라!
| 뇌를 다시 건강하게 하는 것은 장이다

앞서 2부 6장에서 '장'은 '제2의 뇌(the second brain)'라고 불리는 특수한 장기라고 언급했었다. '장'은 영양분의 소화·흡수 기능뿐만 아니라 외부 음식에 대한 면역 반응, 호르몬 분비 등 다양한 기능이 있으며, 뇌 다음으로 신경세포가 많이 존재한다. 척수신경보다 더 많은 신경세포가 분포된 '장'은 우리가 생각하는 것보다 훨씬 복잡한 기능을 수행하고 있는 또 하나의 '뇌'라고 할 수 있다.

육체적·정신적 스트레스를 받으면 소화가 잘 안되고 속이 부글거리기도 한다. 스트레스는 '교감신경'을 자극하기 때문에 그렇다. 장이 효율적으로 기능하기 위해서는 '부교감신경'(안정 시에 활성화되는 자율신경계)이 작용해야 하며, 부교감신경이 활성화되면 장운동도 활발해져 음식의 소화·흡수도 최적화된다. 따라서 스트레스를 조절하고 관리하는 것은 장과 뇌의 기능 회복에 아주 중요하다. 스트레스를 필요 이상으로 받으면 장도 손상되지만 뇌 손상도 같이 발생한다. 이렇듯 장과 뇌는 유기적으로 함께 움직이는 팀이라고 볼 수 있다. 주로 '일벌레', '일중독'인 사람들이 장과 뇌가 많이 나빠진다. 장 관리에 전혀 신경 쓰지 않고 일만 열심히 해 왔으니 장이 온전할 리가 없다. 먹고 살기 바쁜 현대인들에게 장을 위한 '유유자적'의 삶은 거의 불가능하지만, 그래도 최대한 스트레스를 조절하면서 살아갈 필요가 있다. 여기서는 간단하게 장과 뇌의 스트레스를 줄이는 방법을 소개하겠다.

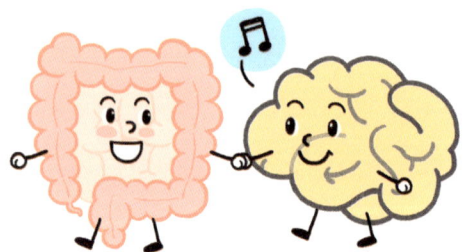

1. TV, 컴퓨터, 스마트폰의 사용을 줄이자!

TV, 컴퓨터, 스마트폰을 보고 있으면 시간 가는 줄 모른다. 대중의 인기를 위해서 최대한 선정적이고 자극적인 내용을 내어놓기 때문이다. 볼 때는 재미있다고 생각할지 모르겠지만 우리 몸은 자신도 모르는 사이에 스트레스를 받는다. 선정적이고 자극적인 것을 보면 스트레스와 쾌감 호르몬이 동시에 작용해서 호르몬 시스템이 엉망이 될 수 있다. 본인도 모르게 스트레스를 받는 것이므로 조심해야 한다. 카카오톡, 라인, 페이스북, 유튜브 등의 SNS를 자주 하는 사람들은 은근히 스트레스가 누적될 수 있다. 전부 다 지우고 1990년대 이전의 삶으로 돌아가 보자. 퇴근 후에는 산책을 즐기고 명상을 해보자. 스마트폰을 치우고 몸만 나가서 산책도 하고 주위 경치를 즐겨 보자. 쉴 때는 확실히 쉬자. SNS를 하는 것은 절대로 휴식이 아니다. 이렇게만 해도 스트레스는 상당히 줄어들 것이다.

2. TV, 컴퓨터, 스마트폰 대신에 종이책과 만화책을 읽자!

느긋하게 책을 읽으며 쉬는 것은 SNS를 하는 것보다 몇 배의 안정감과 행복감을 준다. 정치적이거나 자극적인 소재의 책은 삼가고 즐겁고 가벼운 주제의 책이 좋다. 소설 같은 것도 좋겠다. 웹툰이 아니라 구식 만화책을 읽자. 읽으며 웃을 수 있다면 더욱 좋다. TV, 컴퓨터, 스마트폰을 보는 것 자체가 강력한 빛이 뇌의 시각 중추를 자극하는 것이므로 뇌에 악영향을 미친다. 블루라이트를 줄이는 나이트 시프트 기능을 켜거나 블루라이트 차단 필터를 부착해도 강력한 빛이라는 것은 마찬가지다. 이제 벗어나자. 종이책으로 돌아가서 장과 뇌를 편안하게 해 주자. 인생이 훨씬 즐거워지는 것을 경험하게 될 것이다.

3. 술과 담배, 자극적인 음식(맵거나 달거나 짠 음식) 등으로 스트레스를 풀지 말자!

　세상이 가면 갈수록 선정적이고 자극적으로 변해 가다 보니, 어지간한 자극으로는 재미도 느낄 수 없다. 이러다 보니 음식도 점점 자극적으로 변해 간다. 한번은 '불'자 들어간 음식을 먹다가 죽을 뻔했다. 주위를 둘러보니 필자 빼고 다들 정말 잘 먹는다. 저렇게 맵고 자극적인 음식을 먹으면 장에서 불이 날 텐데. 정말 걱정된다. 스트레스를 푸는 방법이 자극적이면 우리 몸은 언제 쉬나? 이열치열은 곤란하다. 쉴 때는 열을 식히고 편안하게 쉬어야 한다. 술, 담배 역시 모두 자극적이다. 술은 장의 유익균을 죽이고 장세포를 손상시킨다. 담배는 장에 혈류 공급을 줄이므로 장세포가 쪼그라들어 소화·흡수력이 떨어진다. 지나치게 자극적인 음식(맵거나 달거나 짠 음식)은 직접 장세포를 공격하여 손상시킬 수 있다. 강력한 자극으로 일시적으로 분비되는 '쾌감 호르몬'을 만끽하려고 술, 담배, 자극적인 음식을 즐기는 것은 이제 그만하자. 이들은 모두 스트레스 자극이다. 스트레스를 스트레스로 풀 수는 없다.

　1, 2, 3 정도만 해도 스트레스를 상당히 줄일 수 있다. 별것 아닌 것 같지만 속는 셈 치고 한번 시도해 보길 바란다. '이렇게 가뿐해질 수

있나?'라고 느끼는 사람들이 대부분일 것이다. 이를 꾸준히 실천하면 장과 뇌의 스트레스를 줄이고 건강한 뇌로 만들어 갈 수 있다. 필자는 스트레스 전문가가 아니니, 스트레스 조절 방법은 이 정도만 하겠다.

스트레스 다음으로 가장 중요하게 생각하고 교정하는 것은 '위장관 통과 시간(gastrointestinal transit time)'이다. '위장관 통과 시간'은 음식을 먹고 나서 변으로 배출될 때까지의 시간을 말한다. 이 시간이 길면 '변비'라고 한다. 여기서 확실하게 말하겠다. '변비'를 방치하면 '치매'의 예방과 치료는 불가능하다! 그러면 하루에 몇 번 변을 보는 것이 정상일까? 정상은 하루 3번 정도이다. 너무 많다고? 아니다. 현대인들이 그만큼 장이 나빠져서 그렇다. 원래 3번을 보는 것이 정상이다. 그렇다면 변비는? 하루에 최소 1번 이상 보지 못하면 변비다. 예를 들어 2일에 1번만 변을 본다든지 하면 '변비'다. 만약 변비가 있다면 지금부터 설명할 내용이 정말 중요하다. 만성적인 변비는 질병이라고 생각해야 할 정도로 심각한 것이다. 변비가 있다는 것은 음식물이 장내에 오래 머문다는 뜻이고, 변비가 있는 사람은 보통 위산이나 소화효소의 분비가 저하되어 있는 경우가 많아 음식물이 충분히 소화되지 못한 상태에서 부패할 수 있다. 부패하면 장세포를 얼마나 자극하겠는가? 음식물 쓰레기가 우리 몸에 계속 남아 있으면 어떨 것 같은가? 여러분들은 음식물 쓰레기 근처에서 코를 막지 않고 얼마나 오래 버틸 수 있는가? 입장 바꿔 생각하면, 장세포가 얼마나 괴로울지 짐작되지 않는가? 덜 소화된 음식물은 부패하면서 많은 양의 가스를 형성한다. 그럼 속이 더부룩해진다. 장의 역할 중에 독소를 빨리 변으로 배출시키는 해독의 기능도 중요한데, 장내에 오래 머물다 보니 독소가 오히려 몸 안으로 흡수되어 들어온다. 이런 독소는 장세포를 손상시키고 뇌를 자극하여 뇌세포도 같이 손상시킨다. 따라서 변비는 반드시 치료해야 한다.

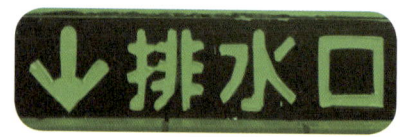

풀장의 '배수구' 표지판. 만약 길이나 풀장 등에 이런 배수구가 없다면 어떻게 될까? 각종 오염물질로 뒤덮여 근처에 가기도 힘들어질 것이다. 독소를 제대로 배출하기 위해서는 배수구의 기능이 좋아야 하며, 변비가 생기면 배수구가 막힌 것과 다를 바 없다.

그렇다면 '위장관 통과 시간'을 짧게 하고 '배변력'을 높이기 위해서는 어떻게 해야 할까? 여기서 스트레스가 또 나온다. 스트레스는 교감신경을 자극하여 장운동을 크게 둔화시킨다. 스트레스를 받고 있으면 소화·흡수에 에너지를 집중시킬 수 없기 때문에 발생하는 현상이다. 내일이 기말고사인데, 내일이 수술인데, 내일이 회사 프레젠테이션 발표 날인데, 오늘 소화가 잘될 리가 없다. 아무리 장이 튼튼한 사람도 이런 스트레스를 받으면 일시적인 변비와 소화 장애가 올 수 있다. 일시적인 것은 문제가 아니다. 그런데 반대로 스트레스가 줄어들고 마음이 편안해진다면? 부교감신경이 활발해지므로 장의 소화기능이 촉진되고, 소화효소의 분비도 활성화되고, 장의 운동도 빨라진다. 장을 움직이는 신경은 부교감신경이다. 마음이 안정되고, 명상을 하고, 느긋하게 생활할 때에는 부교감신경이 활성화된다. 따라서 변비를 치료하려면 스트레스는 반드시 줄여야 한다. 그다음이 술과 담배이다. 이건 뭐 워낙 흔한 이야기라 자세한 설명은 하지 않겠다. 술과 담배가 '위장관 통과 시간'을 늘리고 '배변력'을 떨어뜨린다는 것은 널리 알려진 사실이다. 다음으로 수분 부족이다. 물은 충분히 마셔야 한다. 너무 지나치게 마시지만 않으면 된다. 하루 2 L 정도는 마시도록 하자. 다만 위산을 희석시킬 수 있어, 식사 1시간 전-식후 1시간 동안은 가급적 마시지 않도록 하자.

다음으로는 너무나도 잘 알려진 '식이섬유'의 섭취이다. 식이섬유는 장내 유익균의 먹이가 된다. 곤약, 우엉, 미역, 다시마, 버섯, 양파, 녹색잎채소(배추, 시금치, 근대, 치커리, 상추, 셀러리, 파슬리, 브로콜리, 케일, 물냉이 등) 등은 식이섬유가 풍부하다. 다시마는 당 함량이 약간 높은 편이라, 우려낸 국물로 섭취하는 것이 좋다. 양파도 당 함량이 다소 높은 편이라 식단에서 배제하는 사람들도 있지만, 필자는 굳이 제한시키지 않는다. 위와 같은 음식은 충분히, 배가 부를 정도로 먹어도 좋다. 식이섬유는 장에서 흡수되지 않고 변의 크기를 형성시키는 기능이 있어 변비가 있는 경우에는 아주 훌륭한 음식이 된다. 하루에 8-9컵 정도 충분히 먹는 것이 좋은데, 계산하기 어려우니 그냥 많이 먹으면 된다.

녹색잎채소를 지나치게 많이 먹으면 갑상선 기능이 떨어진다고 알려져 있지만, 하루 종일 이것만 먹고 다른 것은 거의 안 먹는 정도가 되어야 가능한 일이다. 신경 쓰지 말고 충분히 많이 먹길 바란다.

그러면 교과서에 나와 있는 '위장관 통과 시간'을 지연시키는 원인인자를 간단하게 정리해 보겠다.

> **정리**
>
> **위장관 통과 시간을 지연시키는 원인인자(=변비 유발 인자)**
>
> 1. 스트레스
> 2. 수면 부족
> 3. 탈수
> 4. 술, 담배
> 5. 마약성 진통제, 항우울제
> 6. 고혈당(인슐린 저항성) - 전당뇨, 당뇨
> 7. 갑상선기능저하증
> 8. 우울증, 파킨슨병, 다발 경화증
> 9. 복부 수술의 기왕력

수면 부족도 변비를 유발한다. 스트레스와 관련해서 생각하면 이해하기 쉽다. 그리고 처방 약물 중에도 가끔 변비를 유발하는 것이 있다. 주로 마약성 진통제와 항우울제이다. 이 계열의 모든 약이 변비를 유발하지는 않지만, 약물 복용 중에 변비가 있다면 주치의와 상의해서 조절하면 된다. 그런데 교과서에서 가장 중요하게 다루는 원인인자가 뭘까? 바로 고혈당이다. 고혈당이 가장 중요한 원인인자이다. 당뇨 환자들은 대부분 변비를 앓고 있다. 만약 변비가 없다면 그것은 주치의들이 약을 잘 처방하고 있어서이다. 고탄수화물 식이를 계속하면 장운동이 느려지고 장내 유해균이 좋아하는 환경이 된다. 즉, 장에 매우 안 좋다는 뜻이다. 사실 고탄수화물 식이만 중단해도 변비가 좋아졌다는 얘기를 흔히 듣는다. 쌀, 빵, 떡, 꿀, 설탕, 면, 아이스크림, 피자, 파스타, 와플, 팬케이크, 과자 등등 당분 위주의 식사를 듬뿍하면 장이 아주 나빠질 수 있다는 사실을 기억해야 한다. 2부 6장에서 '밀가루 두뇌'에 대해 언급했었다. 밀가루를 포함한 곡물(쌀, 통밀, 통곡, 잡곡, 칠곡 등)이 장과 뇌를 치명적으로 파괴해 나간다는 내용을 다루었다. 밀 자체가 탄수화물이 많지만, 이를 도정해서 가루로 만들면 흡수력이 훨씬 높아진다. 즉, 밀가루 음식을 먹으면 혈당이 폭발적으로 올라간다. 필자가 진료실에서 '저탄수화물 식이'를 적용시킬 때, 가장 먼저 끊게 하는 것이 밀가루 음식이다. 그만큼 밀가루는 장과 뇌 건강에 치명적이다. 세상에서 제일 맛있는 밀가루 음식을 먹지 말라고 해서 죄송하다. 하지만 피해야 할 것은 반드시 피해야 한다.

다음으로 가장 많이 설명하는 것이 '발효 음식'이다. 이를 많이 먹으면 굳이 '유산균' 제품을 따로 구입해서 먹을 필요가 없다. 우리나라 대표 반찬 중의 하나인 김치도 훌륭한 발효 음식이다. 하지만 김장할 때 설탕이나 꿀, 인공감미료 등의 사용을 삼가자. 이유는 설명하지 않아도 될 것이다. 그리고 된장, 청국장도 아주 좋다. 자주 먹으면 장이 정말 고마워할 것이다. 필자는 '낫토(Natto)'를 많이 권유하는데, 발효 음식이면서 비타민K2가 풍부하기 때문이다(비타민K2가 치매 환자에 얼마나 좋은지는 뒤에 252페이지에 소개됨). 우리나라 백김치와 비슷한 독일의 '사우어크라우트'도 좋은 발효 음식이다. 이런 음식이 너무 역해서 먹기 힘들다든지 집밥을 챙겨 먹기 힘든 사람들은 발효 음식 대신 유산균 제품을 사서 보충하는 것이 좋겠다.

위와 같이 하면 보통 8-12주 정도 지나면 장이 매우 편해진다. 만약 이렇게 해도 좋아지지 않는 사람들은 의학적인 치료가 병행되어야 한다. 하지만 대부분 좋아지기 때문에 걱정할 필요는 없다. 이 정도로 호전되지 않는 사람들은 3부 7장에 나오는 '간헐적 단식'을 시도해 보아야 한다. 거기서 좀 더 자세히 언급하겠다.

05. 우리 몸의 엔진을 고치면 뇌도 살아난다!
| 부신, 갑상선의 치료

2부 5장에서(69페이지 참조) 부신이나 갑상선의 문제는 뇌의 기능에 악영향을 미치고, 심한 경우에는 치매를 일으킬 수 있다고 설명했다.

우리 몸에는 엔진 기관과 같은 장기가 2개 존재하는데, 바로 부신과 갑상선이다. 만약 엔진이 망가진다면 뇌만 망가질까? 그럴 리 없다. 당연히 다른 장기에도 심각한 문제가 생기게 될 것이다. 만약 자동차 엔진 기능에 이상이 오면, 차는 털털거리며 나가게 될 것이다. 결국 곧 수리 센터에 가야 할 운명이다. 수리 센터는 병원이다. 어떤 병에 걸릴지 알 수 없지만, 병에 걸려 병원에 가게 될 것은 분명하다.

앞서 1부에서 현대 의학에서 불치병으로 여겨지는 '치매'도 '나을 수 있는 치매'가 있다고 언급하였다. '나을 수 있는 치매'의 대표 중 하나가 부신이나 갑상선 문제에 의한 치매다. 따라서 치매 환자를 처음 진단할 때 부신과 갑상선 기능을 평가하는 신체 진찰 및 신체 징후, 혈액검사 등은 필수적이다. '갑상선기능저하증'의 유병률은 2부에서 언급했듯이 제1형과 제2형을 모두 합산하면 약 50%에 육박한다. 즉, 전 인구의 50%가 '치매 위험군'이 될 수 있다. 치매는 누구나 걸릴 수 있다. 이제 남의 일이 아니라 자신의 일처럼 생각해야 하며, 2부 5장에서(75, 76페이지 참조) 기술한 핵심 증상과 신체 징후에 자신이 해당된다면 즉각 치료를 시작해야 한다. 그러면 지금부터는 구체적인 치료 방법에 대해 자세히 소개하겠다.

먼저 부신 기능을 정상화시키는 방법에 대해 알아보자. 왜냐하면 보통 부신의 기능저하가 먼저 시작되는 경우가 많기 때문이다. 부신 기능이 떨어지면 갑상선 기능에 부정적인 영향을 끼치므로 부신 기능의 회복 없이 갑상선을 치료한다는 것은 매우 비효율적이다. 그런데 현대인들은 대부분 부신 기능이 떨어져 있다. 정도의 차이만 있을 뿐이지, 성인의 약 60-80%가 부신 피로나 부신 기능장애 상태이다. 스스로 건강하다고 생각하는 사람들도 같이 따라 하면 더 건강해질 수 있다. 몸과 뇌 건강을 위한 기본적이고 공통적인 방법이라고 생각하면 좋겠다.

1. 장을 먼저 치료해야 한다(스트레스 관리와 함께).

바로 앞서 장을 어떻게 치료해야 하는지 자세히 설명하였다. 따라서 방법은 동일하다. 왜 치료해야 하는지만 간단하게 이해하면 된다. 부신은 스트레스에 반응하는 장기다. 정신적·육체적 스트레스가 작용하면 반드시 부신이 먼저 나서야 한다. 매일 같이 음식 등을 통해 수많은 세균, 바이러스, 곰팡이균, 환경오염물질, 독소 등이 장으로 유입된다. 장은 이런 외부 위험 물질에 대한 1차 방어 전선이다. 따라서 당연하게도 우리 몸 전체 면역세포의 70% 이상이 장에 존재한다. 매일매일 치열한 전투가 장에서 벌어진다. 건강한 정상인들도 매일 치열한 전투를 벌이고 있고, 이 전투가 스트레스로 인식되면서 부신은 매우 힘겹게 일하고 있다. 여기에다 변비라도 있으면 더 많은 독소가 장을 통해 유입된다. 즉, 필요 이상의 스트레스가 발생하는 것이다. 앞서 언급한 여러 가지 이유로 장세포가 손상되면 이를 수복하기 위해 많은 에너지가 필요하며, 이것도 역시 몸에 큰 스트레스로 작용한다. 장에 문제가 생기면 부신은 그만큼 더 무리해서 일을 해야 하고, 문제가 지속되면 과로로 인한 '부신 피로'에 빠지게 된다. 부신이 쓰러지기 직전 상태인 '부신 피로'는 현대인에게 아주 흔한 문제다. 부신을 쉬게 하려면 장을 먼저 치료해야 하며, 앞서 장의 치료 방법과 스트레스 관리에 대해 언급된 내용을 다시 한번 더 읽고 몸으로 체득해 주길 바란다.

2. 반드시 '저탄수화물 식이'를 해야 한다.

한국인과 일본인의 99%가 고탄수화물 식이를 하고 있다. 고탄수화물 식이를 하면 혈당이 마치 로켓, 미사일처럼 올라간다. 흡수되기 딱 좋은 형태가 대부분이기 때문이다. 밀을 갈아서 만든 밀가루도 흡수가 아주 빠르다. 액체로 녹인 설탕은 말할 것도 없다. 혈당이 한정 없이 치솟는다. 그리고 밥도 문제다. 밥 한 공기를 각설탕으로 환산하면 16-20개 정도 된다. 밥이 크게 단맛이 나지 않으니 이 정도인지 아무도 몰랐을 것이다. 밥 한 공기만으로도 혈당은 주체할 수 없을 정도다. 이렇게 폭발적으로 올라간 혈당은 폭발적으로 내려가게 되어 있다. 세상 이치와 비슷하다. 지나치게 빨리 올라간 혈당은 지나치게 인슐린 분비를 자극해서 너무나도 빠르게 혈당을 떨어뜨려 버린다. 이것을 '반응성 저혈당'이라고 앞서 여러 차례 언급하였다. 문제는 이 '반응성 저혈당'이 발생하면 인체는 생존의 위험성을 느끼고 즉각 부신에 빨간 불을 켠다는 것이다.

> "위험해, 위험해!! 부신아, 혈당을 올려야 하니 빨리 아드레날린 호르몬을 분비해 줘!"

이런 경고음이 하루에 최소 3번이나 울린다. 안 그래도 장이 던져 준 일을 처리하느라 기진맥진인데, 혈당까지 애를 먹이니. 그것도 하루에 3번씩이나 생명이 위험하다고 빨간 불을 마구 켜 대니 미칠 지경이다. 부신은 이렇게 점점 말라비틀어져 가고 있다. 누군가 부신을 구해줘야 한다. 모두 도와달라고 아우성만 치고, 아무도 구해 주러 오지 않는다. "넌 죽을 때까지 일만 해!"라고만 말한다. 이제 우리가 나서서 부신의 일을 덜어 줘야 한다. **'저탄수화물 식이'만 해도 최소 하루 3번의 '빨간 경고음'을 막을 수 있다.** 그렇게 어렵지 않다. '저탄수화물 식이'에 대해서는 이미 여러 차례 언급하였고, 3부 6장에서도 자세히 다룰 것이므로 여기서는 이 정도로 설명하고 넘어가겠다.

부신이 좋아지면, 한결 더 가볍게 갑상선을 치료할 수 있다. 그러면 여기서 부신 치료에 대해 간단히 정리하고, 갑상선 치료에 대한 내용으로 넘어가 보자.

> **정리**

부신 치료에 대한 요약정리 = 갑상선 치료를 위해 반드시 선행되어야 할 치료!

1. 스트레스 관리(3부 4장 참조)

1) 휴식 시간을 충분히 가지자! 일중독에서 벗어나자!
2) TV, 컴퓨터, 스마트폰 사용을 줄이자! 특히 SNS에서 벗어나서 자연으로 돌아가자. TV, 컴퓨터, 스마트폰 대신에 종이책과 만화책을 읽자!
3) 자연과 만날 수 있는 산책을 즐기자. 공기가 맑고 햇살이 좋은 날, 나무가 울창한 숲속을 천천히 걸어 보자. 나무 사이의 바람을 느껴 보자.
4) 충분한 수면을 취하자(3부 3장 참조).
5) 술, 담배, 자극적인 음식 등으로 스트레스를 풀지 말자!
6) 과도한 목표를 설정하지 말자. 오늘 하루를 즐기면서 여유 있게

2. 장을 먼저 치료(3부 4장 참조)

1) 스트레스를 잘 관리해야 장이 편해진다.
2) 변비를 해결하자! 대변을 시원하게 볼 수 있는 '베변력'을 키우자. 발효 식품, 식이섬유 등을 충분히 섭취하자. 채소, 야채와 친해지자.
3) 첨가물이 많은 음식이나 가공 음식을 멀리하고, 자연의 음식을 맛보자(가급적 유기농 음식이나 목초 사육 고기 등의 자연 음식을 먹어 보자).
4) 술, 담배, 음료수 등의 기호 식품을 피하자. 커피는 하루 1~2잔 오전 중에만 마시자. 일시적으로는 에너지가 오르지만, 부신은 점점 지쳐간다.
5) 장에게 간간이 휴식을 선물하자(간헐적 단식 – 3부 7장 참조).

3. 저탄수화물 식이를 통해 장의 운동력과 장세포를 회복시키자!(3부 6장 참조)

1) 부신 호르몬의 분비 향상을 위해 '뇌 리셋 케톤식'(3부 6장)을 실천하자! 질 좋은 단백질과 지방의 섭취로 부신 호르몬의 생산 능력이 향상된다.

2) 부신에 치명적인 반응성 저혈당이 '뇌 리셋 케톤식'을 통해 완전히 사라진다.
3) 장세포 회복에 필수적인 지용성 비타민과 오메가3, MCT오일 등을 섭취하자(저탄수화물 '뇌 리셋 케톤식'(3부 6장)을 통해 실천 가능).

부신 치료는 위와 같이 정리할 수 있다. 이를 잘 시행하고 있다는 전제하에 다음으로 이어가 보자. '갑상선기능저하증'은 갑상선 호르몬이 잘 분비되지 않거나(제1형), 분비가 정상이라도 말초 세포에서 갑상선 호르몬의 저항성이 발생하여(제2형) 갑상선 호르몬이 세포 수준에서 제대로 작동하지 못하기 때문에 발생한다. 제1형은 갑상선 호르몬 대체요법(호르몬을 약물로 투여하는 치료)이 먼저 필요하고, 제2형도 경우에 따라 대체요법이 필요할 수 있다. 제2형은 호르몬이 세포에 효율적으로 작용하지 못하기 때문에 호르몬 대체요법을 통해 호르몬의 양을 더 늘려서 세포에 충분히 작용할 수 있도록 해 준다. 필자는 제2형의 경우, 우선 아래에 소개하는 방법으로 충분한 시간 동안 치료해 보고, 그래도 호전이 없으면 호르몬 대체요법을 추가한다.

먼저 다음의 도표를 먼저 살펴보자. 갑상선 호르몬은 T3, T4가 가장 중요한데, T3가 활성형이다. 즉, T4에서 T3로 전환되어야 비로소 대사 활동이 제대로 이루어진다. 아래의 도표에서는 T4에서 T3로의 전환을 방해하는 인자들이 정리되어 있다.

> **정리**

T4에서 T3로의 전환을 방해하는 것(=갑상선 기능을 저해할 수 있는 인자)

1. 영양소 부족이 있는 경우
1) 비타민A 부족
2) 비타민B2, B3, B6, B12 부족
3) 미네랄 부족 : 요오드, 철, 셀레늄, 아연

2. 전환을 방해하는 약물
1) 아미오다론(amiodarone) : 부정맥 치료약의 일종
2) 베타 차단제(beta blocker) : 혈압약의 일종
3) 피임제, 조영제
4) 리튬(조울증 치료제)
5) 메티마졸, 프로필치오우라실(갑상선기능항진증 치료제)
6) 페니토인(항경련제)
7) 선택적 세로토닌 재흡수 억제제(SSRI) : 항우울제
8) 테오필린(만성 폐쇄성 폐질환, 천식 등의 치료제)

3. 그 외에 전환을 방해하는 인자
1) 술, 담배
2) 고혈당
3) 스트레스
4) 단식(칼로리 제한 단식)
5) 부신 기능장애
6) 독성물질 : BPA, 불소, 납, 수은, 살충제
7) 방사선, 항암 치료
8) 수술
9) 십자화과 채소와 콩의 지나친 섭취

이 도표를 보면 갑상선을 어떻게 치료해야 할지의 계획이 확연하게 드러나 있다. 영양소의 부족은 교정이 아주 쉽다. 개인에 따라 부족한 부분을 보충해서 치료하면 된다. 비타민A와 B군은 복용시키고 (비타민A의 전구체인 베타카로틴으로 섭취하는 것은 권장되지 않는다. 갑상선 기능이 떨어지면 간에서 베타카로틴으로부터 비타민A로의 전환이 잘 되지 않아, 피부만 노래지는 등의 부작용이 발생할 수 있다) 미네랄 부족이 확인되면 보충시킨다. 철분 결핍은 갑상선기능저하증에서 자주 확인되지만, 정상인 경우도 있으므로 혈액검사를 통해 확인 후 보충하도록 한다. 그 밖에 요오드, 셀레늄, 아연은 대부분 부족하므로 특별한 검사 없이도 복용을 권유하고 있다(물론 검사를 한 후 수치를 확인하고 복용을 시작하는 것이 가장 이상적이다). 용량과 복용 방법은 마지막에 보기 쉽게 정리하였다. 그리고 전환을 방해하는 약물을 복용 중인지 확인할 필요가 있다. 병원에서 처방받고 있는 약이 있다면 먼저 처방전을 확인하면 된다. 그리고 피임제를 장기간 복용하면 갑상선 기능이 떨어질 수 있으므로 주의해야 한다.

3부 구체적인 치료 방법과 놀라운 효과

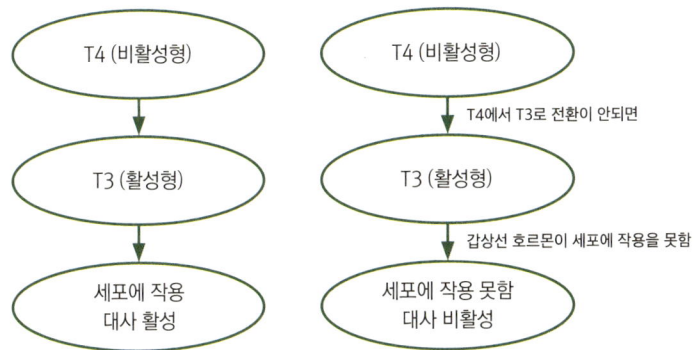

갑상선 호르몬 전환 장애. 왼쪽의 대사 경로는 갑상선 호르몬이 정상적으로 작용하는 형태이다. T4(비활성형)에서 T3(활성형)로의 전환이 정상적이면, T3(활성형) 갑상선 호르몬이 세포에 작용하여 대사 활성이 이루어진다. 반면, 오른쪽 대사 경로에서는 T4(비활성형)에서 T3(활성형)로의 전환이 제대로 이루어지지 못해, T3(활성형) 갑상선 호르몬이 세포에 작용할 수 없으므로 대사가 비활성화된다.

이어서 「3. 그 외에 전환을 방해하는 인자」를 보면, 역시나 술, 담배가 있다. 아직도 끊지 못하고 있다면 이쯤에서 그냥 결심하자. 다음으로 고혈당이다. 고탄수화물 식이를 계속하는 한, 갑상선의 치료는 어렵다고 봐야 한다. 고혈당은 갑상선뿐만 아니라 앞서 언급했듯이 부신 기능을 많이 떨어뜨리며, 부신 기능이 떨어지면 갑상선이 같이 망가지므로 반드시 식단을 바꿔야 한다. 이어서 스트레스다. 역시 불변의 진리인 것 같다. 스트레스는 부신, 갑상선 모두 손상시키므로 치매로 갈 수 있는 지름길이다. 스트레스 조절 방법을 다시 한번 더 읽고 습관을 들여 보자. 다음은 단식이다. 여기서 말하는 단식은 칼로리 제한 단식이다. 심한 칼로리 제한 다이어트를 하면 정말 괴롭지 않은가? 게다가 살도 잘 안 빠진다. 이유는 T4에서 T3로의 전환을 억제해서 에너지를 최대한 보존시키려고 하기 때문이다. 3부 7장에서 소개할 간헐적 단식은 이것과 완전히 다른 방식의 단식이다. 다이어트가 목적인 사람은 '칼로리 제한 단식'을 하지 말고 '간헐적 단식'을 해보자. 뒤에서 자세히 언급할 것이다. 다음으로 부신 기능장애다. 이건 이미 여러 차례 강조해 왔다. 부신 기능이 나빠지면 반드시 갑상선 기능이 나빠진다는 사실을 기억하자. 그래서 부신을 먼저 교정하고 부신에 가장 악영향을 미치는 장을 먼저 치료하자고 한 것이다. 치료의 순서는 대략 다음과 같이 흘러가야 가장 이상적이다.

> 스트레스 관리 및 장의 치료 ➡ 부신 치료 ➡ 갑상선 치료 ➡ 치매의 예방과 치료

그리고 독성물질은 최대한 노출을 피해야 한다. 직접 해독 치료를 할 수도 있지만, 노출을 피하는 것이 가장 좋은 방법이다. 가급적 유기농 음식으로 먹고, 가공식품의 섭취를 최대한 피하자. 여유가 된다면 고기는 목초로 사육한(grass-fed) 것이 좋다. 십자화과 채소(브로콜리, 배추, 양배추, 겨자, 순무 등)의 지나친 섭취는 갑상선 기능을 저하시킬 수 있으나, 정말 지나치게 이것만 먹고 살 정도로 많이 먹는 것이 아니라면 전혀 문제가 되지 않는다. 충분히 많이 먹어도 무방하다. 채소, 야채를 먹고 나서 속이 불편하다고 말하는 사람들이 있는데, 데쳐서 먹거나 소량씩 조금씩 늘려 나가면 된다. 채소, 야채에는 식이섬유가

풍부하므로 독소의 배출이나 해독에 아주 유용하다. 환경오염물질이나 독소는 대부분 갑상선과 같은 내분비 기관에 치명적인 영향을 미치므로 식이섬유를 많이 섭취해서 얻는 이익은 매우 크다. 콩은 생으로 먹는 것은 좋지 않으며, 쪄서 먹거나 발효된 콩의 형태로 섭취하는 것이 바람직하다. 낫토, 두부, 된장, 청국장의 형태로 콩류를 섭취하면 가장 이상적이다. 많이 먹어도 좋다.

정리

갑상선의 치료에 대한 요약정리

1. 스트레스 관리, 장 치료 먼저!(장을 먼저 치료해야 한다)
2. 장을 치료하면서 부신을 같이 치료한다.
3. 부신이 어느 정도 회복되면, 갑상선을 같이 치료한다(같이 동시에 치료해도 좋다).
4. 비타민A 약 5,000-10,000단위, 고용량 비타민B군(최소 B25 이상)을 같이 복용한다(치매의 강력한 유발 인자인 호모시스테인을 중화시키는 것도 고용량 비타민B).
   - '고용량 비타민B군 복합체'라고도 하며 용량을 편의상 B25/50/100 등으로 나누어서 용량을 표현하기도 함. 소아는 25-50, 성인은 50-100 정도를 추천함. B25 이상부터 편의상 '고용량 비타민B군 복합체'라고 흔히 부른다.
5. 철분 부족이 확인되면 철분을 공급하고 페리틴 수치(철분 저장고)가 100 정도 될 때까지 복용한다. 철분 부족의 원인이 있으면 원인을 같이 교정한다(자궁근종으로 인한 질 출혈, 과다 월경, 다른 원인에 의한 실혈, 위산 저하 등을 고려해서, 원인이 있다면 원인을 교정하면서 철분을 복용하도록 한다).

6. 요오드(혈액검사에서 항체 양성군과 항체 음성군으로 나누어 조절함)
1) 갑상선기능저하증(항체 양성군) : 3.125 mg부터 시작하여 부작용이 없으면 6.25 mg까지 증량 가능(알러지 반응 등이 나타나면 감량해서 조절)
2) 갑상선기능저하증(항체 음성군) : 6.25 mg부터 시작해서 부작용이 없으면 12.5 mg까지 증량 가능(알러지 반응 등이 나타나면 감량해서 조절)
3) 항체 양성인지 음성인지 모르는 상태의 갑상선 기능 회복을 위한 용량
   - 3.125 mg에서 시작해서 6.25 mg 정도로 유지(부작용 시 감량 조절)
   - 건강한 사람들의 건강 유지 목적의 용량
7. 셀레늄 : 부족한 경우가 많다. 하루 200 mcg 정도 복용한다.
8. 아연 : 부족한 경우가 많다. 하루 10-12 mg 정도 복용한다.
9. 갑상선기능저하증은 미토콘드리아 기능이상으로 비롯되는 경우가 대부분임. 따라서 미토콘드리아 기능 개선을 위한 보충제를 같이 복용하는 것이 바람직하다.
1) 미토큐(MitoQ) : 하루 5-10 mg 혹은 코엔자임Q10 하루 300-600 mg
2) 시스테인(L-cysteine) 혹은 N-acetyl-cysteine : 하루 500-1,500 mg.
3) 카르니틴(L-carnitine) : 하루 2,000 mg
4) NR(니코틴아마이드 리보사이드) : 하루 250-1000 mg
10. 처방약을 복용하는 것이 있다면 위의 「2. 전환을 방해하는 약물」에 해당되는 것이 있는지 확인하자.
11. 고탄수화물 식이에서 저탄수화물 식이로 전환하자!
12. 술, 담배를 끊자!
13. '칼로리 제한 단식'이 아닌 '간헐적 단식'을 해보자(3부 7장에서 자세히 다룸).
14. 독성물질의 노출을 피하자!(유기농 음식, 목초 사육 고기 등을 먹자)
15. 십자화과 채소 등 채소와 야채의 충분한 섭취(독성물질의 해독, 배출에 도움)
16. 콩은 찌거나 발효된 것으로 섭취(낫토, 두부, 된장, 청국장 등의 형태로 섭취)

06. '뇌 리셋reset 케톤식'으로 잠든 뇌를 깨운다

06-01. 먼저 저탄수화물 식이부터! | 뇌 리셋 케톤식의 핵심

드디어 뇌를 치료하는 식단을 소개한다. 지금까지의 내용은 뇌를 깨우는 '뇌 리셋 케톤식'을 설명하기 위해 필요했던 것이었다고 해도 과언이 아니다. 필자의 진료실에서 가장 강조해서 설명하는 것이 바로 이 식단이다. 먹는 방법을 바꾸지 않으면 뇌도 절대 바뀔 수 없다는 것을 인식한다면, 앞으로의 내용이 더욱 현실적으로 다가올 것이며 더욱 즐겁게 실천할 수 있을 것이다.

앞서 여러 차례 고혈당은 당뇨 환자에게만 나타나는 현상이 아니라고 설명했고, 고탄수화물 식이를 하는 모든 사람에게 흔히 나타날 수 있다고 했다(50대 이후에도 고탄수화물 식이를 계속한다면 대부분 전당뇨, 당뇨가 발생한다고 생각해도 무방하다). 고혈당과 고인슐린 혈증은 혈관과 뇌를 점점 손상시켜 동맥경화 및 치매 등을 일으킬 수 있다. 반대로 혈당을 일정하게 유지하면서 인슐린 분비를 최소화시킬 수 있다면, 동맥경화 및 치매의 예방과 치료로 이어질 수 있다. 따라서 식단의 가장 중요한 핵심은 '저탄수화물 식이'라고 할 수 있다.

'저탄수화물 식이'는 '케톤식'이라고도 부른다. 케톤식은 '케톤체'를 형성하는 식단을 말한다. 단식을 하거나 탄수화물 섭취를 제한하면 당을 에너지원으로 사용할 수 없어 간의 미토콘드리아에서 지방산을 산화시키게 되는데, 그 과정에서 생산되는 것이 바로 이 '케톤다'이다. 따라서 케톤체를 만드는 가장 좋은 방법은 굶거나 탄수화물 섭취를 제한하는 것이다. 탄수화물의 홍수 속에서 허우적거리는 현대의 인간을 제외하고, 대부분의 야생 동물들은 지금도 여전히 '케톤식'으로 살아가고 있다. 야생에서 어떻게 탄수화물을 구할 수 있겠는가? 1달에 1번 정도 운 좋게 산과일을 발견하여 간만의 탄수화물 파티를 할 수도 있겠지만 대부분 약육강식, 즉 먹이 사슬의 형태로 서로서로 잡아먹으면서 살아간다. 어쩔 수 없이 '저탄수화물 식이' 즉, '케톤식'을 하고 있다.

그런데 만약 인간이 바로 이 '케톤체'를 만들어 내는 능력이 없었더라면 벌써 오래전에 멸망했을 것이다. 수렵 시대에는 사냥해서 식사를 한 다음, 운이 나쁘면 수일에서 길게는 수주까지 먹지 못하고 '강제 단식'을 당하는 일이 많았다. 아마도 굶는 일은 다반사였을 것이다. 당시 인간이 아무리 운 좋게 탄수화물(과일 등)을 발견해서 포식했다고 치더라도, 몸에 있는 당과 글리코겐을 합친 정도로는 아무리 길어도 하루면 전부 다 소모된다. 즉, 하루 이상 단식을 하면 '케톤체'를 생성할 수밖에 없다(실제로는 하루 이상도 아니다. 몇 시간이면 전부 다 소모되기도 해서 저녁을 일찍 먹고 난 다음 날 새벽경에는 케톤체 생성을 벌써 시작하고 있다). 인간이 당으로만 살 수 있다면, 하루도 빠짐없이 당분을 주입해야 한다. 새벽에도 당 떨어지기 전에 일어나 당을 먹지 않으면 자다가 죽을 것이다. 조난을 당해 단 하루라도 음식을 먹지 못하면, 아무리 길어도 24시간 이내에 죽을 것이다. 하지만 어떤 조난 영화를 봐도 먹지 않고 7일 이상 버티는 경우가 허다하고, 삼풍백화점 붕괴 시에는 11일 뒤에 구조된 청년도 있었다. 즉, 인간은 이런 시련(기아, 추위)을 극복하기 위해 '케톤체'를 생성하는 놀라운 시스템을 가지고 있다. 지금이야 거꾸로 되어 주로 '당분 분해'를 통해 에너지를 만들지만, 인류 역사의 대부분은 '케톤체'를 주원료로 사용하면서 살아왔다. 그런데 불과 약 100년 전부터 갑자기 '당분 분해'형 인간으로 거듭나버렸다. 주원료가 완전히 뒤바뀐 것이다. 인간의 주원료를 갑자기 반대로 바꾸면, 반드시 탈이 나고 고장이 날 수밖에 없다. 그 고장 중 하나가 치매다.

'뇌 리셋^{reset} 케톤식'의 출발은 '저탄수화물 식이'이므로, 먼저 '저탄수화물 식이'를 실천해 나가는 방법에 대해 알아보겠다. 고령의 치매 환자는 대부분 단백질, 지방을 잘 소화시킬 수 없는 상태이다. 철저하게 탄수화물 위주의 음식만으로 몸이 오랫동안 적응되어 있어서, 갑자기 극단적인 탄수화물 제한을 하면 몸에 반드시 문제가 생긴다. 따라서 필자는 경험을 통해 '실행 가능한' 단계적인 접근 방법을 사용하고 있다. 그러면 바로 시작해 보자.

1. 먼저 밀가루 음식을 끊자!

　필자가 진료실에서 가장 먼저 시작하는 식단 교육이 바로 1번이다. "밀가루부터 끊어야 합니다!" 밀가루는 빵, 면, 튀김, 과자, 피자, 파스타, 와플 등에 상당히 많다. 노인들은 보통 과자, 피자, 파스타, 와플 등을 잘 먹지 않으니, "빵하고 면 종류, 튀김 음식은 드시지 마세요!"라고 설명한다. 실제로 이 한 가지만 말해도 저항이 상당하다. 솔직히 진료실에서 이 간단한 말을 치매 환자에게 교육하고 설득한다는 것이 여간 힘든 일이 아니다. 어떤 환자들은 올 때마다 반복해서 이야기해도 잘 듣지 않는다. 오히려 종종 화를 내고 가는데, 그때마다 이구동성으로 하는 말은,

["아니 그럼 뭘 먹으라는 거야?"]

　이 말만 들어도 치매 환자들이 뭘 주로 먹는지 잘 알 수 있다. 필자의 경험적 의견이지만, 밀가루 적게 먹고 고기 잘 먹는 사람 중에 치매가 있는 경우는 정말 드물다. 고작 '빵, 면, 튀김' 먹지 말자고 했는데 진료실에서 매번 이 난리다. 저탄고지(저탄수화물 고지방식)가 유명해지면서 의사 중에도 치료 목적으로 이 식단을 교육하는 사례들이 점점 늘어나고 있지만, 그들도 필자의 고충은 잘 모를 것이다. 70-80대 치매 환자들에게 식단을 교육하고 있으니, 설득이 얼마나 어렵겠나?

'빵, 면, 튀김'의 거대한 장벽을 넘지 못하면, 치매 치료를 시작할 수 없으니 너무 답답하다. 진료실에서 한숨 쉬는 일이 많다. 어찌하면 될까? 설득의 기술이라는 책이라도 사야겠다. 밀가루 음식을 왜 먹으면 안 되는지 2부에서 자세히 설명했으므로 여기서는 생략하겠다.

2. 설탕물을 끊자!(설탕커피, 믹스커피, 음료수, 꿀을 끊자)

여기서 말하는 설탕물은 커피나 음료수에 들어 있는 설탕물을 말한다. 치매 노인들의 에너지 대사는 심각하게 떨어져 있어서, 에너지를 일시적으로나마 빨리 내기 위해 설탕 섭취에 더 몰두한다. 마치 설탕을 안 먹으면 죽을 수도 있다는 공포감이 있는 것 같다. 대부분 믹스커피를 타고 그것도 모자라서 각설탕 1-2개를 더 넣는다. 믹스커피에도 설탕이 많은데, 거기다가 또 넣어 마신다. 이걸 하루에 5-10잔 정도 마시는 사람들도 있었다. 이들을 도대체 어떻게 설득해야 할지 고민하다 보면 머리가 아프기 시작한다. 40-50대 경도인지장애나 치매 초기 환자들은 비교적 설득하기 쉽지만, 노인 환자들은 '레벨'이 다르다. 화만 안 내면 다행이라고 생각하니 말이다. 휴- 특히 액체에 녹은 설탕의 흡수력은 가공할 만한 수준이다. 혈당이 그냥 올라가는 것이 아니라 로켓이나 미사일처럼 치솟는다. 일시적으로는 행복감을 느낄 수 있으나, 곧 '반응성 저혈당'이라는 공포가 엄습해 올 것이다. 당은 빠르게 올라갈수록, 빠르게 떨어진다. 그야말로 하루가 혈당의 롤러코스터다. 하지만 어르신들은 상관하지 않는다. '반응성 저혈당'이 오기 전에 걸쭉한 설탕 커피 한 잔 더 마시면 되기 때문이다. 어르신들은 이걸 몸으로 알고 있다. 여기에 더해 달달한 음료수에 꿀도 가져 다니며 마시는 사람도 있었다. 대부분의 음료수에는 설탕이 충분히 들어 있고, 마시는 설탕은 혈당을 춤추게 할 것이다. 다시 행복감이 찾아오고 힘도 솟는다. 그런데 이걸 못하게 한다고? 필자가 의사가 아니었다면 몇천 번 맞아 죽었을지 모르겠다. 1, 2번만 해결되어도 이미 절반의 대성공이다. 대부분 1, 2번에서 절반의 환자가 포기한다. 정말 안타깝다.

3. 과일을 끊자!(대신 채소와 야채를 듬뿍 먹자 - 평소의 몇 배로)

3번은 정말 강적이다. 과일 애기를 하면 남녀노소 가리지 않고 공격해 온다. "과일은 몸에 좋은 것 아니에요?" "당분이 많아도 과일에는 다른 좋은 성분들이 많으니까 먹어야 하는 것 아니에요?" 등이다. 필자도 불과 10년 전만 해도 과일은 몸에 좋은 것으로만 알았다. 게다가 맛도 있으니 금상첨화 아닌가? 하지만 옛말에 '몸에 좋은 것은 쓰다'라는 말이 있듯이, 현대판으로 바꾸면 '몸에 좋은 것은 달지 않다!'라고 표현할 수 있다. 필자의 표현이지만 명언이라고 생각한다. 과일에 많이 들어 있는 과당은 좀 더 복잡한 대사 경로를 거쳐, 다른 당류보다 훨씬 빨리 지방으로 전환되어 지방간과 복부 비만을 잘 일으킨다. 물론 과일에 비타민과 미네랄이 포함되어 있긴 하지만, 몸에 해로운 과당 등의 탄수화물 비율이 높아서 많이 먹어서는 곤란하다. 아주 가끔 먹는다든지(그것도 약간), 하루에 사과 1개 혹은 바나나 1개 정도(이 정도는 노인 환자에게 허용한다)라면 모를까, 하루에 사과 1개, 바나나 1개에 수박까지 먹는다면 큰일이다. 최대 하루 1종류 1개만 먹자. 혈당이 많이 올라가면 어떻게 뇌세포 및 혈관을 손상시키고 노화를 일으키는지 앞서 자세히 설명했으므로, 지금부터라도 과일을 끊도록 하자. 꼭 먹어야 한다면, 당분 함유가 비교적 적은 베리류(딸기, 블루베리, 라즈베리, 크랜베리 등)나 자몽을 조금만 먹자. 이들도 많이 먹으면 당연히 혈당이 많이 오르므로 주의해야 한다. 과일 중에 가장 권유하는 것은 단연 '아보카도'다. 아보카도는 당분 함유량이 적고 지방이 풍부하므로 충분히 먹어도 좋다. 하지만 달지 않다고 해서 설탕에 찍어 먹으면 전부 무용지물이다. 단 것은 항상 피하도록 하자.

4. 밥을 끊자!(쌀, 보리, 현미 등 곡물 종류는 모두 다 포함)

　1-3번까지 통과하면 이제 드디어 4단계에 돌입할 수 있다. 이제는 밥이다. 벌써 엄청난 저항과 분노가 느껴진다. 어떤 사람은 "차라리 나 죽을 거다"라고까지 말한다. 그래도 이 고비를 넘겨야 한다. 이제 거의 다 왔다. "그럼 현미는 먹어도 되죠?"라고 묻는 사람도 있었다. 결론부터 말하겠다. 안 된다! 필자도 현미나 다른 통곡물로 된 밥

종류는 혈당을 올리는 속도가 빠르지 않아서 괜찮다고 생각했고, 별 문제 없을 것이라고 말한 적도 있었다. 하지만 어느 한 연구에서 현미를 먹고 나서와, 흰쌀밥을 먹고 나서의 혈당 변화를 비교한 결과를 보고 큰 충격을 받았다. 처음에는 약간 느리게 올라가지만 결국 최고치에 도달하는 혈당의 정도는 비슷했고, 다른 어떤 탄수화물보다 혈당이 잘 올라갔다. 이런 혈당 변화를 보인다면 현미도 흰쌀밥에 비해 크게 나을 것이 없다고 필자는 최종적으로 판단했다. 결국 곡물들은 약간의 차이는 있지만, 전체적으로 보면 혈당에 미치는 영향은 그렇게 큰 차이가 없었다. 이는 앞서 언급한 『그레인 브레인(곡물 뇌)』의 저자인 데이비드 펄머터가 말한 것과 일치한다. 그는 신경과 전문의로서, 밀가루뿐 아니라 쌀을 포함한 모든 종류의 곡물은 뇌에 치명적이고 파괴적인 영향을 미친다는 점을 강조했다. 하지만 하루 3끼 흰쌀밥을 먹던 사람에게 갑자기 "밥을 전부 끊으세요!"라고 말한다면 솔직히 아무도 못 한다. 그리고 그렇게 해서도 안 된다. 처음에는 "1끼 먹을 때마다 1공기에서 반 공기로 줄이세요"라고 했다가, 다음에 내원할 때 잘 적응하고 있으면 "이젠 반 공기에서 또 반을 덜어서 드세요"라고 말한다. 이 과정까지 해내면 다음에는 "이제 밥은 안 드시는 겁니다!"라고 비로소 말할 수 있게 된다. 노인 환자들은 이 과정이 보통 1-3달 정도 걸린다. 젊은 사람들은 지방, 단백질의 소화력이 좋아서 대부분 3주 이내에 이런 식단에 적응할 수 있지만, 노인 환자들은 좀 더 시간을 들여서 서서히 적응할 수 있도록 도와주어야 한다.

3부 구체적인 치료 방법과 놀라운 효과

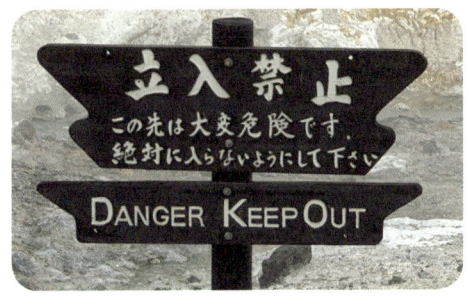

일본 노보리베쓰 온천의 '지옥골'에서 촬영. 표지판 뒤에는 그야말로 뜨거운 유황이 끓는 지옥이다. 출입금지라는 글 밑에 영어로 'Danger Keep Out'이라고 적혀 있었다. '단거(danger)는 출입금지'라는 표지를 보고, 역시 단거(danger)는 danger(위험)하구나 하고 크게 웃었다. 머리 식힐 겸 재미 삼아 한 번 넣어 보았다.

이 정도면 '저탄수화물 식이'의 시작으로 충분하다. 한국, 일본의 하루 평균 탄수화물 섭취량은 300-360 g이지만, 노인들은 이것보다 약간 더 많다. 전체적인 칼로리 섭취량은 젊은 성인에 비해 감소되어 있지만, 탄수화물 섭취 비율이 너무 높아져 있기 때문이다. 필자의 추정으로 노인들은 하루에 약 350 g 정도의 탄수화물을 섭취하고 있다고 생각한다. 비율로 따지면 전체 칼로리의 약 80% 이상의 '초고도 탄수화물 식이'이다. 젊은 사람들은 보통 전체 칼로리의 60-70% 정도이다. 이것도 터무니없이 높은 비율이긴 하다. 하루 350 g → 300 g → 200 g → 100 g 정도로 천천히 조금씩 줄여 나가면 된다. 몸이 건강하고 협조가 잘 되는 사람은 70 g 이하가 목표다. 몸이 허약하고 협조가 잘 안 되는 사람은 100 g 정도를 목표로 한다. 70 g 이하인 경우는, 보통 탄수화물 섭취를 거의 하지 않으면서 채소와 야채를 충분히 (양배추, 마늘, 연근, 양파 등에는 탄수화물이 약간 있는 편이다. 충분히 먹어도 되지만 너무 과도하게 먹으면 목표량을 상회할 수 있다) 먹음으로써 성취 가능한 수치다. 100 g 정도면 채소, 야채를 충분히 많이 먹으면서, 하루에 다 합쳐서 과일 1종류에 밥 반 공기 정도이다. 과일을 전혀 안 먹는 경우에는 하루에 밥 한 공기 정도는 먹어도 좋다. 다시 한번 강조하지만, 과일은 하루에 1종류로 조금만 먹는다. 여러 종류를 조금씩 먹어도 된다는 뜻이 아님을 주의해야 한다. 가장 좋은 것은 과일은 먹지 말고, (탄수화물이 약간 있더라도) 양배추, 마늘, 연근, 양파 등을 과일 대신 더 먹는 것이 훨씬 좋다. 그리고 지방, 단백질은 넉넉하게 충분히 먹어도 좋다. 다음은 지방과 단백질의 섭취 방법에 대해 설명하겠다.

06-02. 지방과 단백질의 섭취 방법

지금까지 '저탄수화물 식이'의 개괄적인 방법에 대해 설명하였다. 더욱더 자세한 방법은 이 책의 제일 마지막인 3부 11장을 참조하면 되겠다. 저탄수화물 식이가 어느 정도 적응되면, 아주 조금씩이지만 단백질과 지방의 소화력이 좋아지기 시작한다. 하지만 좋아졌다고 해도 정상에 비하면 아직 많이 떨어져 있는 상태일 것이므로, 보조적인 방법을 같이 써야 하는 경우가 많다. 필자가 시행착오를 통해 고안한 지방과 단백질의 섭취 방법을 여기서 소개하겠다.

1. 단백질 소화가 어려우므로, 지방 섭취 비율을 더 올린다.
(사골 국물(bone broth), 방탄 커피 등을 활용함)

치매 환자들은 단백질, 지방 둘 다 소화를 잘 못 시키고 흡수력도 많이 떨어져 있다. 하지만 단백질보다는 그나마 지방이 더 낫다. 따라서 지방 함유량이 높은 음식을 선택하는 것이 좋다. 하지만 처음에는 지방 흡수력이 너무 나쁘다 보니 설사를 하거나 장이 더 불편하다고 호소하기도 한다. 이런 경우는 섭취량을 조금씩 올려 가면 된다. 사람의 몸은 외부 환경에 적응할 수 있게 되어 있다. 처음에는 어렵던 일도 반복해서 하다 보면 습관이 들고 쉬워지듯이, 주로 탄수화물을 소화·흡수하는 데 필요한 효소를 분비했던 몸이, 점점 지방·단백질을 소화하는 데 필요한 효소를 만들어내기 시작한다. 기간이 길어지면 길어질수록 지방, 단백질의 소화·흡수 능력이 점점 더 좋아지게 된다.

기름기 많은 음식을 거의 못 먹는 사람에게는, 처음에는 사골 국물 등 지방이 녹아 있는 음식을 먼저 섭취하게 한다. 지금까지 이런 방법을 많이 사용해 왔는데, 의외로 잘 적응하는 것 같다. 사골 국물(사골 육수)은 뼈를 우려낸 것이 좋고, 곰탕, 설렁탕, 갈비탕, 추어탕, 돼지국밥, 소고기미역국 등 여러 가지가 있는데, 닭의 뼈를 우려낸 국물을 가장 많이 추천한다. 닭백숙, 오리백숙 등도 좋은 지방의 공급원이다. 사골 국물은 지방과 단백질, 미네랄, 콜라겐 등이 많이 함유되어 있어 좋은 영양 공급원이 될 수 있다. 여기에 여러 가지 야채 등을 넣어서 먹어도 좋다. 처음에 이런 방법을 쓰면 조금씩 지방, 단백질에 적응시킬 수 있다.

다음으로는 '방탄 커피'를 주로 추천한다. '방탄'이란 방탄조끼를 말할 때의 그 방탄인데, 총알을 막을 수 있을 정도의 강력한 에너지를 얻을 수 있다고 해서 붙은 명칭이다. 어원은 좀 과장이긴 하지만 방탄 커피는 유용하게 쓰일 데가 있다. 방탄 커피는 뜨거운 커피에 버터나 오일 등을 녹여서 마시는 것으로 간헐적 단식을 하는 사람들이 식사 대용으로 마시는 것이 매스컴을 통해 보도되면서 알려지게 되었다. 필자는 방탄 커피를 다이어트의 보조 수단으로 생각했기 때문에 자주 권유하지는 않았다. 하지만 방탄 커피를 통해 지방 섭취에 적응하기 시작한 사람들도 꽤 있으므로 처음에는 시도해 볼 만하다. 워낙 지방 섭취를 꺼리다 보니 사골 국물이나 방탄 커피와 같은 편법을 통해 적응시키는 것이다. 일단 적응이 되면 사골 국물이나 방탄 커피를 통한 지방 섭취는 조금씩 물러나게 하고, 보통의 음식을 통해 자연스럽게 지방을 섭취할 수 있게 한다. 커피에 코코넛 오일, MCT오일, 버터 등을 녹여 마시는 다양한 방법이 인터넷이나 유튜브를 통해 소개되어 있으니 참고하면 쉽게 만들 수 있을 것이다.

단백질도 조금씩 늘려서 섭취시켜 보는데 처음에는 정말 만만치 않다. 대부분의 경도인지장애, 치매 환자들은 위산 분비의 감소가 심한 편이다. 위에서 어느 정도 단백질을 소화시켜 내려와야 하는데, 거의 소화되지 않은 상태로 소장에 도달한다. 소화되지 못한 단백질은 부패가 일어나는데, 이때 발생하는 가스와 자극적인 부패물들이 장세포를 추가로 파괴하고 장 문제를 더욱 악화시키게 된다. 따라서 '위산 분비 개선 요법과 단백질 소화효소 공급'을 통해 단백질의 소화·흡수를 개선시켜야 한다. 위산 분비를 개선시키는 방법은 조금 뒤에 자세히 설명할 것이다. 필자는 단백질 소화효소를 처방하는 경우가 많은데, 처방약도 있지만 처방받기 어려우면 인터넷으로 사서 복용해도 좋다. 검색은 '단백질 소화효소' 혹은 'pancreatic enzymes(췌장 효소)' 등으로 검색하면 된다. 이들은 식사와 함께 복용하는 것이 좋다. 이어서 단백질 소화에 가장 중요한, 위산 저하를 개선시키는 방법에 대해 소개하겠다.

2. 위산 분비를 개선시키는 방법

시작하기 앞서 병원에서 약을 처방받고 복용 중이라면, 먼저 처방약 중에 '위산 분비 억제제'가 포함되어 있는지 확인해야 한다. 필자는 반드시 써야 하는 경우가 아니라면 가급적 '위산 분비 억제제'를 사용하지 않는다. 앞서도 언급했지만, 치매 환자들은 위산 분비 능력이 매우 저하되어 있다. 여기에 더해 '위산 분비 억제제'를 처방하면 음식을 소화시킬 수 있는 능력이 더 떨어지게 되므로, 소화가 제대로 안 된 음식이 소장으로 내려가 부패하면서 장벽을 손상시키고, 부패 과정에서 가스도 많이 만들어 내게 된다. 위산 분비를 억제하지 않으면서 위장관을 보호하거나 소화, 흡수를 촉진하는 위장약의 종류도 많기 때문에 치매 환자에게는 '위산 분비 억제제'를 꼭 써야 할 이유가 없다면 장기적인 사용은 피해야 한다. 그리고 대부분 위장관 운동과 기능이 많이 떨어져 있으므로, 위장관 운동 촉진제나 소화효소, 변 부피를 증가시키는 종류의 위장약을 처방하는 것이 좋다.

다음으로 식습관을 확인한다. 5분, 10분 만에 식사를 후다닥 마치는 사람들이 있다. 마치 위산이 분비되는 시간적 여유조차 허용하지 않는 듯하다. 천천히 먹으면서 음식을 즐기다 보면 위산 분비가 조금 더 증가하게 된다. 최소한 30분 이상 천천히 즐기면서 먹어 보자. 위산과 소화효소의 분비가 모두 저하되어 있으므로, 음식을 최대한 잘게 부수어 넘겨야 소화가 잘될 수 있다. 충분히 씹고 나서 넘기도록 하자.

다음은 사과 식초(apple cidar vinegar)나 매실 절임 등을 이용하는 방법이다. 식초 자체가 산성을 띠고 있어, 위산 분비를 자극하는 효과가 있다. 식사하기 전에 한두 스푼을 물에 타서 마신 후에 여유 있게 식사를 즐긴다면 좋은 효과를 기대할 수 있다. 후추 등의 매운맛을 내는 향신료도 위산의 분비를 촉진시킬 수 있다고 한다.

그리고 염분 섭취를 충분히 해줄 필요가 있다. "짜게 먹지 말고 싱겁게 먹는 것이 건강의 기본 상식이거늘 도대체 무슨 헛소리냐?"라고 한마디 들을지도 모르겠다. 하지만 이상하게도 지금까지 만나본 치매 환자들 상당수는 '저염분 상태'였다. 혈중 나트륨(Na) 농도가 상당히 낮은 환자들도 흔하게 볼 수 있었다. 이런 의문을 가진 지 오래되었지만 관련 연구 자료가 거의 없어 이상하다고 생각했었는데, 최근 많은 논문이 발표되면서 필자가 경험했던 그대로의 결과를 보여주었다. 추정하는 원인은 여러 가지가 있는데, 식사한 사실까지 잊어버리는 중증 치매 환자는, 하루에 여러 번 식사하더라도 살이 찌지 않는 현상을 흔히 볼 수 있다. 자주 먹는다고 해도 소화·흡수 기능이 떨어져 있고, 소화력 및 배변력이 약해 자연스럽게 소식하게 되는 부분이 크다고 생각한다. 하루에 몇 번씩 먹다가도 식욕을 조금만 잃으면 아예 식사를 거르는 일도 비일비재하다. 거기에다가 치매 환자는 부신 호르몬의 분비가 많이 감소되어 있다. 따라서 신장의 '염분 소실 방지' 기능이 약해지면서 '저염분 상태'가 가속화되는 것으로 필자는 추정한다. 이러한 만성적인 '저염분 상태'는 '치매' 환자에서 흔히 볼 수 있으며, 장기간의 '저염분 상태' 그 자체도 치매를 유발하는 원인이 되지 않을까 추정하는 연구 논문도 다수 확인할 수 있었다. 그리고 염분은 염산, 즉 위산을 만드는 원료가 된다. 따라서 너무 짜게 먹는 것은 아니더라도, 싱겁게 먹을 필요는 전혀 없다. 간혹 혈압이 너무 높은 사람들은 염분 섭취를 제한하는 경우가 많은데, 그래도 싱겁게 먹어서는 곤란하다. 특별한 문제가 없다면 약간은 짜게 먹는 것이 좋겠다.

다음은 음식의 조절이다. 가공식품이나 설탕 등 단(sweet) 음식들은 위에 부담을 주며 염증을 잘 일으킨다. 이 과정에서 위산의 분비도 같이 저하된다. 이렇듯 고탄수화물 식이는 위산 분비를 저하시키므로 항상 저탄수화물 식이를 유지하면서 가공식품 종류는 최대한 피하도록 하자. 그리고 생강을 사용하는 방법도 있다. 위산 분비를 촉진하고 위의 염증을 줄여 주는 효과가 있다고 알려져 있다. 잘게 썰거나 갈아서 음식에 넣어서 먹거나, 차에 우려서 먹는 방법도 있다. 생강에 알레르기가 없는 사람들은 한번 시도해 볼 만하다. 그리고 발효된 김치나 사우어크라우트(독일의 백김치 같은 것), 피클 등을 식사할 때 같이 먹으면 위산 분비가 촉진되는 효과가 있으며, 이들은 또한 발효 음식이라 장에 좋은 프로바이오틱(probiotic)으로도 작용할 수 있다. 추천할 만한 좋은 방법이다.

그 밖의 보조 요법으로, 고용량 비타민B군과 아연, 베타인 등을 같이 복용한다. 특히 아연은 앞서 언급했듯이 갑상선 기능 개선에 아주 중요한 역할을 하는 미네랄이다. 갑상선 기능이 떨어지면 위산 분비가 크게 저하되므로 아연은 위산 분비 능력의 개선에 도움을 줄 수 있다. 아연이 부족하면 노인들은 '식욕'도 크게 떨어지므로, 아연을 충분히 공급해 줄 필요가 있다. 그리고 고용량 비타민B군은 갑상선 호르몬을 활성형으로 전환시켜주는 중요한 기능이 있다. 즉, 갑상선 기능을 개선시키면서 위산 분비 능력을 회복시킬 수 있으며 위산 분비에도 직접적으로 작용하여 분비를 촉진하기도 한다. 게다가 고용량 비타민B군은 호모시스테인(치매를 유발하는 독성 아미노산)의 독성을 중화시키는 효과도 있으니 일석삼조라고 해도 과언이 아니다. 위와 같이 여러 가지 방법들을 실천하면서 고용량 비타민B군, 아연 등을 같이 섭취해도 증상이 충분히 개선되지 않으면 베타인(betaine)을 추가로 사용하는 것을 고려해 볼 수 있다. 베타인도 요즘 인터넷 등 시중에서 쉽게 구할 수 있다.

06-03. 인지기능을 극적으로 개선시키는 MCT오일
| 왜 좋아지는가?

앞서 지방을 먹기 힘들어하는 치매 환자에게 사골 국물이나 방탄커피 등을 이용하여 지방을 섭취하는 방법을 소개하였다. 보통 방탄커피에는 'MCT오일(중쇄지방산)'이나 코코넛 오일, 버터 등을 넣어 마시는데, 여기서는 치매 증상을 극적으로 개선시키는 효과가 있는 'MCT오일'에 대해 알아보겠다.

먼저 'MCT오일'은 'medium chain triglyceride'의 약자로 '중쇄지방산'이다. 지방산은 결합 탄소의 수에 따라 '단쇄(짧은 사슬)', '중쇄(중간 사슬)', '장쇄(긴 사슬)'로 분류할 수 있는데, 이 중 '중쇄지방산'은 장에서 쉽게 흡수된다는 장점이 있다. 흡수 속도는 '장쇄지방산'보다 약 4-5배 이상 빠르며, 체내에 흡수된 '중쇄지방산'은 바로 간에 도달해서 뇌, 심장, 골격근 등의 에너지 원료가 되는 '케톤체'로 빠르게 대사된다. 대사 속도는 장쇄지방산에 비해 10배 정도 빠르다. 'MCT오일(중쇄지방산)'

은 '코코넛이나 팜과일'에서 추출하여 만드는데, 흡수와 대사가 빠른 만큼 즉시 에너지로 사용될 수 있다. 에너지 효율성이 높아서 '저에너지' 상태의 치매 환자에게 극적인 도움을 줄 수 있을 것이다.

'MCT오일'은 커피에 넣어서 마시거나 조리한 음식 혹은 드레싱에 뿌려 먹어도 좋다. 하지만 발연점이 낮아 올리브유처럼 튀기거나 조리할 때는 보통 사용하지 않는다. MCT오일의 가장 좋은 점은 다른 지방에 비해 '케톤체'를 다량으로 빠르게 만들어 낸다는 것이다. 따라서 MCT오일은 암의 치료에도 활용 가능하며, 활성 산소를 중화시키고 뇌세포를 보호해 주는 케톤체의 역량을 최대한 이끌어 낼 수 있다. 필자는 커피에 버터와 MCT오일을 같이 넣어서 마시도록 권유한다. 버터는 '기(ghee)버터'가 가장 호평을 받고 있는데, 고온에서도 안전하고 유당이나 카제인이 포함되어 있지 않아 이상적이다. 기(ghee)버터에는 비타민D3, K2도 많이 들어 있어 치매 환자에게 더욱 좋다. MCT오일은 코코넛이나 팜과일에서 추출한 것이지만, 코코넛 오일의 특유의 향(필자는 별로 좋아하지 않는다)이 나지 않아 선호도가 높다. 게다가 MCT오일은 장내 유해균을 줄여 주는 작용도 있어 '장' 치료에 활용 가능한 점도 흥미롭다.

나이가 들면서 뇌세포는 혈당을 세포 안으로 흡수시키는 능력이 점점 떨어진다. '제2형 당뇨'와 마찬가지로 세포에 '인슐린 저항성'이 발생하여 혈당을 세포 내로 충분히 밀어 넣지 못하게 된다. 즉, 혈당이 충분하더라도 뇌세포 내에는 당이 부족하게 되므로 충분한 에너지 생산이 일어나지 않는다. 이 상태가 좀 더 심해지면 뇌세포 내에 '에너지 저하'가 발생하여, 결국 치매 등의 뇌질환에 이르게 된다. 이런 이유로 치매를 '제3형 당뇨'라고 부르는 것이다. 뇌세포에서 충분한 에너지를 만들어 내지 못하니, 마치 배터리가 나가고 있는 상태와 비슷하다. 만약 당 이외의 다른 에너지원을 같이 쓸 수 있다면, 배터리를 효과적으로 다시 충전할 수 있을 것이다. 그것이 바로 '케톤체'이다. 당을 잘 사용하지 못하는 뇌세포라도, 케톤체는 잘 받아들일 수 있다. 그러면 이를 원료로 뇌세포를 다시 활성화시킬 수 있을 것이다. 바로 이 케톤체를 다량으로 만들어 낼 수 있는 것이 'MCT오일'이다. 이런 기전을 통해 'MCT오일'은 치매 환자에서 극적인 효과를 나타낼 수 있는 것이다.

케톤체는 '저탄수화물 케톤식'을 할 때 잘 만들어진다. 하지만 고탄수화물 식이를 하면서 MCT오일을 먹으면 케톤체가 그렇게 많이 만들어지지 않는다. 이 점은 매우 중요하다. 앞서 언급했듯이 고탄수화물 식이를 하면 혈당이 크게 올라갔다가 다시 크게 떨어지는 '반응성 저혈당'이 잘 발생한다고 했다. 하루에도 최소 3차례 이상 발생할 수 있다. '반응성 저혈당'이 오면 식사를 다시 하기 전까지 수 시간 동안 기억력 저하 등의 인지기능저하가 나타나게 되고, 불안, 초조 등의 증상도 동반된다. 인지기능이 저하되는 가장 중요한 원인 중의 하나가 바로 이 '반응성 저혈당'이다. 하지만 '저탄수화물 케톤식'을 계속하면 혈당은 큰 변동 없이 일정하게 유지되면서 케톤체가 생성되게 되는데, 여기서 MCT오일을 같이 섭취하면 훨씬 많은 양의 케톤체를 만들어 낼 수 있다. 그러면 다량의 케톤체가 뇌세포에 충분히 도달하게 되면서 뇌세포에 필요한 만큼의 에너지를 공급하게 되며, 혈당도 큰 변동 없이 유지되므로 '반응성 저혈당'의 증상도 사라지게 된다. 즉, '저탄수화물 케톤식'만 해도 인지기능이 호전될 수 있지만, MCT오일을 같이 섭취하면 보다 더 극적인 호전을 보일 수 있다.

위의 내용을 종합하여, 필자가 제안하는 획기적인 '뇌 리셋 케톤식'은 바로 이것이다.

뇌 리셋 케톤식 = 저탄수화물 케톤식 + MCT오일(30-60 g) + 오메가3
(EPA+DHA = 2-4 g)

케톤체는 뇌혈관장벽(BBB)도 당보다 훨씬 자유롭게 통과할 수 있으므로(당이 BBB를 통과하여 뇌세포에 도달하는 과정이 케톤체보다 훨씬 더 복잡하다), 효과를 발휘하는 속도도 당보다 훨씬 빠르다. MCT오일을 통해 폭발적으로 늘어난 케톤체가 뇌세포로 도달하면서 충분한 에너지원으로 작용할 수 있게 된다. 여기에 오메가3를 고용량으로 공급하게 되면 효과를 배가시킬 수 있다고 확신한다. 오메가3는 보통의 체온에서 유동성(fluidity)을 띠며 세포막을 부드럽게 해준다. 오메가3는 대표적으로 EPA (eicosapentaenoic acid)와 DHA (docosahexaenoic acid)가 있는데, 이들을 고용량으로 섭취하면 시간이 갈수록 뇌 세포막에 유동성이 생기며 점점 부드러워진다. 부드러워진 뇌 세포막을 통해 케톤체가 자유롭게 드나들며 에너지를 생성하고 케톤체의 항산화 효과(활성 산소 제거)를 통해 손상된 뇌세포를 복구하기 시작한다. EPA와 DHA의 양은 합쳐서 하루 최소 2-4 g 정도 필요하며, 음식으로 섭취할 수 있는 양은 한계가 있어 보충제를 같이 복용하여 1일 요구량을 맞추면 된다. 시간이 흐를수록 뇌세포의 인슐린 저항성도 서서히 개선되어 혈중의 당도 효율적으로 같이 이용할 수 있는 능력까지 돌아온다면 치매의 완치까지도 노려볼 수 있다. 6개월에서 1년 정도 '뇌 리셋 케톤식'을 꾸준하게 실천하면 인지기능의 향상을 눈으로 직접 확인할 수 있으며 1년 이상 지속하면 점점 활동량이 늘어나서 취미 활동까지 스스로 찾아가는 등의 놀랍게 변화되어 가는 모습을 흔하게 관찰할 수 있다.

MCT오일은 보통 하루 30-60 g 정도까지 섭취하면 된다(성인 체중 60 kg 기준). 하지만 정해져 있는 기준은 없다. 체격이 큰 사람은 좀 더 먹어도 좋다. 아침, 점심, 저녁, 자기 전에 5-15 g씩 먹어도 좋고, 본인에게 편한 시간에 맞추어서 먹어도 좋다. 단 처음부터 하루 30 g은 양이 많을 수 있다. 설사와 같은 증상이 없고 특별한 불편감을 느끼지 않으면 용량을 조금씩 올려서 하루 60 g 정도까지 섭취해도 된다. 15 g이면 큰 숟가락 1스푼 정도의 양이며, 그냥 먹어도 되지만 처음에는 음식이나 국에 넣어서 먹는 것이 편할 수 있다. 커피에 넣어서 방탄 커피처럼 마셔도 좋고, 사골 국물에 넣어서 먹어도 좋다. 또는 식사를 할 때마다 아침, 점심, 저녁 10-20 g씩 반찬이나 드레싱, 고기, 국 등에 뿌리거나 넣어서 먹는 것도 좋은 방법이다. 본인의 기호에 맞게 하되, 조리의 목적으로는 사용하지 말자. 조리 시에는 올리브유 같은 오일을 쓰는 것이 좋다. 치매 환자의 최소 목표량은 30 g이며, 암 환자의 최소 목표량은 80 g으로 권장한다. 하지만 처음에는 5 g씩 하루에 1-2회 먹으면서 천천히 용량을 올려야 한다. 너무 빨리 목표량에 도달하려고 애쓸 필요는 없다.

'MCT오일'이나 '오메가3'는 이미 널리 시판되고 있다. 오메가3를 살 때는 뒤에 성분표를 보고 EPA와 DHA의 합을 계산하면 된다. 그 합이 2,000-4,000 mg (2-4 g)이면 된다. 건강한 사람들의 치매 예방 목적으로는 2 g, 경도인지장애(MCI)나 치매 치료를 위해서는 4 g 이상을 복용하도록 권장한다. 저탄수화물 케톤식, MCT오일, 오메가3와 함께 하는 '뇌 리셋 케톤식'을 꾸준히 실천할 수 있다면 그 결과는 정말 놀라울 것이라 확신한다.

3부 구체적인 치료 방법과 놀라운 효과

작성일_____   환자성명_____

K_MMSE

Korean version of Mini-Mental State Exam

항 목		점 수	항 목			점 수
지남력	시간 5점	년	0 1	기억회상 3점	비행기		0 1
		월	0 1		연필		0 1
		일	0 1		소나무		0 1
		요일	0 1	언어 및 시공간 구성 9점	이름대기	시계	0 1
		계절	0 1			볼펜	0 1
	장소 5점	나라	0 1		명령시행	종이를 뒤집고	0 1
		시 · 도	0 1			반으로 접은 다음	0 1
		무엇하는 곳	0 1			저에게 주세요	0 1
		현재 장소명	0 1		따라 말하기	"백문이 불여일견"	0 1
		몇 층	0 1		오각형	⬠	0 1
기억등록 3점		비행기	0 1		읽기	"눈을 감으세요"	0 1
		연필	0 1		쓰기		0 1
		소나무	0 1				
주의집중 및 계산 5점		100 -7	0 1	총 점			/30
		-7	0 1				
		-7	0 1				
		-7	0 1				
		-7	0 1				

MMSE는 간단하게 인지기능을 평가하는 간이 인지기능 테스트이다. 30점이 만점이며, 21-26점 사이를 초기 치매, 10-20점 사이를 중기 치매, 10점 이하를 후기 치매로 간단하게 분류하기도 하지만, 학력에 따라 상당한 차이를 보이므로 점수로 치매를 진단하지는 않는다. 학력이 아주 좋은 환자(서울대) 중에는 MMSE가 28점인데도 치매로 진단했던 사례도 있었다(문제는 이런 경우 치매약이 보험 적용을 받지 못한다. 26점 이하부터 보험이 적용된다. 잘못된 적용 기준이라고 생각한다). 따라서 18점이 나온 환자가 인지기능이 완전히 정상일 수도 있고, 치매 환자일 수도 있다는 뜻이다. 치매를 진단할 때 가장 먼저 검사하는 간이 테스트로서, 점수는 참고 자료로 사용된다. 실제로 MMSE 점수만으로는 치매를 진단할 수 없다. 신체 진찰 및 병력 청취, 뇌 MRI 및 혈액검사 결과 등을 종합해서 판단한다.

GDS (치매 중증도 평가)

Global Deterioration Scale

1단계	인지장애 없음 - 임상적으로 정상. 환자 스스로도 기억장애를 호소하지 않음
2단계	매우 경미한 인지장애 - 환자 스스로 건망증으로 호소함
3단계	경미한 인지장애 - 분명한 장애를 보이는 가장 초기 단계. 치매 전문의 등 숙련된 임상가의 자세한 병력청취를 통해 드러날 수 있다. 경도인지장애에 해당되며, 이 상태로는 사회생활에 문제가 발생할 수 있으며, 이로 인해 불안증이 증가할 수 있다.
4단계	중등도의 인지장애 - 중기~후기 경도인지장애에 해당. 복잡한 일을 효율적으로 정확하게 수행할 수 없으며, 감정이 무디어지고 도전적인 상황을 피하려고 함. 치매 직전 단계로 인지장애가 매우 진행된 상태이다.
5단계	초기 중증의 인지장애 - 초기 치매에 해당. 자신의 이름이나 가족의 이름을 대개 알고 있으나, 일상생활에 지장이 초래되기 시작한다. 현재 일상생활에 관련된 주요한 사항들을 잘 기억하지 못한다.
6단계	중증의 인지장애 - 중기 치매에 해당. 가족이나 친한 주위 사람의 이름도 잘 기억하지 못한다. 본인 스스로 일상생활을 영위하기가 매우 힘든 상태이며, 주위 사람들의 도움이 절대적으로 필요하다. 대소변의 실수가 발생하기도 하며, 성격 및 감정의 변화가 나타나고 감정의 기복이 심할 수 있다.
7단계	후기 중증의 인지장애 - 말기 치매에 해당. 언어구사능력이 거의 상실되어 있다. 걷기 등의 기본적인 정신 운동능력이 상실되어 있으며, 거의 침상생활만 하는 상태이다.

GDS 3단계부터 심각한 인지기능저하 상태다. 3, 4단계는 경도인지장애에 해당하며, 5단계 이상은 확실한 치매이다. 하지만 4단계부터는 이미 인지기능저하가 중증 상태이므로, 치매로 이행되기 직전이라고 할 수 있다.

06-04. 치매는 물론 당뇨도 완치 가능?

'뇌 리셋 케톤식'과 함께 앞서 언급한 미토콘드리아 리셋 프로그램, 혈관력·수면력의 강화, 장과 부신·갑상선의 치료를 통해 필자 스스로도 많은 경험과 교훈을 얻어 가고 있다. 필자가 사용하고 있는 '뇌 리셋 프로그램'은 뇌 기능뿐만 아니라 장, 부신, 갑상선 등의 중요 장기와 함께 몸 전체의 기능 회복에 중점을 두는 치료이다. 필자는 이 점에 자부심을 가지고 치료하고 있다. 현대 의학의 맹점은, 치매가 있으면 치매만 바라보고 치료하려 하고, 장이 안 좋으면 장만 생각하고, 부신·갑상선이 안 좋으면 각각의 장기에만 집중해서 검사하고 치료하려고 하는 것이다. 신체 진찰과 신체 징후를 꼼꼼히 체크하여, 문제가 있으면 환자의 전체적인 상태를 파악하여 여러 장기의 기능이상과 연관시켜 종합적으로 판단해야 한다. 이렇게 해야만 치매를 비로소 진단할 수 있고 치료할 수 있게 된다. 즉, 어떤 원인에 의해 치매가 발생했는지 파악할 수 있다면, 가장 효과적인 치료가 가능할 것이다.

놀라운 케톤식의 성공 스토리

김만복 씨(가명)는 만 80세 남자이다. 그는 10년 전부터 기억력 등의 인지기능이 서서히 떨어져, 2년 전 필자의 외래에서 치매를 처음 진단받았다. 2년 전 처음 내원했을 당시 MMSE와 GDS(간단한 인지기능 선별검사 - 217, 218페이지 참조)는 각각 16점(30점이 만점), 5단계(1-7단계로 구성. 숫자가 클수록 중증)로 확인되었고, 초기 치매보다는 좀 더 진행된 상태였다. 팔, 다리 저린감도 호소해서 혈액검사도 같이 시행했더니 예상대로 당뇨가 확인되었다. 그것도 무려 400을 훌쩍 넘기고 있었다. 뇌 MRI에서는 뇌 위축이 확인되었고, 전형적인 알츠하이머 뇌의 형태를 보였다. 먼저 혈당부터 낮춰야 했다. 약물 처방(당뇨약, 뇌 기능 개선제, 비타민 등)과 함께 저탄수화물 케톤식을 먼저 설명했다. 그런데 잘 알겠다고 했다. 당황스러웠다. 보통 이 나이 또래 어르신에게 케톤식을 설명하면 처음부터 난리가 나기 때문이다.

"그럼 대체 뭘 먹으란 말이요? 먹을 게 전혀 없잖아!"

보통 이런 반응을 보이는데, 이분은 무슨 영문인지 잘 납득하고 돌아갔다. 하지만 다음번 외래 방문에서 혈당을 다시 확인해 보니 여전히 330을 찍고 있었다. 즉, 당분 섭취를 줄이지 않고 계속해 왔다는 뜻이다. 역시 대답만 알겠다고 하고 식사 방법을 하나도 바꾸지 않았다. 휴- 어르신들은 역시 레벨이 다르다. 이번에는 좀 더 강하게 설득했다. 딱 한 가지만 전달하자는 마음으로 강력하게 호소했다.

"어르신, 제발 밀가루 음식만이라도 드시지 마세요!"

그러면서 빵, 면, 튀김, 과자 등을 최대한 피하자고 했다. 그제야 알아들으셨는지 아주 난리가 났다.

"그라믄 아무것도 먹지 말라는 말이네? 나보고 죽으라는 말인가?"

올 것이 온 것이다. 이렇게 진료 시마다 난리가 났다. 이분은 같이 사는 젊은 보호자가 없어, 케톤식을 자세하게 설명해도 실천하기 힘든 경우였다. 하지만 지성이면 감천이라고 했던가? 혈당이 떨어지기 시작했다. 약물은 변동 없이 유지하고 있었는데도 말이다. 이제 180, 그것도 식후 2시간 혈당이다. 정말 많이 내려갔다. 그런데 여기서 생각지도 못한 엄청난 변화가 일어났다. 그냥 혈당만 떨어졌을 뿐인데, 말씀도 예전보다 훨씬 많아졌고 인지 상태도 아주 좋아 보였다. 사실 혈당을 정상화시키는 정도만으로는, 물론 호전될 수는 있지만 이렇게 많이 좋아지기 어렵다. 너무 신기해서 MMSE, GDS를 다시 해보았다. MMSE는 16점에서 23점으로, GDS는 5단계에서 3단계로 크게 호전되면서 거의 정상에 가까운 결과가 나왔다. 예전보다 확실히 필자가 설명하는 내용을 더 잘 알아듣고, 더 잘 실천에 옮기고 있었고, 걸음걸이 역시 아주 빨라졌다(예전에는 지팡이 짚고 간신히 걷는 정도였다). 필자가 치료한 환자 중 가장 극적인 결과를 보인 분이 아닐까 생각한다. 이는 불과 1년 사이의 변화이며, 최근의 혈당은 120-150 사이로 거의 정상에 가까워졌고 당뇨 처방약은 1가지로 줄인 상태이다.

하지만 혈당을 정상화시키는 것만으로 이렇게까지 인지기능이 좋아질 수는 없다. 치매가 있는 당뇨 환자의 혈당을 엄격하게 조절한다고 해도, 당뇨 합병증은 줄어들 수 있겠지만 인지기능이 개선되지는 않는다. 혈당이 잘 조절되어 인지기능이 좋아진 것이 아니라, 지방의 섭취량이 늘어나면서 좋아지게 된 것이다. 이분은 지방, 단백질이 많은 음식은 소화가 안 된다는 이유로 아예 드시고 있지 않았다. 65세 이상의 경도인지장애나 치매 환자들은 대부분 이런 상황이다. 지방의 섭취량이 거의 없다. 이런 상황인데도 대부분 병원에 가면, 나이가 많고 혈당이 높다는 이유로 거의 먹지도 않는 기름진 음식을 먹지 말라는 소리를 또 듣고 온다. 그러면 더 안 먹게 된다. 그러면 음식을 당분으로만 다 먹으란 말인가? 그것도 당뇨 환자에게 말이다.

저탄수화물 케톤식만으로 이 정도까지 좋아지는 경우는 아주 드물다. 하지만 몸에 당분이 덜 들어오는 것만으로도, 지방의 섭취량이 조금 더 늘어나는 것만으로도 이렇게까지 좋아질 수도 있다는 점에 주목해야 한다. 만약 이 어르신에게 저탄수화물 케톤식을 실천하게 하는 노력을 하지 않았다면 지금쯤 어떻게 되었을까? 아마도 혈당은 조절되지 않아, 조만간 인슐린 처방을 받아야 하는 처지에 놓였을 것이다. 치매는 더 진행되었을 것이고, 아주 기본적인 대화조차 어렵게 되었을 것이다. 그런데 지금 이분의 모습은 어떠한가?

이제는 지방, 단백질을 꽤 잘 드신다고 한다. 최근에는 지방 섭취를 좀 더 늘려보라고 권유했다. 다음에는 MCT오일, 오메가3 얘기도 한번 해보려 한다. 혼자 사시는 분이라 아마도 이 부분은 어려울 것이다. 하지만 뇌 리셋 케톤식이 아닌 기본적인 케톤식만으로도 이렇게까지 좋아질 수 있다는 사례를 독자 여러분에게 소개하고 싶었다.

56세 여자 환자의 사례

"어지럽고 시야가 흐릿하며 멍청해지는 기분이다. 최근 1-2년간 기억력 저하가 너무 심해졌다. 당뇨가 있다는 말을 들은 적은 있는데 약을 먹고 치료한 적은 없다. 잠이 너무 오는데, 막상 누워서 자려고 하면 잠이 들지 않는다. 온몸에 근육통이 있고, 야간에는 다리에 쥐가 나서 깨는 일도 많다. 책을 읽으면 바로 몇 분 전에 읽은 내용이 기억나질 않는다. 하는 일도 별로 없는데 늘 피곤하고 의욕이 없다. 우울증이라고 생각한 나머지 정신과에 갔더니, 공황장애와 우울증이 같이 있다고 해서 약물치료를 시작했다. 일상생활에 지장이 있을 정도로 기억력 저하가 심해진 것 같다. 주위에서 최근 몇 년간 성격도 많이 변했다고 하고 이상해졌다고 말하는 사람도 있었다. 이건 원래의 내 모습이 아니다. 내과, 이비인후과, 정신과도 다 다녀봤지만 시간이 갈수록 점점 악화되는 것 같다. 먼저 치매 검사부터 받아보고 싶다. 뇌 MRI검사도 같이 해봤으면 좋겠다. 그런데 나 같은 환자 고칠 수 있는지 궁금하다."

환자의 사연을 듣고, 신체 진찰을 통해 중요한 신체 징후를 확인할 수 있었다. 관찰된 신체 징후(physical sign)는 다음과 같다.

1. 느린 행동과 느린 말 속도
2. 저체온 : 수은 체온계로 35.5℃(겨드랑이 밑으로 측정)
3. 전체적인 안면 부종(puffy face)
4. 헤르토게 징후(Hertoghe's sign) 양성(눈썹 바깥 1/3 부위의 털의 감소 나 소실)
5. 혀가 커짐 : 혀가 커져서 혀 바깥쪽에 이빨 자국 있음
6. 모발이 가늘고 잘 부서지고 윤기가 없음
7. 여러 근육에 나타나는 압통점 및 전신 근육통

아직 진찰이 다 끝나지 않았지만, 이 정도로 하고 혈액검사 및 뇌 MRI검사를 처방하였다. 위의 증상은 부신 및 갑상선 기능저하에서 잘 나타나는 증상이었다. 2부에서도 언급했지만, 저체온과 점액부종 의 징후(sign)가 전형적인 증상과 같이 확인된다면 확실한 '갑상선기 능저하증'이다. 36.5℃ 이하는 주의해서 봐야 하는데, 35.5℃는 정도 가 아주 심한 것이다. 안면에 전체적으로 점액부종에 의한 부종이 관 찰되었고, 눈 위아래의 부종은 특히 심했다. 눈썹 바깥쪽 1/3 부위의 눈썹 털이 많이 줄어들어 있었다. 필자는 직감했다. 갑상선 기능저하 에 의한 증상들이 나타나고 있다고. 이어서 부신 기능에 대한 문진과 진찰을 통해 부신 기능 역시 저하됨을 확인하였고, 이어서 장의 증상 및 신체 징후를 통해 다음의 악순환 고리에 빠져 있음을 확인할 수 있었다.

장의 기능이상(소화력·배변력 감소, 유해균·독소 유입 증가, 독소 배출 장애 등), 장기간의 육체적·정신적 스트레스의 지속(장 문제와 고탄수화물 식이에서 유발된 스트레스가 대부분) ➡ 부신 피로 ➡ 갑상선 기능저하 ➡ 인지기능저하(경도인지장애)

이제 뇌 MRI검사 결과가 나왔다. 뇌실 주위의 부분적인 만성 허혈성 변화 및 미세혈관병증의 정도가 나이에 비해 꽤 진행되어 있었다. 동맥경화가 이미 상당 수준 진행되어 있다는 뜻이다. 다음으로 심전도를 보았다. 갑상선기능저하증에서 흔히 나타나는 저전압 전위(low voltage)가 보였다. 심장 근육에서도 에너지 생산이 효율적이지 않다 보니 심장 수축력이 떨어졌기 때문이다. 그러면 이제 혈액검사를 볼 차례다.

1. 갑상선 항체 3종 : 음성
2. Free T3 (2.18) Free T4 (1.38) TSH 2.41 - 갑상선 기능 검사
3. DHEA-s(부신 호르몬 중 하나) 14.6
4. Hb(헤모글로빈) 11.4
5. Total cholesterol(총콜레스테롤) 242
6. Triglyceride(중성지방) 376
7. 당화혈색소 7.7
8. MMSE 23 GDS 3 - 간단한 인지기능 선별검사 (217, 218 페이지 참조)

위의 검사 외에도 여러 가지 검사가 있었지만 다소 전문적인 내용이라 생략하겠다. 위의 결과를 본 대부분의 의사는 아마도,

> "갑상선 기능은 정상이고요, 부신 호르몬 수치는 약간 낮은데 별 의미는 없어요. 빈혈기가 약간 있네요. 콜레스테롤 수치가 약간 높고, 중성지방 수치가 매우 높아요. 고지혈증약 드셔야 합니다. 살 빼시고 식사 조절합시다. 기름진 음식 드시지 마시고요. 당뇨가 있어요. 약 처방할 테니까 매일 혈당 체크도 하시고요. 어지러움에 대한 약하고 다른 증상에 대한 약을 같이 처방할 테니까, 다 드시고 다음 진료 때 상태 한번 봅시다. 뇌 MRI도 크게 걱정되는 부분은 없어요. 약간 동맥경화기가 있네요. 당뇨가 있어서 그래요. 약 드셔야죠. 운동도 바로 시작합시다. 인지기능 검사 결과가 좋지 않네요. 치매일 수 있습니다. 신경외과 진료 보시고, 안과 진료도 시간 되면 보세요." (당뇨가 처음 진단된 경우에는 망막검사를 위해 안과 진료를 권유하는 것이 원칙이다)

라고 할 것 같다. 10년 전이라면 필자도 아마 이렇게 말했을 것 같다. 이런 해석을 하는 의사가 있다고 하더라도 그 의사를 탓할 수는 없다. 현재 의학 교육의 현실이 그대로 반영되어 있기 때문이다. 그러면 필자가 다시 해석해 보겠다.

"Free T3 호르몬은 정상적인 기능을 위해서 3.2 이상이 바람직하고, 3.0 이하는 약간 부족한 겁니다. 2.8 이하로는 호르몬 수치가 매우 낮다고 판단해서 치료를 시작하는데, 현재 2.18로 많이 낮아져 있는 상태에요. Free T4의 이상적인 수치는 1.3-1.8이므로 정상 수치에 해당합니다. 하지만 Free T4 수치에 비해 Free T3 수치가 너무 떨어져 있어, T4→T3 전환 장애가 있는 것으로 보입니다. (191페이지 참조) 전환 장애는 이러이러한이유에 의해 발생할 수 있습니다. (189페이지 참조) 부신 호르몬은 현재 나이에서는 최소 100 이상은 되어야 하는데, 50 이하는 분비력이 많이 떨어진 겁니다. 환자분의 수치는 50에도 훨씬 못 미친 14.6입니다. 현재 부신 기능이 상당히 떨어져 있습니다. 부신 기능이 떨어진 이유는 장의 문제에서 많이 비롯되었어요. <u>만성적인 장 문제와 고탄수화물 식이로 인해 부신이 장과 함께 나빠진 것으로 보이고, 부신 기능이 나빠지면서 갑상선에도 악영향을 미친 것으로 보여요.</u> 주로 중성지방 수치가 높은데, 중성지방은 지방을 섭취할 때 많이 올라가는 것이 아니라, 고탄수화물 식사 후에 쓰고 남은 여분의 당이 중성지방으로 전환되어 만들어지는데, 그 비율은 약 80%라고 합니다. 즉 현재 고탄수화물 식이를 계속하시고 있다는 뜻이고, 갑상선 기능이 떨어지면서 지방대사에도 이상이 생기고 있습니다. 현재 당화혈색소는 7.7로 6.5 이상이면 당뇨라고 하는데, 이미 당뇨가 상당히 진행되었고, 당뇨에 대한 약물치료와 함께 저탄수화물 케톤식을 바로 시작해야 합니다. 현재 인지기능 상태가 많이 좋지 않아 '경도인지장애'에 해당합니다. 하지만 하나씩 문제점을 교정하고 치료해 나가면 조금씩 좋아질 수 있습니다. 갈 길이 멀지만 꾸준히 치료해서 나아지도록 해봅시다. 안과 진료도 시간 되면 같이 보고 가세요."

위의 내용은 의학적인 내용이 많아서 필자의 설명이 다른 의사들과 어떻게 다른지 느낌만 전달되면 충분하다. 그러면 이 환자의 처방 내용을 요약해서 정리하면,

정리

1. 스트레스 관리법 설명(3부 4장 참조)
2. 장 문제 치료 시작(3부 4장 참조)
3. 부신 기능 회복을 위한 치료 시작
4. 갑상선 기능 회복을 위한 치료 시작
5. 뇌 리셋 케톤식의 시작
6. 당뇨약 및 동맥경화에 대한 약물치료 시작(처방약)

상담 시간이 처음에는 많이 길지만, 다음 외래 방문부터는 처방 내용을 잘 실천하고 있는지 확인하고 변동 사항만 체크하면 된다. 3-6개월 간격으로 혈액검사도 하면서 경과를 관찰했다. 치료 시작 후 6개월이 지났다. 상태가 예전과는 비교할 수 없을 정도로 달라져 있었다.

"다시 예전으로 돌아간 기분이 들어요. 근육통은 많이 사라졌고, 기억력은 거의 다 돌아온 것 같아요. 다들 얼굴 좋아 보인다고 하던데, 살은 10 kg 넘게 빠지고 요즘에는 운동도 할 수 있게 되었어요. 요즘에는 책을 봐도 머리에 오래 남아 있어 신기합니다. 선생님 덕분에 많이 좋아졌어요. 그런데 왜 다른 선생님들은 이런 이야기를 안 해주셨을까요?"

일단 얼굴 표정부터 달랐다. 잘 웃고 활기찬 모습이다. 필자보다 더 나은 것 같다. 6개월 전의 모습과는 360도 달라졌다. 아직 완전하지는 않지만, 기억력이 많이 좋아졌다. 교과서에서 '경도인지장애는 계속 진행하게 되며 5년에 40% 정도 치매로 이행된다'라고 하는 의학의 상식을 깨뜨리는 환자가 지금 필자의 눈앞에 와 있다. 당뇨약은 3개월 전에 끊었다. 이번에 검사한 당화혈색소는 5.6이다. 당뇨에서 벗어났다. 아직 목표 수치인 4.4-5.2에 들어오진 않았지만(우리나라 40대 이후 평균 당화혈색소 수치는 5.6 정도로 추정된다. 하지만 의학적으로 뇌 건강에 가장 이상적인 당화혈색소 수치는 4.4-5.2이다. 56페이지 참조) 교과서에서 '당뇨는 평생 약을 먹고 합병증 관리를 해야 하는 병이다'라고 하는 의학의 상식을 다시 한번 더 깨뜨리고 있다. 기존 상식을 한 사람이 2번이나 깨뜨리면 그건 기적이나 거짓말이 아닌가? 확률적으로는 거짓에 가깝다. 하지만 이 환자의 사연은 사실이며, 필자의 진료실에서는 흔한 일이다. 진실의 문을 두드려 보려고 하지 않는 의사들에게는 보이지 않을 뿐이다. 인지기능 선별검사에서 MMSE 23 GDS 3이었던 수치가 각각 29, 1로 정상으로 돌아왔다. 중성지방 수치와 콜레스테롤 수치는 정상에 가깝게 회복되었으며, 갑상선 기능검사에서도 호르몬 분비 기능이 향상되고 있었다. 6개월 만에 이룬 성과치곤 필자도 놀랄 정도였다. 이제 이런 분들은 흔히 만날 수 있다. 정확한 진단과 치료만 할 수 있다면 말이다.

07. 자가포식(세포 내 청소 및 재활용)으로 뇌 안의 쓰레기를 청소하라!

07-01. 자가포식을 유도하는 간헐적 단식

현대 사회에서는 수많은 물건이 끊임없이 생산되고 소비되고 있다. 이 과정에서 엄청난 쓰레기들이 쏟아져 나와 심각한 환경오염을 일으키고 있다. 만약 쓰레기 재활용 프로그램이나 적절한 폐기 공장이 없었더라면, 지구는 지금보다 훨씬 더 거대한 쓰레기 더미 속에서 신음하고 있을지도 모르겠다. 쓰지 않거나, 쓸 수 없을 정도로 망가진 것들은 적절히 재활용하거나 폐기해야 한다. 이들을 집안에 쌓아두고 방치하면 『세상에 이런 일이』에서나 나올 법한 귀신의 집이 되어버릴 수도 있다.

일본 동경공업대 명예교수인 오스미 요시노리(大隅良典) 박사가 세포의 '자가포식(autophagy) 구조의 해명'이라는 연구로 2016년 노벨생리학·의학상을 수상한 이후 '자가포식'은 전 세계 의학계에서 가장 핫hot한 단어 중 하나가 되었다. 평생을 자가포식에 대한 연구에 매진해 온 요시노리 박사는 '기아 상태'와 같이 영양소의 공급이 차단된 상태에서 일정 시간이 경과하면, 세포 내에서 기능이 가장 약해지고 쓸모없어진 부분을 포식(잡아먹음), 분해해서 다시 사용 가능한 물질로 만들어 내는 '세포 내 자정 및 재활용 프로그램'이 활성화된다는 사실을 밝혀내었다.

여기서 '쓸모없어진 세포'라는 것은 병적으로 손상되어 이미 생리적인 기능이 소실되어 있고, 오히려 주위 세포에 해를 가할 수도 있다. 만약 뇌 안에서 이런 '불필요한 세포'가 자정되지 않고 떡하니 자리를 차지하고, 주위 세포를 손상시키며 버티고 있다면 어떻게 될까? 안타깝게도, 뇌는 간처럼 손상되면 다시 쑥쑥 자라나고 재생되는 조직이 아니다. 다른 조직에 비해 세포 재생 능력이 매우 약하다. 즉, 손상이 한번 되면 다시 재생시키기가 아주 힘든 장기가 바로 뇌이다. 만약 뇌가 재생이 잘 되는 장기라면, 뇌출혈, 뇌경색 등의 중풍으로 반신불수 등의 심각한 후유증을 가진 사람들은 존재하지 않을 것이다. 기능이 소실되고 망가진 뇌세포가 터줏대감처럼 자리만 차지하고 있으면, 주위 세포까지 위험해지므로 뇌는 보호 시스템을 작동시키려 할 것이다. 이 보호 시스템 중 하나가 바로 '아밀로이드 베타 단백'이다. 2부 8장에서 언급했듯이, 치매의 주범으로 낙인찍힌 '아밀로이드 베타 단백'은 실제로는 뇌를 최대한 보호하려고 하는 과정에서 주로 생겨난다. 하지만 스스로도 독성을 가지고 있어서 '부수적 피해(collateral damage)'가 발생하는 것이다.

공복 상태가 오래 지속되면, 세포 안으로 들어오는 영양소의 공급이 크게 줄어든다. 최근 이루어진 많은 연구 결과에 의하면, 16시간

이상 영양소의 공급이 차단되면 세포 내 '자가포식', 즉 '세포 내 자정 및 재활용 프로그램'이 아주 빠른 속도로 활성화된다고 한다. 그리고 24시간이 넘어가면, 자가포식을 담당하는 세포 내 일꾼이 3배 이상 늘어난다고 한다. 이 상태에서 만약 여러분이 세포라면 어떻게 하겠는가? 필자가 세포라면 살아남으려고 온갖 발악을 다 할 것이다. 영양소를 반드시 구해야 하는 절박한 상황 속에서, 우리의 영리한 세포들은 먼저 세포 내에 망가진 곳이 없는지 스캔하기 시작한다. "아 여기다! 저기도 있다!" 이렇게 스캔이 완료되면 망가지고 쓸모없어진 부분을 포식·분해하는 '자가포식' 시스템이 발동된다. 이 재활용 시스템이 가동되면, 먹지 않아도 당분간 버틸 수 있는 영양소가 만들어진다. 그리고 이 과정에서 망가지고 쓸모없어진 세포 내 찌꺼기가 없어지게 되니 그야말로 일석이조가 아닌가? 필자는 '자가포식'이야말로 '힐링' 그 자체라고 생각한다. 인간의 세포가 생존을 위해 이렇게 놀라운 일을 할 수 있다니, 정말 대단하고 신비롭지 않은가?

    2012년 필자는 베스트셀러로 인기를 끈 나구모 요시노리(南雲吉則) 선생의 『1일 1식』이라는 책을 읽고 감동한 적이 있다. 공교롭게도 두 분의 이름이 요시노리 박사로 같다. 이 책은 너무 유명해서 '1일 1식'이라는 말은 누구나 한 번쯤 들어봤을 것이다. 필자는 초고도비만이라 책을 읽고 열심히 실천해 보려고 했지만 결국 스트레스 등으로 중단하고 말았는데, 자가포식의 기전을 제대로 알고 나서부터는 다시 시작할 수 있었다. 1일 1식은 24시간마다 한 번씩 먹는다는 것이니, 하루에 약 8시간 정도 '세포의 힐링 시간'을 얻을 수 있다. 이런 '힐링'을 만끽하면서 즐기는 하루 1번의 식사! 필자는 독자 여러분께 꼭 권유하고 싶다.

그러면 어떻게 하면 될까? 뇌세포를 포함해서 우리 몸 곳곳의 세포를 정화하고 새롭게 하고 싶다면? 바로 '뇌 리셋 케톤식'과 '간헐적 단식'의 콜라보로 이룰 수 있다. 이것을 지속적으로 실천한다면 뇌가 늙지 않고 건강하게 살아갈 수 있다. 치매에서 점점 해방될 것이다. 치매뿐 아니라, 당뇨, 고혈압, 부신 및 갑상선기능저하증, 파킨슨병 등에서도 해방될 것이다. 너무 늦지만 않으면 된다. 치매의 중기 이후가 아니라면 이 방법으로 다시 뇌를 깨울 수 있다. 그럼 지금부터 '뇌 리셋을 위한 간헐적 단식'의 구체적인 방법에 관해 설명하겠다.

처음부터 16시간 이상 단식하는 것은 무리다. 젊은 사람들은 가능할지 모르지만, 고령의 환자들은 오히려 몸이 상할 수 있다. 일단 노인 환자들은 저탄수화물 식이부터 시작해서 몸을 적응시켜 가야 한다. 보통 4-8주 정도의 적응 기간이 필요한데, 탄수화물의 섭취는 1일 100 g 정도를 목표로 설정한다. 저탄수화물 식이에 대한 부분은 3부 6장에서 자세히 설명되어 있으니 참조하면 된다. 어느 정도 저탄수화물 식이에 몸이 적응되면, 지방을 좀 더 효율적으로 사용할 수 있는 몸으로 바뀌어 있을 것이다. 그러면 여기서 '뇌 리셋 케톤식'을 시작한다. '뇌 리셋 케톤식'은 저탄수화물 케톤식에 고용량의 MCT오일(하루 30-60 g. 큰술로 2-4술)과 오메가3(EPA와 DHA의 합이 하루 2-4g)를 같이 섭취하는 것이다. '뇌 리셋 케톤식'을 수주에서 수개월 동안 실천해서 몸이 많이 좋아지면, 드디어 '간헐적 단식'에 돌입할 수 있다(몸이 좋아지고 체력이 회복되는 대로 시작할 수 있다. 따라서 사람에 따라 간헐적 단식에 돌입하기까지의 시간은 다르다).

'간헐적 단식'의 스타트 라인까지 왔다면 정말 엄청난 노력을 해온 것이다. 이 단계에서는 박수를 보내야 한다. 필자가 가장 선호하는 방법은 아침을 먹지 않는 것이다. 만약 어제 저녁 식사를 6시에 마쳤다고 가정해 보자. 그럼 오늘 아침을 먹지 않고 점심을 12시에 먹는다면, 18시간의 공복이 발생하는 것이다. 물론 18시간 동안에는 물이나, 당분이 전혀 없는 차나 커피는 마셔도 되지만, 당분이 포함된 것은 절대 안 된다. 껌도 피해야 한다. 그러면 아침을 한 번 굶었을 뿐인데 무려 18시간의 단식을 비교적 쉽게 해낼 수 있다. 18시간 단식이라면 하루에 2시간의 '힐링 타임'을 자신에게 선물할 수 있다. 아침 단식은 필자가 선호하는 방법이지만, 여건에 따라 각자 다른 방법으로 시도해도 무방하다. 현대인들은 저녁 단식을 해내기가 훨씬 어렵다. 약속도 있고 회식도 종종 있다. 현실적으로 어렵다 보니 저녁은 먹고 아침을 굶는 것이다. 늦잠 자거나 바쁜 날에는 아침 안 먹고 출근하는 일도 많지 않은가? 게다가 하루 중 가장 식욕이 떨어져 있는 시간이 아침이다. 그래서 필자는 아침 단식을 선호한다. 야간에 일하고 낮에 쉬는 사람들은 반대로 적용하면 된다. 본인의 여건에 맞추어 시도해 보자.

그러면 12시에 점심, 6시에 저녁이니 하루 두 끼를 먹는 것이다. 원래 3끼를 먹다가 2끼로 줄이면 전체 양이 아무래도 줄게 된다. 과식하지 않는 범위라면 2끼는 충분하게 먹는 것이 좋다. 특히 노인들은 전체 양이 많이 줄어들지 않도록 주의해야 한다. 70세 이상의 노인들은 1일 2식 정도면 간헐적 단식으로서 충분하다고 생각한다. 1일 1식은 체력적으로 무리가 될 수 있다. 하지만 고령이라고 하더라도 몸이 너무 좋아져서 좀 더 강하게 시도하고 싶거나, 65세 미만의 건강한 사람들은 1일 1식을 시도해도 괜찮다. '1일 1식'은 24시간마다 1번씩 식사를 하는 것이므로(16시간 이후부터 자가포식의 스위치가 켜지므로), 하루 약 8시간의 힐링 타임을 가질 수 있다. 매일매일 힐링 타임으로 몸을 자정·정화하는 시간을 즐길 수 있다는 것은 행복한 일이다. 그리고 하루에 1번만 먹으니 음식의 소중함과 맛도 더 음미할 수 있다. 필자는 아침, 점심을 거르고 저녁 식사 한 번을 하는 것이 현실적으로 가장 좋다고 생각한다. 처음에는 힘들겠지만 조금씩 적응하면서 하면 되고, 몸이 힘들 때는 무리하지 않고 1일 2식을 하면서 아침만 걸러도 된다. 몸이 힘든데 억지로 원칙을 지키려고 하루도 빠짐없이 1일 1식을 한다는 것은 바람직하지 않다. 1일 1식을 할 때, 1일 2식을 할 때, 정신적으로나 신체적으로 무리가 없어야 가장 좋은 결과를 볼 수 있다. 필자는 힘들 때, 1일 2식을 하기도 한다. 규칙적으로 늘 하는 사람도 1일 1식이 항상 쉬울 수는 없다. 힘들 때는 세포가 자정·정화되는 모습을 상상하며 마음을 같이 '힐링'해 보자. 그러면 좀 더 쉽게 해낼 수 있다. 우리 몸이 다시 깨끗해지고 젊어지는 모습을 상상하며 '간헐적 단식'에 임해 보자. 좀 더 편하게 오랫동안 꾸준히 실천해 나갈 수 있으리라 확신한다(단, 당뇨 환자들은 간헐적 단식을 시작할 때 반드시 의사와 상담 후 진행해야 한다. 필자는 보통 뇌 리셋 케톤식을 수개월 이상 지속한 후, 당뇨약을 완전히 끊을 수 있는 상태에 돌입하여 안정화되면 간헐적 단식을 시작하도록 권유하고 있다).

07-02. DNA를 복구하는 시르투인(장수 유전자)의 활성

'뇌 리셋 케톤식'과 '간헐적 단식'의 콜라보collaboration는 정말 강력하다. 이를 지속적으로 실천하는 사람들의 모습은 볼 때마다 아름다워 보인다. 이분이 정말 옛날에 그분 맞나? 혹시 다른 분이 잘못 접수된 게 아닌가 하고 원무과에 다시 확인한 적도 있다. 그만큼 외모가 젊어지고 아름다워지며 행동도 활발해진다. 웃는 모습도 더 자주 볼 수 있다. '뇌 리셋 케톤식'과 '간헐적 단식'을 병행하면 행복호르몬이 더 많이 분비되는 것 같다. 전에 느낄 수 없는 행복한 모습이 필자에게도 전해진다.

그런데 '간헐적 단식'은 여러 가지 다른 효과도 있어 소개하려 한다. 뇌세포는 다른 장기에 비해 재생 능력이 제한되어 있으며, 한번 손상되면 거의 재생하지 않는다고 해도 크게 틀린 말은 아니다. 게다가 뇌세포는 하루 약 100만 개가 없어진다고 한다. 이처럼 뇌세포는 재생되기는커녕 매일매일 줄어들고 있다. 뇌세포의 재생은 쉬운 일이 아니다. 하지만 반대로 뇌세포가 늘어나는 경우가 있다. 그것이 바로 '단식(fasting)'이다. 뇌는 위험을 감지하면 뇌세포를 늘리기 시작한다. '단식'이 자정·정화 기능뿐 아니라 뇌세포의 수도 증가시켜 준다면 뇌 기능 회복에 매우 긍정적인 영향을 줄 수 있을 것이다. 게다가 공복 상태에서는 '시르투인(sirtuin)'이라는 장수 유전자의 활성도 같이 일어난다. 이 유전자는 공복 상태에서 생존을 위해, 세포 속의 유전자들을 스캔해서 손상된 부분을 복구시켜 주는 놀라운 기능을 가지고 있다. 정말 대단하지 않은가? 공복 상태는 세포 내부를 청소하는 데 그치지 않고 세포의 유전자, 즉 DNA까지 복구해준다. 사실 '시르투인'이라는 유전자는 모든 사람에게 다 존재한다. 단지 평상시에는 그 스위치가 꺼져 있을 뿐이다. 잠들어 있는 스위치를 켜 주는 것이 바로 단식, 즉 공복 상태이다. 생명에 위험하다고 생각하고 스위치를 올리는 것이다. 그리고 DNA만 복구하는 것이 아니라 미토콘드리아의 기능까지 활성화시켜주면서 자고 있는 세포에 생명의 신호를 보내 준다. 아마도 공복 상태에서 발생하는 '케톤체'가 '시르투인'이라는 장수 유전자의 스위치를 켜 주는 것이 아닌가 추정하고 있다.

인간은 가끔 공복 상태를 만들어 줘야, 몸이 제대로 기능할 수 있다고 필자는 강력하게 주장한다. 매일 규칙적으로 하루 3회, 혹은 그 이상 영양소를 끊임없이 섭취해야 건강하게 살 수 있다는 생각은 미신과 같은 믿음이다. 가끔 공복 상태를 만들어 주면서 장을 쉬게 해주고, 유전자를 복구시켜주는 시간을 우리 몸에 제공할 필요가 있다. 진정한 여유와 휴식은, 간헐적 공복 상태를 만들어 주는 것에 있다. 그래야 비로소 우리 몸은 여유롭게 휴식을 취할 수 있게 된다. 이 시간 동안 장수 유전자인 '시르투인'이 우리 몸에 발생한 오류를 스캔하여 수정하고 복구하는 그 모습을 상상하며 여유를 가지고 마음의 휴식을 즐겨 보자. 이런 시간이 진정한 의미의 '힐링 타임'이라고 생각한다.

'뇌 리셋 케톤식'과 함께 '간헐적 단식'을 병행하면 체내에 엄청난 양의 케톤체가 발생한다(단, 제1형 당뇨 환자들은 이 케톤식의 대상에서 제외함). 그런데 만약 고탄수화물 식이를 하면서 간헐적 단식을 하면 어떻게 될까? 이런 경우는 흡수된 당분이 전부 다 소진될 때까지 케톤체는 거의 만들어지지 않는다. 물론 단식을 안 하는 것보다는 케톤체가 더 많이 생기겠지만, 뇌 리셋 케톤식을 하면서 단식하는 것과는 차원이 다르다. 케톤체 생성은 몇 배에서 몇십 배까지 차이가 날 것이다. 케톤체의 양에 따라 장수 유전자가 켜지는 정도가 다르고 DNA의 복구 정도도 다르다. 뇌세포의 증가 수준도 달라질 것이다. 게다가 다량의 케톤체는 암세포를 사멸시키는 작용이 있어, 일본의 암치료센터 등에서는 케톤식을 치료의 일환으로서 항암 치료와 병행하는 곳도 이미 여러 군데 있다. 즉, 치매, 파킨슨병에 더해 암까지 치료가 가능하다는 것이다. 그리고 힘든 단식을 하면서, 이런 효과를 보지 못한다면 얼마나 억울하겠나? 반드시 뇌 리셋 케톤식과 같이 하길 바란다. 뇌 리셋 케톤식이 (MCT오일이나 오메가3의 구입으로) 경제적으로 어렵다면, 저탄수화물 케톤식이라도 좋다. 간헐적 단식을 하면서 고탄수화물 식이를 선택하는 어이없는 실수는 하지 말기를 바란다. 치매가 낫길 바라는가? 기억력이 좋아지길 바라는가? 활력 있게 살고 싶은가? 회춘하기를 바라는가? 이제 이 질문에 대한 대답은 정해져 있다. 지금부터 바로 시작하면 된다.

놀라운 '뇌 리셋 케톤식과 간헐적 단식'의 성공 스토리

조기상(가명) 씨는 58세 중역 회사원이다. 몇 년 전부터 서서히 기억력이 떨어지기 시작했고, 최근 몇 개월 전부터는 회사 생활에 지장이 초래될 정도로 인지기능저하가 심해지고 있었다. 업무 능력이 예전에 비해 너무 떨어져서, 이러다가 일을 계속하는 것 자체가 불가능해지지 않을까 걱정이 될 정도라고 말했다. 특히 회사에서 회의할 때, 단어가 잘 생각나지 않아 쉬운 단어를 찾아 표현하려는 자신의 모습을 매일같이 느낄 수 있다고 했다. 그리고 동료나 부하 직원들이 자신의 이런 상황을 혹여 눈치채지나 않을까 노심초사하고 있었다. 필자는 진료 시작 후 2-3분도 채 되기 전에, 그의 인지기능저하 상태가 매우 심각하다는 것을 직감할 수 있었다.

병력 청취 시간이 아주 길어졌다. 초진이니 그럴 수 있지만, 그의 말 속도가 너무 느려서 더욱더 그랬다. 생각을 처리하는 속도, 생각을 말로 바꾸어 표출하는 속도가 전부 느려졌기 때문일 것이다. 이 정도면 주위에서 말을 안 해서 그렇지 어느 정도 눈치채고 있었을 것이다. 자신의 증상을 말로 표현하는 부분에 큰 어려움을 느끼고 있었고, 적당한 단어를 찾기 위해 엄청난 시간을 쓰고 있었다. 어떤 문장을 표현할 때는, 아예 30초 이상 걸려서 대화 자체가 마치 엄청나게 느린 슬로우 비디오를 연상하게 할 정도였다. 정말 심각해 보였다. 검사하기 전이지만, 필자는 그를 최소 후기 경도인지장애 이상이거나 치매 초기 단계라고 판단하고 있었다. 이 상태라면 아무리 길어도 1년 이내에 직장을 잃을 것이 확실해 보였다.

MMSE와 GDS(간이 인지기능 선별검사 - 217, 218페이지 참조), 뇌 MRI, 혈액검사 등을 시행했다. 고학력자 인텔리 중역 간부가 특별한 질병도 없고 술, 담배도 하지 않는 상태에서 MMSE와 GDS가 각각 24점, 4단계에 해당되었다. 예상보다 훨씬 심각했다(고학력자는 인지기능이 아주 떨어져도 치매로 이행되기 전까지는 어지간해서 26점 이하로 잘 나오지 않는다. 고학력자에서 24점은 치매를 진단하기에 전혀 무리가 없을 정도로 심각하게 낮은 점수다. 필자가 치매라고 진단한 환자 중에 MMSE 점수가 가장 높았던 사람은 28점이었다. 필자가 MMSE, GDS에 대한 내용을 의료 종사자에게 교육한 적이 있는데, 이해를 못 하는 사람이 정말 많았다. 그래서 쉽고 간단하게 설명하겠다. 만약 아이큐가 180인 하버드 수학 박사가 있다고 하자. 그가 치매 초기가 되니 아이큐가 135로 떨어졌다고 가정해 보자. 아직도 이 사람은 필자(115)보다 훨씬 지능이 높다. 이 사람에게 MMSE를 하면 29점이나 30점 만점이 나올 수도 있다. 즉, 치매 환자라도 MMSE에서 30점 만점이 나올 수 있다는 뜻이다).

혈액검사는 정말 희안하게도, 아무런 문제가 없었다. 필자와 같은 기능의학자가 보는 눈으로도 흠잡을 곳이 없었다. 비타민D, 호모시스테인, 혈당 등 단 하나도 문제 되지 않았다. 그런데 뇌 MRI에서는 심각한 문제를 보였다(아래 그림 참조). 나이에 맞지 않는 뇌 위축과 함께 두정엽, 후두엽의 위축이 두드러졌다. 두정엽, 후두엽의 뇌 위축은 알츠하이머 치매 초기의 뇌 병변 상태와 거의 같았다. 조금만 더 엄격한 잣대로 진단한다면, 초기 치매라고 진단해도 전혀 문제가 없는 수준이었다.

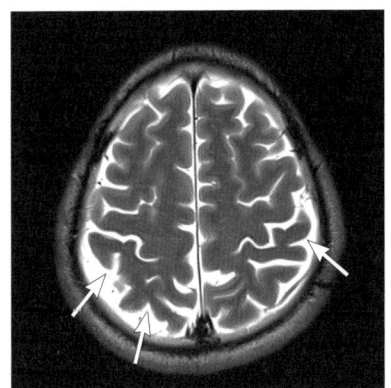 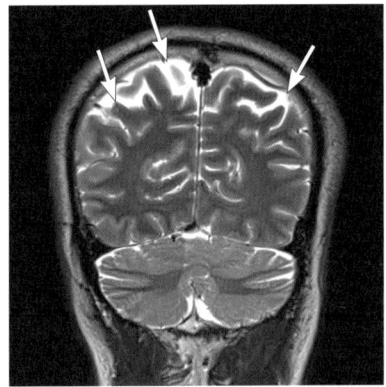

조기상 씨의 뇌 MRI사진. 왼쪽 사진은 횡단면 사진이다. 두정엽, 후두엽의 뇌 위축이 다른 부위에 비해 두드러져 있는, 알츠하이머 치매의 뇌 상태에 접근하고 있었다. 오른쪽 사진은 종단면 사진이다. 윗부분의 뇌는 특히 위축이 심해 뇌이랑(gyrus) 사이의 뇌고랑(groove)이 아주 깊어져 있다. 다른 뇌 부위에 비해 확연한 차이를 보인다. (↑화살표 부위는 뇌 위축이 심한 부위를 나타냄)

먼저 식습관을 살펴봤다. 단백질, 지방의 섭취가 확실히 적었다. 필자는 처음부터 바로 '뇌 리셋 케톤식'을 적용시키지 않는다. 한 가지씩 단계적으로 해야 습관이 들고, 그다음 단계가 쉬워지기 때문이다. 먼저 저탄수화물 케톤식을 자세히 설명하고 약을 처방했다(약은 뇌 기능 개선제, 비타민B군과 미네랄 복합제 등을 처방함). 그리고 1달에 한 번씩 얼마나 잘 실천해 나가고 있는지 점검하고 상태를 확인하기로 했다. 무엇보다 본인의 의지가 아주 강했다. 여기서 쓰러지면 끝이다는 각오로 임하는 것 같았다. 이런 환자분들은 의사 입장에서 아주 편하다. 필자 속으로는 100% 호전될 것을 확신할 수 있기 때문이다. 후기 경도인지장애, 초기 치매가 어떻게 호전될 수 있냐고 따지는 의사들이 당연히 많을 것이다. 하지만 필자는 진실을 말하고 있다. 다른 의사들도 이런 사례를 보면서 필자와 같은 놀라운 경험을 해보길 진심으로 바라고 있다.

첫 1달 동안 벌써 저탄수화물 케톤식을 완벽하게 실천하고 돌아왔다. 정말 대단한 분이다. 협조가 너무 잘되어 필자도 신이 났다(인지기능이 떨어지면 보통 이 정도로 협조가 잘되지 않는다). 오메가3, 비타민D3/K2 (249, 251페이지 참조), 코엔자임Q10 (253페이지 참조) 등의 섭취 방법을 추가로 설명했다. 3개월이 지나니 처음과 비교할 수 없을 정도로 말의 속도가 빨라졌다. 정말 2-3배는 빨라진 것 같았다. 잘 웃는 모습을 볼 수 있었고, 손동작 및 발걸음 등의 행동 속도도 아주 빨라졌다. 아직 정상과는 조금 거리가 있었지만, 3개월 전과 비교하면 아예 다른 사람을 보는 것 같았다. 물론 좋아질 것이라고 당연히 예상하였지만, 조기상 씨는 좋아지는 속도가 남달랐다. 이번에는 MCT오일까지 하루 30-60 g을 3-4차례에 걸쳐 나누어 섭취하라고 설명했다. 뇌 리셋 케톤식이 완성되는 순간이었다. 이제 좋아지는 일만 남은 것이다.

다음번 방문 때는 '간헐적 단식'까지 설명했다. 이것까지 해낼 수 있다면 정말 금상첨화다. 본인 스스로도 인지기능이 확연히 좋아지는 것을 체감하고 있으니, 필자는 이분이 간헐적 단식도 해낼 수 있겠다는 확신이 들었다. 직장을 다녀야 하니 아무래도 저녁 단식은 회식이나 미팅 등으로 어려울 수 있다. 그래서 필자가 가장 선호하는 아침 단식을 권유했다. 저녁을 조금 일찍 먹고(저녁 6시경) 점심을 그 다음날 1시경 먹으면, 18-19시간의 공복 시간을 확보할 수 있다. 앞서 16시간 이상 영양소의 공급이 차단되면, 세포는 스스로 '자가포식'의 기전을 통해 '세포 내 자정 및 재활용 프로그램'을 활성화시킨다고 언급하였다. 그러면 하루에 2-3시간의 힐링 타임을 가질 수 있다. 세포 내 찌꺼기, 쓰레기 등이 청소되고 세포 내부가 자동 정화되는 그런 힐링 타임 말이다. 여기에 더해 상수 유전자까지 활성화시킬 수 있으니 얼마나 이상적인 힐링 타임인가! 그동안 뇌 속에 쌓여 있던 쓰레기와 매일 생겨나는 쓰레기를 같이 청소할 수 있을 것이다. 다음번 외래 방문에서도 그는 '간헐적 단식'을 완벽히 실천한 상태로 내원했다. 정말 대단하다. 이런 환자들만 있다면 필자는 아마도 세계 최고 권위의 치매 전문의가 되었을 것이다. 이처럼 인지기능의 회복은 전적으로 필자의 '뇌 리셋 케톤식과 생활습관 교정'을 실천할 수 있느냐 없느냐에 달려 있다.

이제 7개월이 흘렀다. 이제는 솔직히 그와 필자의 인지기능 중에서 누가 더 나은지 비교할 수 없는 정도가 되었다. MMSE는 23점에서 29점, GDS는 4단계에서 2단계까지 떨어졌다(엄밀히 말하면 2단계에서 3단계 사이 정도 되겠다). 1, 2단계까지는 정상으로 판정한다. 3단계부터 경도인지장애에 해당된다고 볼 수 있으니, 이분은 경도인지장애의 무서운 병마를 1년도 채 되지 않아 털어낸 것이다. 현대 의학의 관점에서 후기 경도인지장애 환자가 호전될 수 있는 가능성은 거의 0%에 가깝다. 경도인지장애 환자는 5-10년이 지나면 대부분 치매로 이행되는데, 초기, 중기도 아닌 후기 경도인지장애 환자가 호전된다는 것은 현대 의학의 관점에서는 있을 수도 없는 일이다. 그런데 왜 하필 필자의 눈앞에만 이런 기적이 자주 일어나는 것인가? 이건 기적이 아니다. 당연한 일이다. 치매가 불치병이라는 것은 필자의 머릿속에는 존재하지 않는 말이다. 아마도 지금부터 6개월 뒤의 조기상 씨는 지금보다도 더 나은 모습으로 필자의 외래를 방문하게 될 것이다. 현대 의학의 상식의 틀을 과감히 깨어버리면서 말이다.

08. 비타민은 지용성 비타민을 최우선으로!

08-01. 비타민A와 치매

앞서 언급했듯이 갑상선기능저하증은 치매의 발생 원인에서 가장 중요한 인자 중 하나이다. 그런데 비타민A가 부족하면, 활성형 갑상선 호르몬으로의 전환이 억제되어 갑상선 기능저하가 발생할 수 있다고 3부 5장에서(189페이지 참조) 자세히 설명하였다. 즉, 비타민A가 부족하면 치매의 발생까지 이어질 가능성이 있다. 오래전부터 비타민A는 뇌세포에 항산화 작용을 하고 있으며, 자체적으로도 뇌세포의 기능을 향상시켜주는 것으로 잘 알려져 있다. 알츠하이머 치매 환자는 혈액 및 뇌척수액에서 비타민A와 비타민A의 전구체인 베타카로틴의 농도가 많이 감소되어 있다는 것이 밝혀졌으며, 비타민A는 알츠하이머 치매의 진행을 늦추어 준다는 연구 논문도 많이 나오고 있다. 그리고 치매의 주범으로 알려진 '아밀로이드 베타 단백'의 생성을 줄여주며, 기억력과 학습 능력이 개선된다는 연구들도 계속 발표되고 있다.

지용성 비타민에 대표적인 것으로 비타민A, D3, E, K2가 있다. 비타민 외에도 지용성 영양물질로서는 코엔자임Q10과 오메가3가 잘 알려져 있다. 필자는 치매 환자에게 먼저 지용성 비타민과 지용성 영양물질을 처방하는데, 여기에는 아주 중요한 이유가 있다. 치매 환자는 단백질, 지방의 섭취가 매우 적은 편이므로 상대적으로 지용성 비타민과 영양물질이 다른 영양소에 비해 훨씬 부족하다. 그리고 뇌는 다른 장기에 비해 압도적으로 지방의 함량이 많다. 수분을 제외하면 60-80% 정도가 지방이다. 즉, 다른 장기보다 지용성 비타민·영양소가 훨씬 많이 필요하다.

비타민A는 대부분 육류에 많으며 계란, 고기, 생선, 간, 시금치, 당근, 잎채소 등에 풍부하다. 필자는 앞서 이런 말을 한 적이 있다. 기름기 있는 음식(고기, 계란, 생선 등)을 평소에 잘 먹는 사람 중에는 치매 환자를 보기 힘들다고. 현장에서 뛰고 있는 필자는 이 점을 항상 느끼고 있다. 따라서 채식주의자들은 치매 위험도가 상대적으로 높을 수밖에 없다고 생각한다. 그리고 채식을 위주로 하면 비타민A는 당연히 부족해질 수밖에 없다. 반대로 저탄수화물 식이나 뇌 리셋 케톤식을 실천하는 사람들은 비타민A 부족을 걱정할 필요가 없다. 치매 예방 목적으로 케톤식을 하는 사람들은 비타민A의 추가 복용이 필요 없으나, 갑상선기능저하증이나 경도인지장애, 치매, 파킨슨병 환자의 경우에는 하루 5,000-10,000 단위(IU) 정도 복용해도 좋다. 이 정도 용량에서 부작용이 생기는 경우는 없다. 다만 임산부에서는 하루 5,000 IU 이상의 복용은 권장되지 않으므로 주의하자.

그리고 비타민A를 비타민A의 전구체인 베타카로틴의 형태로 복용하는 사람들이 많은데, 갑상선기능저하증이나 치매 환자들은 간에서 베타카로틴으로부터 비타민A로의 전환이 잘 이루어지지 않아, 베타카로틴 형태로 복용하면 피부만 노래지는 등의 부작용이 발생할 수 있다. 따라서 상기 질환이 있는 경우에는 베타카로틴보다는 비타민A의 형태로 섭취하는 것이 좋다.

08-02. 비타민D3와 치매

비타민D3도 비타민A와 마찬가지로 지용성 비타민이다. 필자는 비타민D3는 잘못된 명칭이라고 생각한다. 왜냐하면 우리 몸 안에서 합성되어 다른 장기에 작용하는 '호르몬'이기 때문이다. 아마도 처음에 비타민이라고 잘못 부르다가 습관적으로 굳어진 것이 아닐까 추정한다. 이런 이야기를 굳이 하는 이유는, 비타민D3는 우리 몸에 아주 중요하고 필수적인 '호르몬'이라는 것을 강조하고 싶어서이다.

비타민D3는 비타민A보다 뇌세포에 훨씬 더 중요한 역할을 담당한다. 이 점은 이미 수많은 연구에서 입증되었으므로 자세한 설명은 생략하겠다. 그렇다고 비타민A를 무시할 생각은 없다. 중요성을 따지자면 그렇다는 것이고, 그만큼 D3가 중요하다는 점을 강조하고 싶다. 우리나라 인구의 90% 이상이 비타민D3 결핍으로 조사되었다. 정말 중요한 호르몬인데, 이렇게 부족한 사람들이 많다니 충격적이다. 그리고 갑상선기능저하증이나 치매 환자들은 고용량의 비타민

D3가 치료 목적으로 필요한데, 실제로 이 환자들은 비타민D3의 수치가 평균보다 훨씬 낮은 경우가 많다. 30 ng/mL 이하가 결핍이고 20 ng/mL 이하가 심한 결핍으로 본다면, 20 이하는 물론 10도 안 되는 경우가 수두룩하다. 물론 건강한 사람들도 수치가 낮은 경우가 있지만, 이들은 정도가 더 심하다는 것이다. 건강에 문제가 없고 특별한 병이 없으면 하루 2000 IU(단위)를 꾸준히 복용하면 결핍을 예방할 수 있다. 하지만 갑상선기능저하증이나 치매 환자들은 치료 목적으로 많은 양이 필요하므로 하루 4,000-5,000 IU 정도를 꾸준히 복용해야 한다. 비타민D3가 부족한 채로는 아무리 좋은 치료를 받는다고 한들 좋은 결과를 기대할 수 없다. 비타민D3는 꾸준히 복용하자.

비타민D3는 버섯, 연어, 청어, 꽁치 등의 생선류와 치즈, 우유, 계란 등에 적은 양이지만 다른 음식에 비해 많이 존재한다. 비타민D3도 역시 비타민A와 마찬가지로 기름진 음식이나 육류에 많다. 여러 차례 강조하지만, 육류를 잘 못 먹는 사람들은 치매의 발생 위험이 높다는 점을 기억해 주길 바란다. 하지만 비타민D3를 음식으로 충분히 섭취하는 것은 불가능하다. 너무 양이 적다. 따라서 안타깝지만 비타민D3는 주사를 맞건 영양제로 먹건 외부로부터 공급받아야 한다. 이것은 이미 결론이 난 사실이다. 물론 4월에서 10월 사이, 아침 10시에서 오후 2시 사이, 맑은 날씨에 선크림을 바르지 않는 상태에서 햇볕을 15분 정도 매일 쬘 수 있는 사람들은 수치를 유지할 수 있다. 하지만 11월에서 3월까지이거나, 아침 10시에서 오후 2시 사이가 아니거나, 흐린 날씨에는 비타민D3를 합성할 수 없다. 현실적으로 매일 꾸준하게 햇빛을 보면서 비타민D3를 충분히 합성할 수 있는 사람들은 많지 않다.

비타민D3가 부족하면 정상에 비해 치매 위험도가 2배나 높아진다고 조사된 연구도 있다. 수치가 낮으면 낮을수록 더욱더 위험해진다. 이 부분에 대해서는 치매 교과서에 지금이라도 당장 실려야 된다고 생각한다. 갑상선기능저하증, 치매, 파킨슨병 환자들은 혈중 수치를 50-70 ng/mL 정도로 유지해야 한다. 30 이상을 정상으로 판정하지만, 이들은 고용량의 D3가 필요하다. 혈액으로 비타민D3 수치를 확인하는 것은 병원에서 간단하게 가능하다. 하지만 검사하지 않더라도 충분히 먹어야 할 필수 성분이므로 주저하지 말고 복용하도록 하자.

08-03. 비타민K2와 치매

필자가 비타민K2에 대해 알게 된 것은 불과 6년 전(2013년)의 일이다. 당시에 비타민D3에 대해서는 자세히 알았지만, 비타민K2가 치매에 효과가 있을 것이라고는 생각하지 못했다. 비타민K2도 지용성 비타민이므로 뇌세포의 기능 회복에 도움이 될 수도 있겠다는 생각은 했지만, 이를 치매 환자에 적용시키지는 않았다. 당시에 비타민

K2는 동맥경화와 골다공증의 치료에 필수적인 것으로 알려져 있었고, 주로 그 목적으로 사용되어 왔다. 필자도 이 목적으로는 아주 많이 사용해 왔다. 비타민D3/K2를 같이 복용하면 상승 작용으로 골다공증의 치료에 효과적이라고 오래전부터 잘 알려져 있었고 지금도 진료 현장에서 활발히 사용되고 있다. 하지만 치매에 대해서는 별다른 자료가 없었고, 필자도 치료에 적용할 생각은 전혀 하지 못했다.

K2는 혈관력 회복에 필수적인 성분이므로 혈관성 치매에는 당연히 효과가 있다고 확신하고 환자들에게 자주 처방해 왔다. 혈관성 치매는 뇌혈관의 동맥경화 등으로 발생하므로 K2의 복용은 필수적이다. 그런데 최근 K2가 알츠하이머 치매의 치료에도 중요한 역할을 한다는 연구 결과가 계속 발표되고 있다. 최근 연구들은 뇌의 기능과 비타민K2의 연관성에 주목하고 있는데, 그중 특히 인지기능에 대해 인과관계가 있음을 보여주는 연구들이 나오고 있다. 아직은 비타민A와 비타민D3에 비해 뇌 기능 개선에 대해 많은 연구가 발표된 것은 아니지만 점점 주목받고 있다. 그리고 비타민D3와 K2를 같이 복용하면, 효과가 훨씬 좋아지는 '상승 작용'이 나타나므로 항상 같이 복용하는 것을 권유한다. K2는 하루 100 mcg을 복용하면 된다.

비타민K2는 낫또에 아주 많은데, 다른 음식과 비교해 비타민K2의 함량이 압도적이다. 낫또를 매일 즐기는 사람이라면 K2를 따로 사서 먹을 필요가 없다. 그 외에 브로콜리, 양배추, 계란, 생선, 케일,

시금치, 간 등에도 소량 존재한다. 다시 한번 강조하지만, 지용성 비타민은 육류에 많다. 따라서 육류와 함께 채소, 야채 등의 충분한 섭취가 중요하다. 비타민K2는 이 밖에 다른 음식에도 포함되어 있지만 낫또에 비해 양이 너무 적어서, 낫또를 먹거나 K2를 복용하거나 하는 방법을 써야 한다. 다만 와파린이라는 항응고제를 복용 중인 환자들은 비타민K2의 섭취에 주의해야 하므로 전문의와의 상담 후에 결정하도록 하자. 갑상선기능저하증, 치매, 파킨슨병 환자들은 비타민A, D3, K2를 가급적 같이 복용하는 것을 권장한다. 그리고 D3/K2조합은 사실 나이가 많은 사람들은 질병 여부와 관계없이 누구나 먹어야 할 필수 영양소이다. 뼈가 많이 약해지는 골감소증이나 골다공증이 고령에서 많고, 혈관도 나이에 따라 동맥경화가 진행되므로 치매 예방이나 치료의 목적이 아니더라도 건강한 사람도 현재의 건강 유지와 미래의 질병 예방을 위해 꼭 섭취하도록 하자.

08-04. 코엔자임Q10과 치매

이미 여러 차례 언급했듯이, 치매의 발생기전 중에 가장 중요한 것이 '미토콘드리아 기능이상'이다. 치매 치료에서 '미토콘드리아 기능 개선'에 대한 치료를 빼면 프로야구팀의 4번 타자를 빼고 경기에 임하는 것과 같다. 코엔자임Q10은 우리 몸에서 만들어지는 물질이므로 비타민과는 다르며 지용성 영양물질이다. 코엔자임Q10은 미토콘드리아 자체를 구성하는 물질이다. 이것이 없으면 미토콘드리아는 제대로 기능을 발휘하지 못하게 된다. 결국 에너지 생산에 큰 차질이 생길 것이다.

코엔자임Q10은 나이가 들면서 혈중 농도가 급격히 떨어진다. 25세 이후로는 계속 감소한다. 따라서 특별한 경우가 아니라면 25세 미만에서는 코엔자임Q10을 보충제로 사용하는 일은 거의 없다. 물론 심기능이 매우 떨어진 경우나 암 등의 특수한 경우에는 사용하기도 한다. 미토콘드리아가 제대로 기능하기 위해서는 반드시 충분한 양의 코엔자임Q10이 확보되어야 한다. 하지만 나이가 들면서 계속 줄어드는 코엔자임Q10의 농도는 미토콘드리아의 기능이상을 가속화시키게 된다. 앞서 언급했듯이 5세 아이들의 미토콘드리아는 손상 비율이 거의 0%이지만, 만 90세 노인들의 손상 비율은 95%까지 이른다. 대부분 망가져 있다. 치매, 갑상선기능저하증, 파킨슨병, 심부전 등이 있는 환자들의 '미토콘드리아의 손상과 기능이상'은 이보다 훨씬 심하다. 결국, 이 질환들은 '에너지 부도' 상태와 같다. 기능 회복을 위해서는 고용량의 코엔자임Q10을 장기적으로 꾸준히 섭취해야 한다.

코엔자임Q10은 동물의 심장이나 간, 정어리 등의 등푸른생선, 쇠고기, 콩, 시금치, 브로콜리 등에 많다. 지용성 영양소라 역시 육류나 잎채소, 십자화과 채소 등에 주로 많다. 콩에도 있지만, 생콩보다는 쪄서 먹거나 발효식품으로 섭취하는 것이 바람직하다. 콩은 찐 콩, 두부, 낫또, 된장, 청국장 등의 형태로 섭취하도록 하자. 하지만 비타민D3와 마찬가지로 코엔자임Q10 역시 음식에는 양이 너무 적다. 음식으로 충분히 섭취하는 것은 불가능하므로 안타깝지만 코엔자임Q10도 보충제로 따로 먹어야 한다.

3부 1장에서 언급했듯이 코엔자임Q10은 경구로 섭취했을 때의 '생체이용률'이 가장 큰 문제다. 따라서 코엔자임Q10으로 치매, 갑상선기능저하증, 파킨슨병 등을 치료하기 위해서는 최소 300-600 mg 정도 복용해야 한다. 다행히도 요즘 주목받고 있는 미토큐(MitoQ)라는 물질은 미토콘드리아를 집중적으로 타겟팅할 수 있어 '생체이용률'이 코엔자임Q10보다 훨씬 개선되었는데, 5-10 mg 정도로 코엔자임Q10 200-400 mg 정도의 효과를 보인다고 한다. 조만간 1-2년 내에 국내에서도 구입할 수 있을 것이다. 그때까지는 코엔자임Q10 고용량 요법(하루 300-600 mg)으로 꾸준히 복용해야 한다.

08-05. 치매의 예방과 치료에 필수적인 물질 | 우선순위 정리

지금까지 소개한 것만 해도 종류가 많아서, 다 사서 먹기에는 경제적으로 불가능하다. 개인마다 증상이 다양하며 상태도 다르므로 어느 정도 차이는 있겠지만, 기본적인 우선순위를 정해 놓아야 할 필요성을 많이 느꼈다. 여기서는 우선순위를 간략하게 정리해 보겠다.

뇌 리셋 케톤식 = 저탄수화물 케톤식 + MCT오일(하루 30-60 g) + 오메가3(EPA+DHA = 하루 2-4 g)는 기본적인 프로토콜이므로 이것은 반드시 포함시키는 것으로 한다.

> **정리**
>
> **필수 우선순위(갑상선기능저하증, 치매, 파킨슨병, 심부전 등에 동일하게 적용)**
>
> 1. 미토큐(MitoQ) 또는 코엔자임Q10(둘 중 하나만 선택) : 미토큐(MitoQ) 하루 5-10 mg, 코엔자임Q10 하루 300-600 mg
> 2. NR(니코틴아마이드 리보사이드) : 하루 250-1,000 mg
> 3. 카르니틴(L-carnitine) : 하루 2,000 mg
> 4. 시스테인(L-cysteine) 혹은 N-acetyl-cysteine (NAC) : 하루 500-1,500 mg
> 5. 고용량 비타민B군(최소 B25 이상, B50 이상 권유)
> 6. 비타민A 5,000-10,000 IU(생략 가능 - 케톤식을 충분히 하는 경우 결핍이 드물다)
> 7. 비타민D3 4,000-5,000 IU
> 8. 비타민K2 100 mcg
> 9. 셀레늄(200 mcg), 아연(10-12 mg), 요오드(3.125 -12.5 mg) 등 멀티미네랄(여러 가지 미네랄 복합 제품)
> 10. 유산균(균수가 많고 종류가 많은 것)

사실 이보다 훨씬 많지만, 우선순위 10가지만 정리해 보았다. 경제적으로 어려운 사람들은 '뇌 리셋 케톤식'과 지금까지 자세히 설명한 '생활습관 교정'만으로도 충분하다. 이 두 가지가 가장 기본적인 대원칙이기 때문이다. 여기서 경제적으로 여유가 되는 사람들은 바로 위에서 정리한 필수 우선순위의 영양제를 사서 복용하면 된다. 시간이 갈수록 점점 나아지는 자신의 모습을 만끽할 수 있을 것이다.

9. S-아릴 시스테인 | S-allyl cysteine
– 치료 물질로서의 가능성

앞서 시스테인(L-cysteine) 또는 N-아세틸 시스테인(N-acetyl-cysteine, NAC)은 미토콘드리아의 기능을 개선시키는 중요한 물질이라는 점을 언급했다. 시스테인은 미토콘드리아 기능을 개선시키는 역할뿐만 아니라 신경세포를 보호해 주는 역할도 있어 치매의 예방과 치료에 대한 연구에서 최근 크게 주목받고 있다. 또한 시스테인은 황(sulphur)기를 가지고 있어 간의 2차 해독에 중요하며, 2차 해독을 통해 여러 가지 독성물질을 해독·중화시켜 준다. 황은 마늘이나 양파 등에 많이 포함되어 있으며, 육류, 달걀, 콩류, 소고기, 치즈 등의 단백질에도 많이 포함되어 있다. 이런 여러 가지 이유로 필자는 케톤식을 설명할 때, 마늘이나 양파를 가급적 많이 섭취하도록 권유하고 있다.

그런데 마늘을 좀 더 강조해서 언급하는 또 다른 중요한 이유가 있다. 마늘은 다른 음식에서는 찾을 수 없는 마늘 고유의 특수한 물질을 가지고 있기 때문이다. 그것은 바로 S-아릴 시스테인(S-allyl cysteine)이다. 이 물질은 마늘에만 존재한다고 알려져 있다. S-아릴 시스테인은 면역력 강화, 암의 예방과 증식 억제, 간 보호 효과 및 간 해독 증강, 항산화 작용 등의 우수한 기능이 있어 그동안 널리 사용되어 왔다. 그런데 최근 이 물질이 알츠하이머 치매의 치료에도 효과가 있다는 사실이 여러 연구를 통해 알려지면서 주목받기 시작했다. 최근 한 연구에서 S-아릴 시스테인은 뇌세포의 사멸(죽음)을 방지하고, 치매의 주범으로 알려진 '타우 단백'의 축적을 방지하고 제거해 주는 기능도 있다고 보고하였다(현재 타우 단백과 아밀로이드 베타 단백의 축적이 알츠하이머 치매의 주범으로 알려져 있다). 아밀로이드 베타 단백은 뇌를 보호하는 과정에서도 생길 수 있다고 2부에서(107페이지 참조) 설명한 바 있다. 아밀로이드 베타 단백이 뇌를 손상시키는 것은 사실이지만, 뇌를 보호하기 위해 독성물질로부터 뇌를 격리하려고 하는 과정에서도 만들어지므로 부수적 피해(collateral damage)라는 관점에서 재평가할 필요가 있다고 생각한다. 하지만 타우 단백은 이런 순기능도 없이 오로지 뇌세포를 파괴하기만 한다. 그러므로 앞으로의 연구는 아밀로이드 베타 단백보다는 타우 단백에 더 집중해서, 타우 단백의 축적을 방지하거나 타우 단백을 직접 제거할 수 있는 약물을 개발하는 것이 더욱 바람직하다고 생각한다.

뇌 신경세포는 주위의 신경세포와 연결되어 서로 정보를 주고받는다. 이를 위해 신경세포는 '수상돌기'라는 '안테나' 같은 구조를 통해 다른 신경세포와 연결되어야 한다. 이러한 신경세포 사이의 연결을 시냅스(synapse)라고 한다. 수상돌기(안테나)의 수가 많아지면, 신경세포들 사이의 시냅스가 늘어나고 복잡해져서 연결이 치밀해진다. 그러면 치밀하고 복잡해진 시냅스를 통해 정보 교류가 많아지고 뇌 전체적인 기능이 향상된다. 하지만 경도인지장애와 치매 환자에서는 수상돌기의 수가 점점 줄어들어 다른 신경세포와의 정보 수신과 전파가 약해지고, 심한 경우 아예 수상돌기가 없어지면서 세포 자체가 죽어버리기도 한다. 그런데 S-아릴 시스테인은 바로 이 수상돌기의 수를 다시 증가시켜준다는 사실이 많은 연구를 통해 알려지게 되었다. 이미 동물 실험에서는 기억의 저장 및 재생에까지 영향을 미쳐 전반적인 뇌 기능 개선을 확인할 수 있었다. 뇌세포의 안테나가 많아지면 치밀하고 복잡한 신경 네트워크를 구성할 수 있으므로 기억을 저장하고 불러내는 과정이 활발해지는 것은 당연한 결과라고 할 수 있다. 앞으로도 S-아릴 시스테인에 대한 많은 연구가 이루어지길 기대하고 있다.

따라서 마늘은 충분히 먹는 것이 좋다. 단, S-아릴 시스테인은 저온 숙성시킬 때 가장 활성화된다고 알려져 있다. 물론 치매 환자들은 위장이 좋지 않아서 처음에는 섭취가 힘들 수 있지만, 서서히 케톤식에 적응되면 위장 기능도 같이 개선되므로 조금씩 섭취량을 늘려갈 수 있다. 마늘을 갈아서 음식에 뿌려 먹는 것도 좋은 방법인데, 이렇게 해도 위장에 무리가 가는 사람들은 영양제를 통해 복용하는 방법도 있다. 생마늘을 50-100일 정도 저온 숙성시키면 마늘 특유의 향이 사라지고 위 자극도 덜해지므로, 마늘은 사서 바로 먹지 말고 2달 이상은 두었다가 먹어 보자. 저온이라고 해도 끓이는 온도인 100℃에 비해 저온이라는 뜻이므로 생마늘을 고온다습한 환경에 오래 두거나 간간이 약한 불에 살짝 찌면 된다. 시간이 지나면 자가 발효되어 검게 숙성된 마늘이 탄생한다. 이렇게 오래 숙성시키면 새까맣게 변하고 쪼그라들어 겉으로는 흉하게 보일 수 있지만, 영양학적인 가치는 훨씬 높다. 이를 흑마늘(black garlic)이라고 부르기도 한다.

저탄수화물 케톤식을 계속하다 보면, 마늘 섭취를 많이 할수록 마늘의 자극 증상으로 힘들어하는 경우가 흔히 있다. 이는 황이 만들어내는 가스에 의한 복부 팽만감 때문이다. 황 함유 식품은 모두 황 가스를 유발하기는 하나, 특히 마늘을 먹을 때 더 많은 가스가 생길 수 있다. 이미 장누수증후군(장벽의 점막에 미세한 균열이 생기면서 혈관으로 각종 음식물과 독소, 미생물 등이 스며드는 것)이 있는 경우나 과민성대장증후군을 앓고 있다면, 이 증상을 더욱 예민하게 느낄 수 있다. 이 경우에 마늘을 먹지 말아야 할까? 위에서 언급한 것처럼 마늘을 50-100일 정도 저온 발효 숙성을 해서 소위 '흑마늘'을 만들어 먹으면 된다. 그러면 이 황 가스는 숙성 기간에 어느 정도 배출된다. 한편 S-아릴 시스테인은 숙성 전보다 20-50배까지 높아질 수 있다. 그래서 필자는 흑마늘을 적극적으로 권장한다.

아직 국내에는 시판되고 있지 않지만, 미국 등의 서구권에서는 이미 파우더나 캡슐형의 제품이 나와 있으며 인기도 많다. 몇 년 내에 국내에도 시판될 것으로 보이지만, 음식으로 섭취할 수 있으면 음식으로 충분히 섭취해도 좋다. 앞으로 더 많이 연구되어 좋은 효과가 입증되면, 이를 추출하여 처방약으로 만들어 출시되는 부분도 기대하고 있다. 일단 마늘과 양파는 되도록 많이 먹도록 하자.

10. 아이들 키가 큰다고? 집중력과 성적도 같이 오른다

필자는 2006년부터 성장클리닉을 운영해 왔다. 대한성장의학회의 발족이 2006년이었으니 학회의 시작과 더불어 지금까지 매년 학회에 참석하면서 최신 성장의학 지식도 업데이트시켜 왔다. 대한성장의학회 학회장님을 비롯해 이사님들과 같이 약 5년 전 국내 최초로 성장전문의 자격을 취득하였다. 필자는 현재 대한성장의학회 섭외이사를 맡고 있으며, 매년 최소 3회 이상의 학회 강의를 통해 의사들을 교육하고 있다. 대한만성피로학회 수석학술이사를 같이 겸하고 있으며, 만성피로학회에도 1년에 2회 이상 강의를 해오고 있다. 자랑하려고 이런 이야기를 하는 것이 아니라, 아이의 성장에 대해서 독자 여러분께 지식을 공유할 자격이 된다는 점을 말하고 싶어서이다.

실제로 보호자들에게 질문을 많이 받기 때문에 이 내용을 쓰기로 결심했다. 뭐? 성장기 아이들이 치매가 올 리도 없는데 뭔 헛소리냐고? 아니다. 헛소리가 아니라 실제로 아이들에게도 '뇌 리셋 케톤식'을 적용시키는 경우가 흔히 있으며, 최소한 저탄수화물 케톤식을 설명하는 일은 필자의 진료실에서는 매일같이 지겹도록 일어나는 일이다. 가끔 20세 미만의 성장기 아이들이 경련으로 진료실을 찾는 일이 있다. 요즘 꽤 많은 것 같다. 보호자들은 얼굴에 수심이 가득한 채로 필자가 아이를 제대로 진찰하는지 두 눈을 부릅뜨고 감시하기도 한다. 검사가 끝난 후 보호자에게 이렇게 설명한다.

> "뇌 MRI검사에는 이상이 없어서, 구조적인 문제는 없으니 일단 안심입니다. 뇌의 기능적인 문제라고 볼 수 있습니다. 뇌세포의 비정상적인 전기활동이 있을 수 있으니 3차 병원에서 뇌파검사를 한번 받아보는 것도 좋겠습니다. 혈액검사상에서는 큰 문제가 없네요. 그럼 먼저 식단을 조절해야겠습니다."

뭐라고? 지금 아이가 경련을 하고 왔는데, 웬 식단 이야기? 황당한 기색이 역력하다. 대부분 그렇다. 입장을 바꿔서 생각해도 당연한 반응일 것 같다. 하지만 '저탄수화물 케톤식'은 1930년대부터 아주 오랫동안 소아 뇌전증(간질)의 치료법으로 처방되고 교육되어 왔다. 식단으로 발생하는 '케톤체'가 항경련 작용이 있어서이다. 아주 오래전 간질 치료제가 전혀 없던 과거에, 하루에도 몇 번씩 간질 발작을 하는 아이들이, 부모들이 식량을 구하지 못해 2-3일 밥을 못 먹었더니 간질 발작이 멈추는 것을 보고 신기하게 바라본 사람들이 많았다. 이런 경험을 통해 '절식이나 공복 상태는 간질 발작을 억제한다'라는 사실을 자연스럽게 알게 되었을 것이며, 여러 연구를 통해 입증되어 결국 난치성 소아 뇌전증 치료에 '케톤식'이 도입되게 되었다.

세브란스병원에서도 오랫동안 이 식단을 소아 뇌전증 환자에게 적용하고 있다. 항경련제 개발 이후로 점차 이 식단의 처방이 줄어들다가 1980년대 중반 미국 존스홉킨스 병원에서 약 50명의 난치성 소아 뇌전증 환자를 대상으로 치료하였는데 50% 이상 완치되고, 80% 이상 항경련 효과가 있었다는 연구 결과 이후 널리 시행되고 있다. 그런데 이 80%라는 성적은 난치성 소아 뇌전증을 대상으로 얻어낸 성적이다. 난치성 뇌전증은 아무리 약을 많이 투여해도 좀처럼 경련이 컨트롤되지 않는 난병 중의 난병이다. 이 난병이 케톤식 하나로 80%의 환자가 호전되었다는 사실은, 케톤식이 뇌전증 환자에 얼마나 효과적인지를 단적으로 보여준다. 어지간한 뇌전증 환자들은 이 식이로 대부분 호전된다. 단지 실천할 수 있는가 없는가에 달린 문제이다. 장기적으로 케톤식을 실천하면 대부분 약을 줄이거나 중단할 수 있다.

["이렇게 식사하면 아이가 키가 클 수 있나요?"]

이 질문도 보호자들이 흔히 하는 질문이다. 아무래도 탄수화물을 거의 배제하는 식단이니 성장에 필수적인 여러 가지 성분들이 부족해지지 않을까에 대한 걱정일 것이다. 하지만 실제로는 키가 더 크게 된다. 게다가 난치성 뇌전증이 아닌 경증의 소아청소년 뇌전증 환자들은 케톤식으로 경련이 충분히 컨트롤된다. 처방약을 결국 끊게 되는 경우가 대부분이다. 그렇다면 키는 왜 더 클 수 있을까? 원칙적으로 소아 뇌전증 치료를 위해 시행하는 케톤식은 탄수화물은 물론 단백질도 거의 배제한다. 대부분 지방만을 섭취하는 식단이다. 정말 힘들고 괴롭다. 당과 단백질 두 가지를 다 줄여야 하고 어떤 지방을 먹어야 하는지에 대해 철저한 교육을 받아야 하기 때문이다. 하지만 필자가 말하는 '뇌 리셋 케톤식'은 단백질을 많이 제한하지 않으므로 적용이 훨씬 쉽다. 이 식단으로 하면 오히려 이전의 고탄수화물 식이보다 훨씬 더 키가 클 수 있다. 왜 더 클 수 있는지 간단히 설명하겠다.

고탄수화물 식이를 하면 혈당이 많이 오르게 된다. 그러면 인슐린이 많이 분비되어야 하고, 하루에 3번 식사를 한다고 하면 하루에 3번 다량의 인슐린이 분비된다. 이 식이를 계속하면 인슐린의 기저 수치(가장 낮을 때의 수치)가 계속 올라가 있는 현상도 나타난다. 그리고 인슐린이 다량 분비되면 성장 호르몬 수치는 매우 감소된다. 성장 호르몬 수치가 떨어지면 당연히 키가 정상적으로 클 수 없다. 고탄수화물 식이에는 혈당을 로켓처럼 치솟게 하는 밀가루 음식(빵, 면, 아이스크림, 과자, 피자, 파스타, 와플 등)과 밥 등이 있는데, 이들은 전부 아이들이 아주 좋아하는 음식들이다. 실제로 아이들에게 저탄수화물 식이를 적용하는 것은 정말 힘들다. 하라고 하면 막 우는 아이들도 있다. "선생님 말 들으면 키도 크고 살도 빠진다!"라고 어르고 달래기도 한다. 과도한 고탄수화물 식이가 지속되면 당연히 비만이 발생하게 되고, 키가 큰 부모에게 '키 유전자'를 받지 못한 아이들은 옆으로 클 수밖에 없다. 고탄수화물 식이를 중단하면, 인슐린의 기저 수치 및 전체 분비량이 감소하여 성장 호르몬의 기저 수치 및 전체 분비량이 늘어난다. 값비싼 성장 호르몬 주사까지 맞아야 하나? 하고 고민하는 보호자가 있다면 먼저 아이들에게 저탄수화물 케톤식을 시작해 보자.

그리고 고탄수화물 식이를 하면 체내에 다량의 당이 유입되는데, 다량의 당을 대사하는 과정에서 엄청난 양의 비타민B군과 미네랄이 소진된다. 성장에 필수적인 비타민B군과 미네랄이 부족해지면 당연히 성장이 둔화될 것이다. 성장에 필수적인 탄수화물은 없다(물론 장에서 흡수되지 않는 탄수화물인 식이섬유는 예외이며 아이들에게 필수적이다). 탄수화물은 채소와 야채를 통해 섭취하게 하는 것이 가장 바람직하다.

"그래도 당분을 먹어야 집중을 하고 공부도 하죠. 성적 떨어지면 어떡하죠?"

이 질문 역시 자주 접했다. 걱정은 충분히 이해한다. 필자도 10년 전만 해도 이렇게 생각했었으니(필자는 의사 생활이 약 20년인데, 10년 전이면 의사이면서도 저런 생각이 틀리지 않다고 생각했다). 10년 전이면 2009년 성장클리닉을 하고 있을 때인데도 이런 내용을 잘 몰랐다. 깊이 반성하고 있다. 확실히 말하자면, 실제로 '고탄수화물 식이'는 집중력을 많이 떨어지게 한다. 일시적으로 확 올라갔다가 확 떨어지는 '반응성 저혈당' 때문에 집중력이 심하게 떨어지며, 심한 경우 마치 집중력 장애가 있는 아이처럼 보이기도 한다. 그러면 또 당이 넘치는 음료수, 커피, 빵 등 고탄수화물로 재충전한다. 이런 패턴이 가장 흔한 것 같다. 혈당을 일정하게 유지시켜 주는 저탄수화물 케톤식은 공부에 계속 집중할 수 있게 해준다. 저탄수화물 케톤식은 치매 환자의 뇌도 좋아지게 할 정도이니, 얼마나 뇌 건강에 좋겠는가? 당연히 집중력이 좋아지고 성적도 오른다. 키도 훨씬 잘 큰다. 우리나라 1일 평균 탄수화물 섭취량이 300-360 g 정도인데, 경련을 치료할 목적이면 20 g 이하가 좋고, 건강한 아이의 키 성장과 집중력 향상을 목적으로 한다면 1일 100 g 정도가 바람직하다고 생각한다. 이제 치매를 예방하려면, 최소 30세부터는 뇌 건강을 신경 써야 하는 시대가 되었다. 뇌 리셋 케톤식을 통해 아이들의 뇌 건강도 같이 지켜주면서 우리 모두 상쾌하고 활기찬 뇌 활동을 즐기면서 살아가 보자.

11. 뇌 리셋 케톤식 시작하기 | 구체적인 방법 정리

> 뇌 리셋 케톤식 = 저탄수화물 케톤식 + MCT오일(하루 30-60 g)
> + 오메가3(하루 2-4g)

지금부터는 '뇌 리셋 케톤식'의 실천 방법에 대해 간단하게 정리해 보겠다. 먼저 순서대로 저탄수화물 케톤식의 방법을 살펴보고, 이어서 MCT오일과 오메가3의 섭취 방법에 대해서 소개하겠다.

11-01. 저탄수화물 케톤식의 실천 방법

1. 탄수화물을 제한
2. 단백질을 충분히
3. 코코넛 오일 같은 좋은 지방을 활용
4. 채소와 야채를 듬뿍
5. 천천히 오래할 수 있는 운동
6. 스트레스를 피하고, 질 높은 수면을

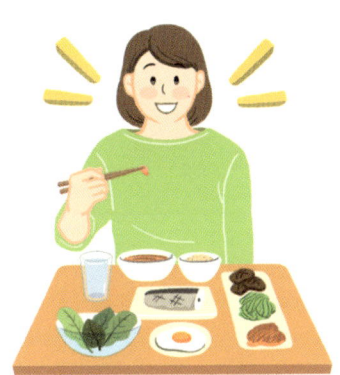

식탁에서 당을 제외하는 것이 무엇보다 가장 중요하다. 당은 혈당을 빠르게 올리고 인슐린 호르몬을 강하게 자극하여 저혈당 역시 빨리 유발한다. 특히 과당은 간에서만 대사가 되므로 인슐린 저항성을 악화시키는 주범 중 하나이다. 탄수화물을 줄이자고 하면 밥부터 끊는 것이 우선이라고 생각하는 사람들이 많다. 하지만 밥보다 더 나쁜 것은 '정제 당분(refined sugar)'이다. 입에서 단맛부터 빼는 연습을 하자. 건강을 위해서는 단맛보다는 짠맛과 신맛이다. 이것을 꼭 기억하자. 저탄수화물 케톤식은 인간이 만들어낸 산업화의 산물인 정제 당분과 트랜스 지방 그리고 가공식품을 먹지 않고, 필요 이상의 탄수화물을 먹지 않으며 지방의 섭취를 두려워하지 않고 자연으로부터 나온 영양이 풍부한 음식을 골고루 먹는 것이다.

탄수화물 섭취를 제한하는 우선순위

먹지 말아야 할 탄수화물	→				먹어도 되는 탄수화물
설탕과 액상과당 같은 정제 당	정제 밀로 만든 빵과 면	쌀을 비롯한 곡물로 만든 음식, 당이 많은 과일	당이 적은 과일과 기타 탄수화물이 들어간 전분성 뿌리채소		식이섬유가 많은 잎채소

(1) 탄수화물의 제한(밀가루, 설탕, 과일, 밥을 먼저 제한하자!)

  1. 밀가루 음식은 아예 끊는다(가장 먼저 밀가루 음식부터 끊는다).

    : 빵, 면, 튀김, 과자, 피자, 햄버거, 와플, 팬케이크 등의 섭취를 피하자.

2. 면은 모든 종류의 면을 먹지 않는다.

: 라면, 우동, 짜장면, 국수, 쌀국수, 메밀국수, 냉면, 스파게티, 파스타에 이별을 고하자(생일, 행사 등 아주 특별한 날에만 먹자).

3. 간식을 먹지 않는다. 꼭 먹는 경우는 설탕 양념이 안 된 견과류를 먹자!

: 견과류는 양념이 전혀 안 된 것 혹은 소금 양념이 된 것으로 선택한다.

4. 설탕은 아예 먹지 않는다(설탕, 각설탕, 흑설탕, 믹스커피, 액상 과당).

: 커피는 마셔도 되지만, 믹스커피나 커피에 설탕을 타서 마시지 않는다(블랙커피로 마시자!).

: 시판 중인 음료수는 설탕이나 액상 과당이 포함되어 있으므로 반드시 피한다. 옥수수 시럽, 요리당도 액상 과당이다. 인공적인 과당이므로 설탕보다 훨씬 인체에 해롭다. 아이스크림도 설탕이나 액상 과당이 많이 들어 있다.

5. 당분이 많은 과일을 먹지 않는다.

: 수박, 사과, 배, 포도, 복숭아, 바나나를 비롯한 대부분의 열대 과일들(망고, 파인애플, 멜론, 파파야, 키위 등)은 피한다.

: 베리류(딸기, 체리, 블루베리, 라즈베리 등)나 토마토, 자몽, 레몬류는 당 함유량이 상대적으로 낮아 적당량 섭취는 가능하다. 단 과다 섭취는 금물이다.

: 과일 중 가장 좋은 것은 아보카도이다. 섭취량을 제한할 필요는 없다.

6. 밥을 먹지 않는다(모든 종류의 밥은 탄수화물 덩어리다).

   : 쌀, 밀, 현미, 보리 등 기타 곡물로 만든 밥이나 음식을 먹지 않는다.

   : 현미밥, 통곡물밥, 잡곡밥도 다른 탄수화물에 비해 혈당을 잘 올린다.

   : 밥 없이 식사가 너무 힘들다고 하면, 처음에는 밥 대신 두부나 채소, 야채를 먹는다.

7. 밀가루 음식, 설탕, 과일, 밥의 제한에 성공하면, 이들 다음으로 탄수화물 함량이 높은 음식들을 먹지 않는다(감자, 고구마, 옥수수 등).

8. 혈당을 올리지 않는 식이섬유로서의 탄수화물(채소, 야채)은 충분히 섭취한다!

   : 곤약, 우엉, 미역, 버섯, 녹색잎채소(배추, 시금치, 부추, 파, 쑥갓, 근대, 치커리, 상추, 셀러리, 파슬리, 브로콜리, 케일, 물냉이 등) 등은 충분히 섭취하자.

   : 견과류(호두, 잣, 피스타치오, 피칸, 마카다미아, 브라질너트 등)는 좋은 지방, 단백질, 식이섬유가 많이 함유되어 있으므로 섭취를 권장한다.

   : 연근, 당근, 양배추, 양파, 마늘 등은 식이섬유도 많고 당분도 약간 있는 편이라 과다한 섭취는 피한다. 하지만 적당히 먹는 것은 문제없다.

   : 마늘은 50-100일간 저온 숙성시켜 '흑마늘'을 만들어 먹으면 더 좋다.

   : 저항성 전분(273페이지 참조)은 적당량 섭취해도 좋다. 단, 과량은 금물이다.

탄수화물 중독 자가 진단표

1. 가끔씩 배가 고프지도 않는데, 빵이나 과자 등을 먹는다.
2. 식사 사이에 자주 간식을 먹는다.
3. 과식을 자주 하는 편이다(배가 많이 부를 때까지 먹는 편이다).
4. 식사를 하고 나면 자주 졸리는 편이다.
5. 스트레스나 압박을 받을 때, 혹은 기분이 좋지 않을 때, 단 음식을 자꾸 먹으려 한다.
6. 국수 등 면 종류를 하루 한 끼 이상 먹는다.
7. 고기를 먹는 자리나 술자리에서 따로 냉면이나 국수 혹은 공기밥 등을 시켜 먹는다.
8. 식사 후에는 디저트를 자주 챙겨 먹는다.
9. 현미밥 등의 통곡밥보다 흰쌀밥을 더 선호한다.
10. 설탕커피나 믹스커피를 하루 한 잔 이상 마신다.
11. 커피에 설탕이나 시럽을 반드시 넣어 마신다.
12. 탄산음료나 쥬스 등 설탕이 포함되거나 단맛이 나는 음료수를 하루 한 잔 이상 마신다.
13. 과일을 자주 먹거나 많이 먹는다.
14. 늦은 밤에 야식을 먹거나 군것질을 한다(주 3회 이상).
15. 외식을 자주 하는 편이다(주 3회 이상).
16. 술자리를 자주 하는 편이다(주 3회 이상).

10점 이상은 중독

5-9점은 과잉 섭취

4점 이하는 중독성 없음

쌀에 대한 이야기

백미는 혈당을 아주 빨리 올리는 것으로 유명하다. 그런데 현미는 소화에 다소 시간이 걸리므로 혈당은 백미에 비해 천천히 올라간다. 그래서 현미가 백미에 비해 건강하다는 인식이 있는 것 같다. 하지만 실제로 백미와 현미는 혈당을 올리는 속도는 차이가 나지만, 결국 혈당을 올리는 정도는 비슷하다. 게다가 소화에 문제가 있는 고령자들의 경우 현미를 먹고 소화가 더 안 되거나 현미에 포함된 렉틴 단백질에 의해 장에 염증이 발생할 위험성도 있다. 이런 분들은 차라리 소화가 좀 더 잘 되는 백미를 적당히 드시는 것이 더 좋을 수 있다. 노인 중에는 밥을 꼭 먹어야 식사를 했다고 생각하는 분들이 많다. 이런 분들은 곤약미를 섞어서 밥을 하거나 저당 밥솥으로 밥을 지어 조금이라도 탄수화물의 양을 줄이는 방법도 있다. 저당 밥솥은 일본에서 아주 인기를 끌고 있는 제품으로 얼마 전 국내에서도 출시되었다. 솥의 이중 구조를 통해 취사 과정에서 전분이 녹아 나온 밥물을 중간에 한 번 빼면서 밥에 있는 당을 줄이는 방식의 밥솥이다. 대략 35% 정도의 탄수화물 감소 효과를 가진다고 알려져 있다. 밥을 안 먹고는 도저히 안 되겠다고 호소하는 사람은, 식사할 때마다 곤약미나 저당 밥솥의 밥을 한 끼에 1/3 공기 정도 먹으면 과도한 탄수화물의 섭취를 막을 수 있다.

저항성 전분

소화효소에 의해 분해가 잘 안 되는 전분으로, 아밀라아제에 의해 포도당으로 분해되지 못해 신체에 잘 흡수되지 않는다. 하지만 대장에서 박테리아에 의해 분해되면서 식이섬유와 비슷한 역할을 한다(일반 전분의 열량이 1 g당 4 kcal인 것에 비해 저항성 전분은 1 g당 2 kcal이다). 덜 익은 바나나(그린 바나나), 렌틸콩, 베리류의 과일, 셀러리, 당근 등이 대표적인 저항성 전분이다. 적당량 섭취해도 좋다. 하지만, 과량을 먹으면 당연히 혈당이 많이 올라가므로 주의해야 한다.

탄수화물의 제한이 '저탄수화물 케토식'에서 제일 중요한 핵심이다. 탄수화물도 많이 먹고 지방, 단백질도 많이 먹으면 아무런 소용이 없다. 탄수화물을 최대한 줄이는 것이 가장 최우선적인 과제이다. 이제 지방의 섭취 방법을 알아보자.

(2) 지방의 충분한 섭취
(사골 국물, 방탄 커피, 계란, 치즈, 버터, 견과, 고기, 생선 등)

1. 단백질과 지방의 소화 능력이 많이 저하된 노인이나 치매 환자

   : 사골 국물(사골 육수)이나 방탄 커피 등을 먼저 시도해 본다(사골을 4-5시간 이상 고면 뼈에서 인이 빠져나와 골다공증을 악화시킬 수 있으니, 2탕 3탕 오. 래 고지 말고, 살이 푹 익혀질 정도까지만 끓여서 먹자). 사골 국물에 소금이나 채소, 야채 등을 넣어 간을 맞춘다.

   : 사골 국물은 닭의 뼈를 우려낸 것이 가장 좋다.

   : 곰탕, 설렁탕, 갈비탕, 추어탕, 돼지국밥, 소고기미역국 등이 권장된다.

   : 커피에 MCT오일과 버터(ghee버터가 가장 권장됨)를 녹인 방탄 커피를 마시는 것도 좋다.

2. 육류는 가장 좋은 지방 공급원이다(가급적 자연 방목 고기가 좋다).

   : 육류만을 지나치게 먹는 것은 바람직하지 않다.

   : 소고기, 닭고기, 양고기, 오리고기, 돼지고기 및 내장류가 권장된다.

   : 삼겹살, 꽃등심, 차돌박이, 대창 같은 지방이 많은 부위가 좋다.

   : 가급적 무항생제 고기나 목초로 사육된 고기가 더 좋다. 하지만 그렇지 않더라도 탄수화물을 먹는 것보다는 훨씬 이롭다.

   : 수육이나 샤부샤부 등 끓이거나 삶아서 부드럽게 먹는 것도 좋다.

3. 달걀이나 메추리알은 개수 제한 없이 충분히 먹어도 좋다.

   : 달걀은 필수 아미노산 및 비타민과 무기질이 풍부한 좋은 식품이다.

: 단, 달걀이나 메추리알에 알러지가 있는 사람들은 적게 먹어야 한다.

4. 유제품 중 치즈와 버터를 추천. 우유나 요거트는 권장되지 않는다.

: 우유는 유당이 있으며, 유당을 분해하는 효소가 없는 사람들이 많으므로 가급적 마시지 않는다. 유당 제거 우유는 소량이라면 마셔도 무방하다.

: 장질환이 있거나 장누수증후군, 과민성대장증후군 환자는 우유 금지!

: 당분이 거의 없는 플레인 요거트, 그릭 요거트는 먹어도 무방하다.

: 치즈는 가공 치즈가 아닌 자연 발효 치즈가 좋다. 지방 비율이 높은 크림치즈도 좋다. 버터는 인도식 기(ghee)버터가 가장 추천된다. 고온에서도 안전하고 유당과 카제인이 없으며 비타민 D3/K2가 풍부하기 때문이다. 조리용으로도 사용하기 좋다. 방탄 커피에도 사용한다.

5. 식이 기름으로 코코넛 오일과 올리브유, 버터, 팜유 등을 권장한다.

: 식용유, 콩기름, 카놀라유, 옥수수유, 해바라기씨유, 포도씨유, 마가린 등의 가공된 식물성 불포화지방이나 트랜스 지방의 섭취는 피하자.

: 마가린은 식물성 경화유로 만든 것으로 버터와는 성분 자체가 다르다. 모양이 비슷하다고 혼동하지 말자.

: 들기름은 오메가3인 알파리놀렌산이 많아 권장되지만, 볶아서 고온 압착하면 오메가3가 대부분 파괴되므로 냉압착한 생들기름을 먹도록 하자.

: 아보카도유, 블랙커민시드 오일, 햄프시드 오일, 사차인치 오일도 좋다.

6. 견과류를 섭취하는 것은 좋은 지방 섭취에 도움이 된다.
   : 호두, 잣, 피스타치오, 피칸, 마카다미아, 브라질너트 등 권장됨. 지방, 단백질, 식이섬유가 많이 함유되어 있어 영양적인 가치가 높다.
   : 아몬드, 땅콩, 캐슈너트는 당 함유가 많아 과다 섭취는 피해야 하지만, 소량 섭취는 문제 될 것이 없다.

7. 생선과 해산물은 오메가3가 많은 훌륭한 지방의 공급원이다.
   : 고등어, 전갱이, 생연어, 갈치, 장어, 조기, 옥돔, 가자미 등 단백질과 지방 함량이 많은 생선은 자주 먹자. 단, 지나치게 많이 먹으면 수은 등의 중금속에 노출될 수 있으니 과도한 섭취만 피하면 된다.
   : 새우, 게, 가재, 바닷가재, 전복, 굴, 조개, 관자, 오징어, 문어 등은 좋은 지방과 단백질의 보고이다.
   : 오메가3인 DHA, EPA의 함량이 많아 뇌 리셋 케톤식에 적극적으로 추천된다.

8. 과일 중에는 아보카도, 올리브가 좋은 지방이 풍부하다.
   : 아보카도는 마그네슘, 칼륨 등의 미네랄도 풍부하다.
   : 장의 세포막을 튼튼하고 유연하게 만들어 준다. 장에도 좋은 과일이다.

9. 카카오는 아주 훌륭한 지방 공급원이며, 폴리페놀이 풍부하다.
   : 90% 이상 카카오가 함유된 초콜릿이나 카카오닙스 등은 간식으로도 좋다. 마그네슘, 칼륨 등의 미네랄도 풍부하다.
   : 단, 카페인이 들어 있으므로 과도한 섭취는 피한다.

> **TIP!**
>
> 1. 먹어도 되는 비교적 안전한 감미료(소량이라면 괜찮다. 가끔씩만 먹자)
>   스테비아, 에리스리톨, 몽크프룻(나한과) 추출물, 알룰로스, 자일리톨
> 2. 피해야 할 감미료(소량이라도 피하자)
>   아스파탐, 덱스트린, 말토덱스트린, 아가베시럽, 과일쥬스 농축액, 과일청, 보리엿기름, 라이스시럽, 엿당, 옥수수시럽, 카라멜
> 3. 피해야 할 식물성 오일
>   대두유, 카놀라유, 옥수수유, 해바라기씨유, 포도씨유, 마가린 등

(3) 단백질의 섭취 방법

1. **단백질은 가장 소화·흡수가 어려운 영양소이다.**

   : 젊은 사람들은 소화·흡수에 큰 문제가 없으나, 대부분의 고령자들은 위산 분비 저하로 소화가 힘들어 단백질 섭취를 기피하는 경향이 있다.

   : 먼저 위산 분비 저하의 문제를 해결해야 한다(207페이지 참조).

   : 초기에는 적응을 위해 단백질 분해 효소를 복용하면 수월하다(207페이지 참조). 처방약도 있지만 보조제로도 쉽게 구입 가능하다.

   : 단백질 소화에 도움이 되는 좋은 발효식품을 같이 먹는 것이 좋다. 잘 익은 김치, 백김치, 동치미, 낫또, 된장, 청국장, 사과식초 등이 좋다.

   : 단백질 소화력이 약한 사람들은 소화가 잘 안 되는 단백질, 즉 유제품, 달걀흰자, 렉틴이 많은 음식(콩, 땅콩, 대두 등 콩과류 및 가

지, 감자, 피망 등 가짓과 채소, 보리, 옥수수, 통곡물 등)은 가급적 피한다.

2. 콩은 좋은 단백질과 지방의 공급원이다.
   : 하지만 렉틴이 많아 생콩으로 먹는 것은 권장되지 않으며 충분히 쪄서 먹거나 두부, 낫또, 된장, 청국장 등의 발효된 형태로 섭취하도록 하자.
   : 푹 삶은 대두, 완두, 콩비지, 콩물, 유부 등도 좋다.

3. 단백질만을 의도적으로 과량 섭취하는 것은 바람직하지 않다.
   : 단백질만을 과도하게 먹는 것은 인슐린 분비를 자극할 수 있고 소화에 부담이 될 수 있으므로 피하자. 지방을 섭취하면서 자연스럽게 같이 먹는 것을 권한다(일부러 지방 함량이 적은 닭가슴살, 소고기 안심, 단백질 쉐이크 등 고단백 저지방 음식은 오히려 몸에 무리가 될 수 있다).
   : 즉 지방과 단백질이 같이 섞여 있는, 있는 그대로의 음식을 먹자.

4. 운동을 안 하면 좀 적게 먹고, 운동을 한다면 조금 더 먹도록 하자.
   : 탄수화물은 최대한 적게 먹고, 단백질은 과하지 않게 적당히 먹고(일부러 적게 먹으려고 할 필요는 전혀 없다), 인슐린을 자극하지 않는 지방을 넉넉하게 섭취하는 것이 '저탄수화물 케톤식'의 기본적인 원칙이다(대략적인 비율은 탄수화물 5-10%, 단백질 20-25%, 지방 70%가 이상적이라고 하나, 이를 계산해서 지키기는 어렵다. 탄수화물을 제한하는 것이 가장 핵심 포인트다. 이것만 기억하면서 실천해도 95% 이상 잘 하고 있는 것이다. 영양소 비율은 이론적인 개념으로 이해하고 넘어가도 충분하다).

⑷ 기타

1. 해조류는 좋은 식재료가 될 수 있다.

    : 하지만 다시마 자체는 당 함량이 비교적 높으므로 다시마로 우려낸 국물의 형태로 섭취하는 것이 좋다.

    : 미역, 김, 파래, 톳 등의 해조류도 식이섬유와 미네랄이 풍부해서 좋다.

2. 김치는 파김치, 배추김치, 열무김치 등은 먹어도 되지만, 당 함량이 높은 깍두기나 겉절이김치 등은 적당히 먹는 것이 좋다.

    : 장이 안 좋은 사람들은 고춧가루, 마늘을 줄인 동치미, 백김치도 좋다.

3. 술은 되도록 피하는 것이 좋고, 어느 종류의 술이든 과음은 피하자.

    : 위스키, 고량주, 일본식 소주 등의 증류주는 당분이 거의 없고 그다음 화이트와인, 레드와인까지는 어느 정도 즐겨도 된다.

    : 한국식 소주, 맥주, 막걸리는 당분이 많은 편으로 피하는 것이 좋다. 특히 맥주와 막걸리는 가급적 피하고, 맥주는 300 cc가 상한선이다. 가급적 소주, 맥주, 막걸리 등의 알코올 섭취는 삼가도록 하자.

4. 커피는 좋은 지방과 플라보노이드가 많이 함유된 좋은 음료이다.

    : 하지만 설탕커피나 믹스커피는 절대 피해야 한다.

    : 원두의 드립 커피가 가장 좋고, 커피에 버터나 코코넛 오일, MCT오일 등을 넣어서 먹어도 좋다. 보통 버터와 MCT오일 두 가지를 혼합해서 마시는 것을 추천한다. 보통 버터 1스푼, MCT오일 1스푼 정도 사용한다.

: 커피는 하루에 2잔 이하가 적당하며, 3잔 이상은 오히려 좋지 않다.

5. 따뜻한 차를 많이 마시자(커피, 차, 허브티는 하루 2잔 이하가 좋다).
: 녹차는 폴리페놀이 있어 항산화 효과도 있고 지방대사를 촉진한다.
: 가루 녹차(말차)는 녹차에 함유된 비타민A/E, 카테킨, 식이섬유를 그대로 섭취할 수 있어 가장 추천된다. 또한 심리적 안정감을 유도하는 테아닌 성분도 많이 함유되어 있어 카페인의 부작용을 상쇄시켜 준다.

6. 충분한 수분과 염분을 섭취하자.
: 한국인의 식성에 맞는 기름기 있는 국물 음식이 도움이 될 수 있다.
: 곰탕, 갈비탕, 돼지국밥, 닭백숙, 오리백숙, 소고기미역국, 소고깃국, 차돌박이 된장국, 추어탕, 장어탕 등은 좋은 영양소의 공급원이다.

7. 가급적 가공식품보다 친환경 유기농 음식을 먹자.
: 하지만 비용적인 문제로 늘 유기농 음식만을 사서 먹기는 현실적으로 힘들다. 대신 가공식품을 먹을 때는 당 함량이 낮고, 최대한 식품 첨가물이 적게 들어 있는 것을 선택하여 먹도록 하자.

8. 배가 고프면 먹자. 배가 고프지도 않은데 시간이 되었다고 습관적으로 식사하는 것은 바람직하지 않다. 배가 고프지 않으면 굳이 먹지 말자.

: 꼭 식사를 하루 세끼 챙겨서 먹을 필요 없다. 배가 고프지 않으면 한 끼만 먹어도 되고(1일 1식), 두 끼만 먹을 수도 있다. 하루 세 번 식사해야 건강을 유지할 수 있다는 믿음은 미신이다.

9. 스트레스를 적게 받도록 노력하고, 가능하면 잠을 푹 자도록 하자.

10. '키토 플루'가 발생했을 때 극복할 수 있는 방법

: 필자의 '뇌 리셋 케톤식'은 극단적인 탄수화물 제한 식이가 아니므로, '키토 플루'라는 두통, 어지러움, 두근거림, 근육 경련 등의 증상이 흔히 나타나지 않는다. '키토 플루'는 저탄수화물 케톤식 초기에 경험할 수 있는 증상으로 신체의 적응 과정에서 나타난다. 갑자기 몸에 당이 적게 들어오고 케톤체라는 백업 원료가 주원료로 바뀌면서, 머리가 안개 낀 듯이 멍해지고 피로도 느끼게 된다. 이런 경우 수분과 염분만 충분히 섭취해도 대부분의 문제가 해결되는데, 증상이 심하면 마그네슘 영양제, 90% 이상 카카오 초콜릿, 견과류 등의 섭취가 도움이 된다. 필자의 '뇌 리셋 케톤식'에서 '키토 플루'가 거의 발생하지 않는 또 다른 이유는 바로 MCT오일이다. 키토 플루가 있을 때 MCT오일을 공급하면 증상이 좋아지기 때문이다. 더 많은 케톤체를 공급해줌으로써 에너지 레벨을 올려 몸이 잘 적응할 수 있게 도와준다. MCT오일에 대한 자세한 설명은 다음의 사용 방법을 참고하자.

'키토 래시(keto rash)' : 케톤식 적응기에 나타날 수 있는 피부 발진

목 뒤쪽을 비롯한 몸의 여러 부위에 피부 발진이 저탄수화물 케톤식의 적응기에 나타날 수 있는데, 필자가 고안한 '뇌 리셋 케톤식'은 극단적인 탄수화물 제한이 아니므로(하루 약 70-100 g 정도로 탄수화물을 제한) 잘 발생하지 않는다. '키토 래시'는 보통 강력한 탄수화물 제한식에서 나타나는데, 피부 발진이 나타나면 탄수화물 섭취를 일시적으로 늘리고, 발진 부위에 보습제를 발라 주고, 병원에서 약을 처방받는 것이 좋다. 수분과 염분을 충분히 섭취하고, 마그네슘, 칼륨 등의 미네랄을 보충하면 회복에 도움이 된다. 견과류, 아보카도, 카카오 등 마그네슘이나 칼륨이 풍부한 음식과 채소와 베리류 등 미네랄이 풍부한 음식을 먹으면 증상 회복에 도움이 된다. 키토 플루와 키토 래시는 몸이 케톤식에 적응하는 과정에서 나타날 수 있다. 모든 사람에게 나타나진 않지만, 이런 경우는 숨 고르기 차원으로 천천히 식단을 진행해 가면 된다.

주의점 – ApoE4 유전자를 가진 경우

앞서 ApoE4 유전자를 가진 경우 '아밀로이드 베타 단백'이 훨씬 많이 축적되기 때문에 뇌 리셋 케톤식을 더욱 열심히 실천해야 한다고 언급한 바 있다. 그렇지만 '뇌 리셋 케톤식'만 지킨다고 해서 해결될 수 없는 문제가 하나 있다. 그것은 바로 염증과 콜레스테롤 대사이다. ApoE4 유전자를 가진 환자는 과도한 염증 반응이 발생할 위험이 있다. 육류 위주의 식습관이나 치즈와 같은 유제품을 너무 많이 먹는 식습관은 염증의 잠재성을 가지고 있다. 그래서 ApoE4 유전자 비보유자와는 다르게 콜레스테롤 수치가 크게 증가할 수 있다. 따라서 ApoE4 유전자 보유 환자는 닭고기나 해산물, 채식을 위주로 하면서 MCT오일과 오메가3 지방산을 적극적으로 섭취하는 케톤식을 실천하는 것을 더욱 권장한다.

1. 저탄수화물 케톤식의 실천
   : 탄수화물 섭취는 최소한으로 유지하나, 혈당을 비교적 천천히 올리는 통곡물이나 뿌리채소(당근, 우엉, 연근, 생강, 양파 등) 등을 소량 섭취 가능하다.
2. 유제품, 육류의 지나친 섭취를 피한다(동물성 포화지방의 섭취를 줄인다).
   : 올리브오일, 아보카도, 견과류 등 식물성 지방 섭취를 늘린다.
   : 지방이 풍부한 생선이나 해산물로 단백질, 지방을 섭취하는 것이 좋다.
   : 닭고기, 달걀 등의 섭취는 과하지만 않다면 섭취해도 좋다.
3. MCT오일과 오메가3 지방산의 섭취를 조금 더 늘린다.
   : ApoE4 유전자 비보유자보다는 케톤체 형성을 더 시킬 필요가 있다.
   : 케톤체는 청정 에너지원이면서도 항산화, 항염증 효과를 나타내기 때문이다.
4. 채소, 야채 등 식이섬유를 풍부하게 섭취한다.

11-02. MCT오일 사용 방법

'MCT오일'은 한글로 '중쇄지방산'이다. '중쇄지방산'의 흡수 속도는 '장쇄지방산'보다 약 4-5배 이상 빠르며, 뇌, 심장, 골격근 등의 에너지 원료가 되는 '케톤체'로 10배 이상 빠르게 대사된다. 대사적 관점에서 MCT오일은 탄수화물과 비슷하게 행동하는 특이한 형태의 지방이다. 먹어서 즉시 사용할 수 있는 지방이므로 극도의 뇌세포 '저에너지' 상태의 치매 환자에서 즉각적인 에너지원으로 사용될 수 있어 증상의 호전에 매우 효과적이다. MCT오일은 하루 30-60 g 정도를 섭취하는데, 체격이 큰 사람은 조금 더 먹어도 좋다. 아침, 점심, 저녁, 자기 전에 5-15 g씩 먹거나 본인에게 편한 시간에 맞추어서 먹어도 좋다(가급적 하루 3-5회 나누어 분복하는 것이 좋다). MCT오일은 에너지를 빠르게 만들어 주므로 자기 전에 먹으면 어떤 사람들은 에너지가 넘쳐 잠을 못 이루기도 한다. 이런 경우는 자기 전에는 가급적 섭취를 피하고 아침, 점심, 저녁 하루 3번 섭취하는 것이 좋겠다. 두통, 어지러움, 메스꺼움, 구토, 두근거림이나 설사와 같은 증상이 없고 특별하게 불편감을 느끼지 않으면, 용량을 조금씩 올려서 하루 60 g 정도까지 섭취해도 된다. 이런 증상이 나타나면 일단 용량을 줄여서 먹어 보고, 다시 천천히 부작용이 나타나지 않는 용량까지 올리면 된다. 15 g이면 큰 숟가락 1스푼 정도의 양이므로 하루 2-4스푼을 섭취한다. 치매 환자의 최소 목표량은 30 g이며, 암 환자는 최소 80 g으로 권장한다. 처음에는 5 g씩(1티스푼) 하루에 1-2회로 시작해서 천천히 용량을 올려야 한다. 여유를 가지고 천천히 올리자. 처음부터 의욕적으로 과하게 먹으면 부작용을 경험할 수 있다. 지금부터는 MCT오일의 사용 방법에 대해 간단히 정리해 보겠다.

1. 액체에 넣어서 마시는 것이 가장 편리하고 좋은 방법이다.

    : 그냥 큰 숟가락으로 바로 떠먹어도 되지만, 금방 지겨워진다.

    : 따라서 된장국, 미역국, 곰탕, 갈비탕, 돼지국밥, 소고깃국, 추어탕 등 따뜻하거나 뜨거운 국물에 넣어서 먹으면 좀 더 쉽게 먹을 수 있다.

: 커피에 버터와 MCT오일을 같이 넣어서 마시는 방탄 커피도 좋다.

: 버터는 기(ghee)버터가 좋고, 보통 버터 1스푼, MCT오일 1스푼을 넣는다(버터, 오일 다 합쳐 2-3스푼 이내가 좋다. 너무 고용량으로는 하지 말자).

2. 조리한 음식, 드레싱, 샐러드에 넣거나 뿌려 먹어도 좋다.

: 음식을 튀기거나 조리할 때는 MCT오일보다 올리브유를 사용한다(MCT오일은 발연점이 높지 않아 조리용이나 튀김용으로는 좋지 않다).

: 조리되거나 튀겨진 음식에는 얼마든지 뿌려서 먹을 수 있다.

3. 아래 그림과 같이 C8, C10, C12의 용량을 확인한다(성분 표시 확인).

: 숫자가 작을수록 탄소의 수가 적어서 흡수와 대사가 빠르다.

: 가급적 C8, C10으로만 구성된 제품이 가장 좋다(C13부터 장쇄지방산임).

: 보통 C8 50-80%, C10 20-50%의 비율로 제품이 구성되어 있다.

: 치매, 파킨슨병 등의 환자들은 C8의 비율이 좀 더 높은 제품을 고르자.

: C12는 소량이라면 상관없지만 가급적 없는 것으로 고르는 것이 좋다(장쇄산에 가까우므로 흡수력이 떨어지기 때문).

: 성분 표시에 트랜스지방(trans fat)이 없는 것으로 선택한다.

: 가급적 글루텐이나 GMO(유전자변형 식품)가 없다는 표시가 있으면 좋다.

: 무색, 무취, 무맛이어야 한다. 초콜릿 맛, 바닐라 맛, 말차 맛 등 MCT오일에 불필요한 식품 첨가물이 들어가 있는 제품은 피하도록 하자.

4. 햇빛에 노출되지 않게 그늘지고 서늘한 곳에서 보관한다(최대 2년).

: 유리 용기에 담긴 제품을 선택한다. 플라스틱 용기에 담긴 제품이라면 빨리 먹고 조금씩 사서 먹으면 된다(플라스틱이 스며 나오지 않도록).

: 파우더 제품은 플라스틱 용기라도 상관없다(스며 나오지 않으므로).

: 가급적 냉장고에 보관하면 좋다. 플라스틱 용기라면 반드시 냉장고에!

: 쓰고 나면 뚜껑을 바로 닫자. 열려 있는 시간을 최소화하는 것이 좋다.

: 대량 구매보다는 필요할 때마다 사서 먹도록 하자. 오래 보관하면 산화가 될 위험성이 높아지므로 미리 많이 사두지 말자.

5. 두통, 어지러움, 메스꺼움, 구토, 두근거림이나 설사 등의 증상이 있으면 용량을 조금 줄이고, 증상이 나타나지 않는 용량으로 1-2주 유지해 본다.

: 그 후 특별한 불편감이 없다면 용량을 다시 서서히 올려 본다.

: '오일' 자체에 특별히 민감한 사람들은 처음부터 '오일'로 섭취하기보다는 '파우더'의 형태로 섭취해 보자. MCT파우더가 위장에 부담이 덜한 편이다.

: 하지만 위의 증상이 없다면 '오일' 형태로 섭취하는 것이 좋다.

: 공항의 보안 검색을 통과할 때는 '파우더' 제품이 아주 좋다. 여행 가방에 넣을 때 쏟기라도 하면 재앙적 상황이 되므로 파우더가 좋다.

: 필자는 집에 MCT오일 하나, 직장 냉장고에도 MCT오일 하나 놓고 쓴다. 해외여행이나 세미나, 학회 등 출장 시에는 파우더 제품을 가지고 간다.

6. 담낭 절제술이나 췌장 절제술 등을 받은 분들의 섭취 방법

: 지방과 단백질 소화에 필수적인 담즙, 지방·단백질 소화효소 등의 분비가 크게 줄어들어 있는 경우에는 MCT오일을 적극적으로 활용할 필요가 있다. MCT오일은 담즙이나 소화효소 없이도 장세포에 바로 흡수되어 간으로 이동할 수 있기 때문이다.

7. MCT오일의 하루 섭취량을 정하는 방법

: MCT오일의 하루 섭취량을 30-60 g 정도로 권장한다고 해서 수치에 연연할 필요는 전혀 없다. 45 g 이상에서 문제가 발생하거나, 다시 줄이고 서서히 늘려 가는 용량 적응기를 거쳐도 45 g 이상에서는 계속 문제가 발생한다면, 45 g을 본인의 유지 용량으로 생각해도 좋다. 어떤 사람들은 하루 15 g에서도 불편감을 느끼는 경우가 있는데, 저용량에서 아무리 적응기를 거쳐도 오일에 적응하지 못한다면 파우더 제품으로 변경해서 먹는 것이 좋다.

Medium Chain Triglycerides (MCTs)		
C8:0 – Caprylic Acid	6,500 mg †	†
C10:0 – Capric Acid	4,500 mg †	†
C12:0 – Lauric Acid	1,300 mg †	†

MCT오일의 성분표 예시. 제품 뒤에 적혀 있는 성분표에 C8, C10, C12라고 적힌 곳을 확인한다. 가급적 C8, C10으로만 된 제품을 선택하는 것이 좋고, 트랜스 지방(trans fat)은 없어야 한다. 위의 그림처럼 C12의 비율이 낮은 정도라면 나쁘진 않지만, 당뇨, 갑상선기능저하증, 치매 환자에서는 높은 에너지 효율성이 요구되므로 C12가 포함되어 있지 않은 제품을 선택해야 한다.

11-03. 오메가3 사용 방법

뇌는 수분을 제외하면 60-80%가 지방으로 되어 있다. 건강한 뇌세포를 만들기 위해서는 많은 양의 오메가3가 필수적이다. 뇌세포막에 오메가3가 많이 포함되어 있으면, 보다 부드러운 유동성(fluidity)을 가질 수 있으므로 케톤체 등의 에너지원이 더 쉽게 뇌세포 안으로 유입될 수 있으며, 신경전달 속도도 빨라져서 전체적인 뇌 기능이 향상된다. 오메가3에는 대표적으로 EPA (eicosapentaenoic acid)와 DHA (docosahexaenoic acid)가 있는데, EPA와 DHA의 양을 합쳐서 하루 2-4 g 정도가 필요하다. 4 g 이상 섭취하더라도 특별한 경우가 아니면 문제 되지 않는다. 음식으로 섭취할 수 있는 양은 한계가 있으므로 보충제를 같이 복용하거나 들기름이나 아마씨유를 추가하여 1일 요구량을 맞추는 것이 좋다. 뇌의 오메가3 함량이 늘어나면 뇌세포의 인슐린 저항성도 개선되므로 혈당도 효율적으로 사용할 수 있게 되어 에너지 생산 능력이 회복된다. 여기서는 오메가3의 사용 방법에 대해 간단히 알아보겠다.

1. 오메가3는 식사량이 가장 많을 때, 식사 후 섭취하면 가장 흡수가 좋다.
    : 점심을 많이 먹으면 점심때, 저녁을 많이 먹으면 저녁때 먹자.
    : 한 번에 하루 섭취량을 다 먹어도 되지만, 메스꺼움이나 불편감, 설사 등의 증상이 있다면 2-3회 나누어서 복용하거나 용량을 줄여서 먹는다.

: 특별한 불편감이 없다면 용량을 서서히 늘려 하루 2-4 g까지 섭취한다.

2. 햇빛에 노출되지 않게 그늘지고 서늘한 곳에 보관한다(MCT와 동일).

    : 가급적 냉장고에 보관하고 필요할 때마다 사서 먹도록 하자.
    : 오래 보관하면 산화가 되므로 소량씩 사서 먹는 것이 좋다.
    : 들기름, 아마씨유, 오메가3 보충제는 가급적 냉장고에 보관한다.

3. 들기름이나 아마씨유는 오메가3 함유량이 많아 음식에 넣어 먹으면 좋다.

    : 조리용이나 튀김용으로 사용해선 안 된다. 음식에 뿌려서 먹도록 하자.
    : 다만, 동물성 오메가3는 EPA, DHA가 많으나, 식물성 오메가3인 들기름이나 아마씨유는 알파리놀렌산(ALA)의 비율이 높으므로 식물성 오메가3만 섭취하면 뇌 기능 개선의 효과가 다소 떨어질 수 있다.
    : 식물성 오메가3와 동물성 오메가3를 같이 섭취하거나, 동물성 오메가3를 섭취하여 필요량을 맞추어 주는 것이 좋다. EPA와 DHA의 양이 중요하다.
    : 압착·추출한 들기름이나 아마씨유를 구하기 어렵거나 사용이 번거로운 경우, 오메가3 보충제를 사서 EPA와 DHA의 합이 2-4 g이 되도록 먹는다.

4. 생선에는 오메가3가 많이 들어 있어 자주 먹는 것을 권장한다.

    : 등푸른생선(청어, 정어리, 고등어, 삼치, 꽁치, 전갱이 등)의 지방에는 오메가3가 풍부하다. 갈치, 조기, 옥돔, 가자미 같은 흰살생선도 좋다.

: 참치같이 큰 생선보다는 새우, 멸치, 가재, 게, 꽁치, 정어리 등이 더 좋다.

: 하지만 지나치게 많이 섭취하면 중금속에 노출될 수 있어 주의해야 한다.

5. 가급적 청정 해역이나 극지방에 가까운 추운 지방의 생선에서 추출한 것이 좋다(알래스카, 노르웨이 근해, 극지방 근처의 해역 등).

: 덩치가 큰 고기는 중금속이 많으므로 작은 생선에서 추출한 것을 고른다.

: 참치, 연어같이 큰 고기보다는 새우, 멸치, 꽁치, 정어리 등에서 추출한 것이 좋다. 큰 고기에서 추출했더라도, 중금속 보고서를 제공하는 회사는 중금속을 걸러 추출하는 기술력을 보유한 경우도 있으므로 오메가3를 고를 때는 중금속 보고서를 제공하는지의 여부도 확인하자.

6. 크릴 오일과 오메가3 보충제의 차이(필자는 아직까지는 오메가3에 한 표)

: 필자는 두 가지 중 하나를 선택해 먹어도 된다고 설명하지만, 당뇨, 치매, 파킨슨병 환자는 EPA와 DHA의 함량이 정확히 표시된 오메가3 보충제를 복용하도록 권유하는 편이다. 크릴 오일은 흡수력, 항산화 능력이 우수하다고 알려져 있지만, 아직 대규모 연구로 증명된 것은 아니다.

: 일단, 크릴 오일에 EPA, DHA가 얼마나 들어 있는지 추정하기가 어렵다.

: 용량 조절의 문제로 필자는 오메가3 보충제를 아직 고수하고 있다.

: 대부분 크릴 오일은 오메가3 보충제보다 비싼 편이다. 아직은 비용 효과적이라고 판단하기 어렵다. 좀 더 많은 연구가 이루어져야 한다.

: 경험적으로 크릴 오일이 오메가3 보충제보다 알러지 반응이 더 흔하다(보통 어유인 오메가3 보충제가 정제가 잘 되어 있는 경우가 많다. 아직 평가하기 이르지만, 안정성 면에서도 오메가3 보충제가 조금 더 우수하다고 생각한다. EPA와 DHA의 양도 오메가3 보충제가 더 많다).

7. 수술을 앞두고 있거나 지혈장애가 있는 사람들은 섭취에 주의해야 한다.

: 지혈장애가 있거나 항응고제나 항혈전제 등(아스피린, 와파린, 플라빅스 등)을 복용 중인 사람은 EPA와 DHA의 합이 2,000 mg을 넘지 않도록 하자.

: 크릴 오일은 EPA와 DHA가 얼마나 들어 있는지 계산하기 어려우므로 필자는 지혈장애가 있거나 상기 약물을 복용 중인 사람은 오메가3 보충제로 바꾸어 용량을 조절하고 있다. 2,000 mg까지는 안전하다.

: 지혈장애가 없고 피를 묽게 하는 위와 같은 약물을 복용 중이 아니라면, EPA와 DHA의 합이 4,000 mg까지 복용해도 전혀 문제가 되지 않는다.

: 수술이나 시술을 앞두고 있으면(대장내시경 포함), 5-7일 전 중단한다.

8. 오메가3를 챙겨서 먹는 것보다 더 중요한 것은, 식사할 때 미리 오메가3 발란스를 맞추어 먹는 것이다. 대두유로 튀긴 감자튀김 한 봉지 먹으면 오메가3 2 g을 먹은 의미가 없어져 버린다. 좋은 지방을 먹으면서 오메가3를 보충해야 좋은 효과를 볼 수 있다.

마치면서

　치매를 불치병으로 여김으로써 수많은 치매 환자가 제대로 된 치료를 받지 못하는 현실을 지켜보면서 이 책을 쓰기로 결심했다. 현대 사회의 '고탄수화물 식이와 고령화'의 영향으로 앞으로 치매 발생률은 급속도로 증가할 것이다. 최근 50년 동안의 전 세계 치매 발생률 통계 자료를 보면, 이렇게 무서운 속도로 늘어나는 병은 좀처럼 찾아보기 힘들다. 현대 사회는 심각한 고탄수화물 식이에 중독되어 가고 있다. 좀 더 에너지를 빨리 얻고 바쁘게 움직여야 하는 현대인들의 현실을 반영하듯 시간이 흐를수록 더 달고 더 자극적인 음식에 의존하게 된다. 이런 상황 속에서 현대 의학의 기존 치료 방식으로는 더 이상 치매의 폭발적인 상승 기류를 막아낼 수 없다.

　하지만 어떤 어려운 상황 속에도 희망이 있듯이, 필자가 적용하고 있는 '뇌 리셋 케톤식'은 비단 치매뿐만 아니라 당뇨, 갑상선 기능저하증, 파킨슨병 등의 치료에도 큰 효과를 거두고 있다. 치매는 불치병이 아니다. 치매는 예방과 완치가 가능하다. 유전적인 소인이 있는 사람들도 필자의 치료 방법을 적용하면 얼마든지 치매를 예방할 수 있다. 이 책에서 제시한 치매의 치료 방법은 뇌 자체만 치료하는 것이 아니라, 몸 전체를 평가하여 병의 원인을 하나씩 찾고 교정하고 치료해 가는 과정이다. 치료에 잘 따라왔던 환자들은 남녀 가릴 것 없이 아름다움을 찾았다. 몸 전체의 문제를 치료해 나가는 과정에서만 얻을 수 있는 아름다움이다. 외모도 아름다워지고, 정신도 아름다워진다. 젊음을 되찾아가는 기적의 모습을 경험할 수 있다. 이제 의료계도 좀 더 열린 마음으로 치매 환자의 치료에 임해야 할 때다. 범인으로 잘못 낙인찍힌 '아밀로이드 베타 단백'을 제거하는 약의 개발만을 기다리고 있어서는 곤란하다.

경도인지장애, 치매, 파킨슨병 등의 환자들을 보면서, 필자 혼자서 이 많은 내용을 환자나 보호자에게 자세히 설명하기에는 시간적으로나 육체적으로 너무 힘든 일이었다. 최선을 다해 힘이 닿는 데까지 최대한 많은 내용을 몇 번에 걸쳐 전달하고는 있지만, 방대한 내용을 얼마나 이해하고 실천에 옮기고 있는지 알 수가 없었다. 이런 과정에서 중도 이탈하거나 포기하는 환자들도 많다 보니 치료 가이드북과 같은 안내서가 필요하다는 생각에 이르렀다. 필자의 치료 방침을 효과적으로 전달하기 위한 방법을 궁리하다가, 책으로 안내서를 만들어 언제든지 읽고 실천할 수 있도록 돕는 것이 최선이라고 생각했다.

처음에는 안내서를 쓸 생각으로 시작했는데, 어쩌다 보니 필자의 모든 노하우를 공개하게 되었다. 많은 환자와 가족들이 필자의 책을 읽고 다시 건강을 찾기를 간절히 희망하고 있다. '뇌 리셋 케톤식'은 뇌 건강의 회복뿐만 아니라 여러분들 몸 전체의 건강을 가져다줄 것으로 확신한다. 모두 젊어지고 아름다워지자! 지금 건강한 사람들도 다 같이 실천해서 앞으로도 활기차고 행복한 인생을 계속 누리기를 기원한다.

기적의 치매 예방·치료법
잠든 당신의 뇌를 깨워라

초판 9쇄	2025년 5월 7일
초판 1쇄	2020년 1월 17일
지은이	황성혁, 이영훈
책임편집	정윤효, 황인애, 김금옥
임프린트	북앤에듀
등록일자	2001년 10월 15일
등록번호	제6-0425
발행인	최재령
발행처	㈜에스앤씨퍼블리싱
주소	서울특별시 구로구 디지털로 288 대륭포스트타워1차 1209호
전화	(02)921-0653
e-mail	medbook2000@daum.net
홈페이지	www.medbook.co.kr
정가	18,000원
ISBN	979-11-5590-141-0 03510

이 책은 저자와의 계약에 의해 **북앤에듀**에서 발행합니다.
이 책의 내용 일부 혹은 전부를 무단으로 복제하는 것은 법적으로 금지되어 있습니다.
'**북앤에듀**'는 ㈜에스앤씨퍼블리싱의 교양실용서 imprint입니다.

잘못된 책은 교환해 드립니다.